DR. OETKER

SCHLANK + *FIT*

Die Rezepte sind – wenn nicht anders angegeben – für 4 Personen berechnet.

Wir danken folgenden Firmen für die freundliche Unterstützung:
Europäische Kommunikation, Hamburg
PR Dr. Muth, Hamburg
Jahreszeiten-Verlag, Hamburg

Redaktion Margit Schulte – Döinghaus

Titelfoto Michael Somoroff, Hamburg

Innenfotos Thomas Diercks, Hamburg
Herbert Maass, Hamburg
Christiane Pries, Bielefeld
Brigitte Wegner, Bielefeld
Arnold Zabert, Hamburg

Satz Junfermann Druck & Service, Paderborn

Reproduktionen Pörtner + Saletzki, Bielefeld

Herstellung Druckhaus Ernst Kaufmann, Lahr

ISBN 3-7670-0304-X

DR. OETKER

SCHLANK + *FIT*

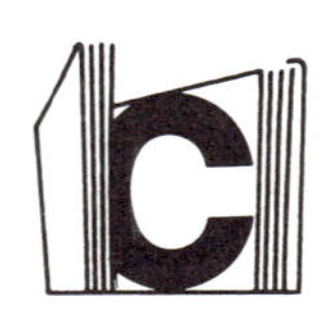

Ceres-Verlag
Rudolf-August Oetker KG
Bielefeld

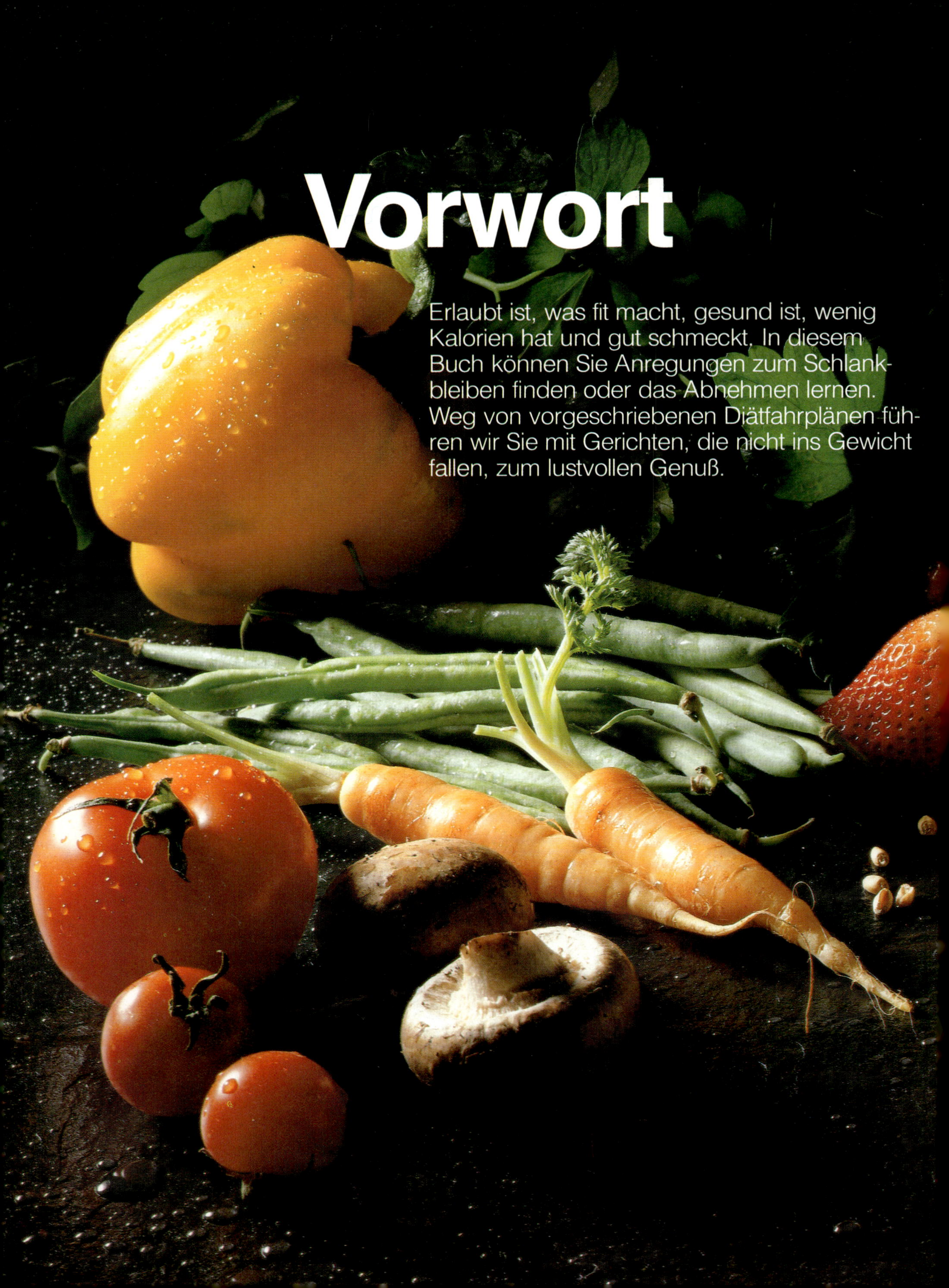

Vorwort

Erlaubt ist, was fit macht, gesund ist, wenig Kalorien hat und gut schmeckt. In diesem Buch können Sie Anregungen zum Schlankbleiben finden oder das Abnehmen lernen. Weg von vorgeschriebenen Diätfahrplänen führen wir Sie mit Gerichten, die nicht ins Gewicht fallen, zum lustvollen Genuß.

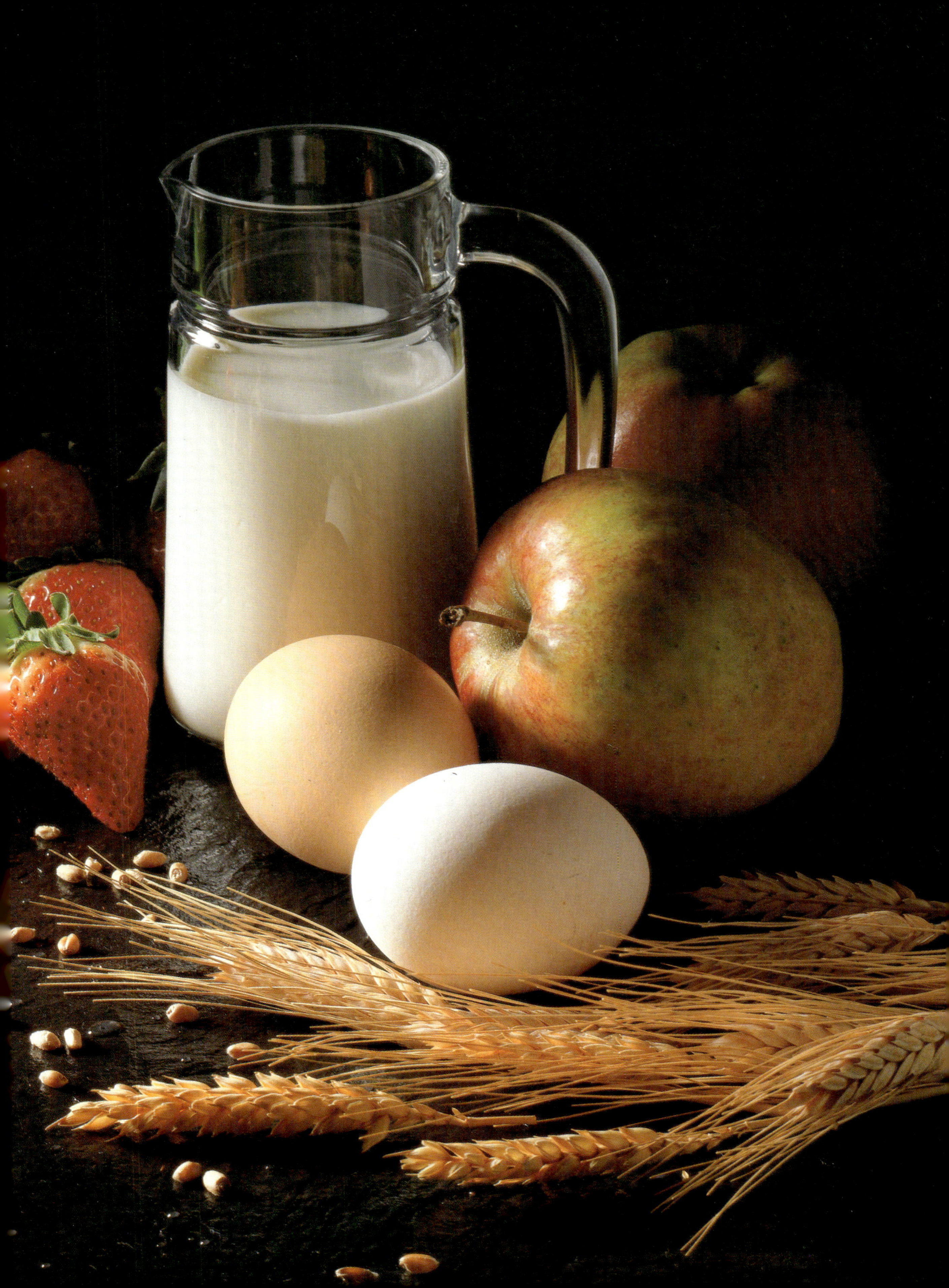

Gesunde Frühstücksideen: Müsli & Co.

Fruchtige Müslis, pikante Quarkvariationen und süße Sachen, die munter machen.
Rezepte auf den Seiten 28 – 37

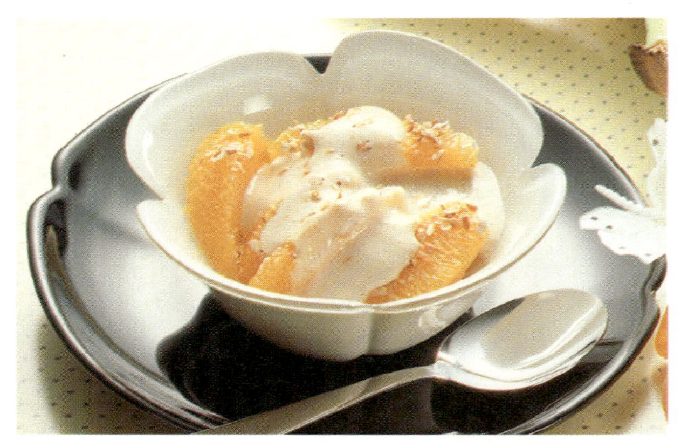

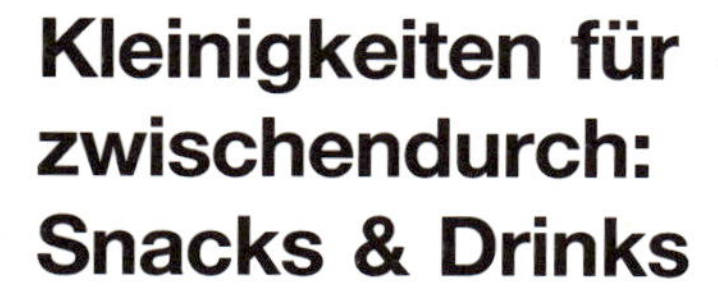

Kleinigkeiten für zwischendurch: Snacks & Drinks

Verkürzen die Zeit zwischen Frühstück und Mittag: Kalorienarme Obst- und Gemüsecocktails, kleine Salate und leckere Brote.
Rezepte auf den Seiten 38 – 53

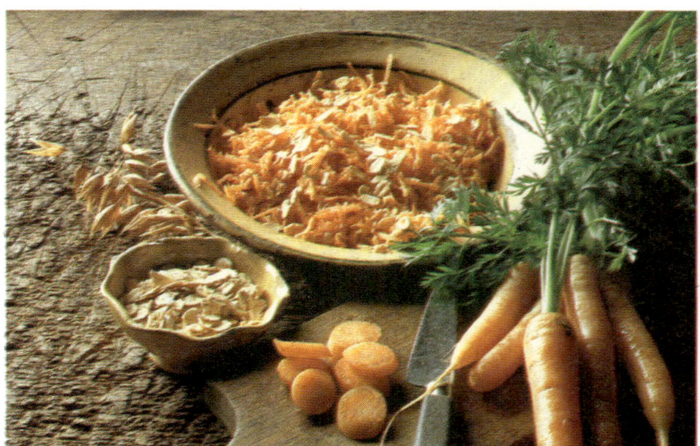

Mal grün – mal bunt: Salate zum Sattessen:

Bringen Vielfalt in die Salatschüssel und können Hauptmahlzeiten ersetzen: Herzhaftes und knackig Frisches mit Fisch, Fleisch, Geflügel und Wild.
Rezepte auf den Seiten 54 – 67

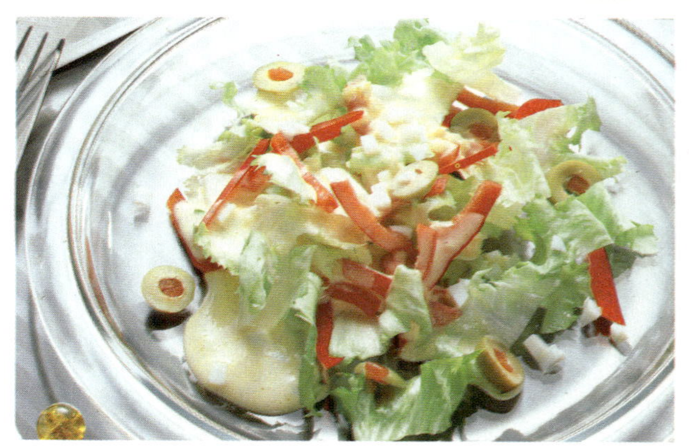

Schnell zubereitet: Leichte Mittagsgerichte

Wenn es eilt und trotzdem gut schmecken soll: Köstliches mit Ei, Gemüse, Nudeln und Fisch.
Rezepte auf den Seiten 68 – 79

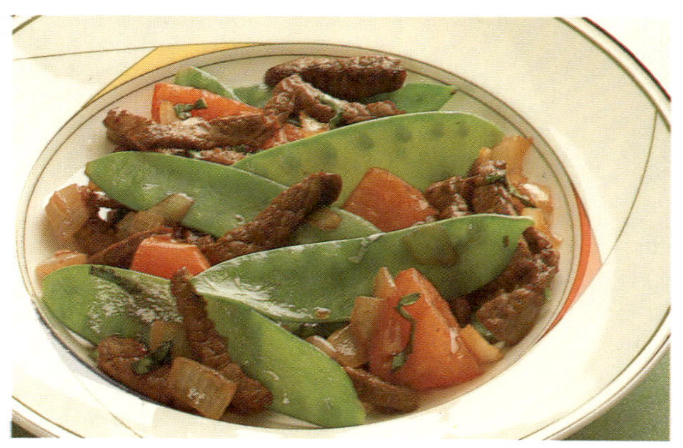

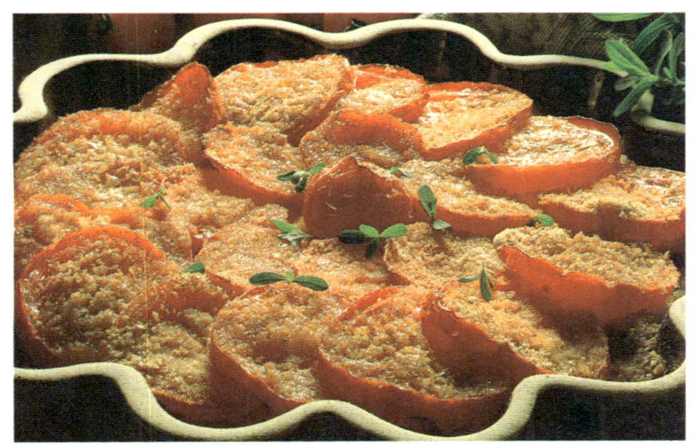

Fit ohne Fleisch: Vegetarische Leckerbissen

Mal ohne Fleisch genießen: Eintöpfe, Aufläufe oder Pfannengerichte für Leute, die weder Fisch noch Fleisch mögen.
Rezepte auf den Seiten 80 – 95

Schlemmen mit Vernunft: Schmackhafte Sonntagsgerichte

Für den besonderen Geschmack:
Mariniertes, Gekräutertes, Kurz- oder Langgebratenes für den Sonntagstisch.
Rezepte auf den Seiten 96 – 109

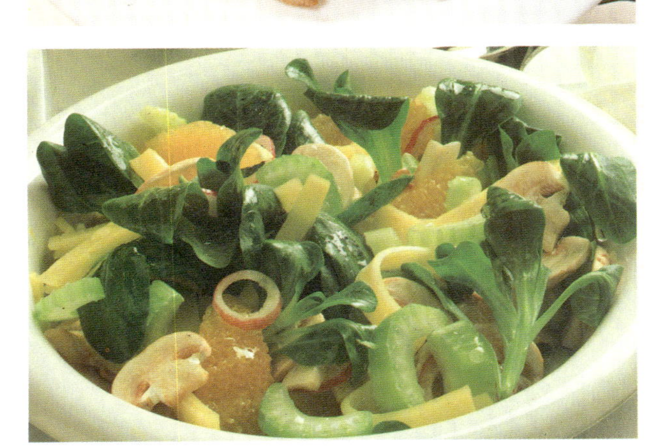

Kaloriensparende Ideen: Vom Frühstück bis zum Abendbrot

Der Genuß kommt nicht zu kurz:
Kleine Gerichte
Gerichte mit kaloriensparenden Lebensmitteln rund um die Uhr.
Rezepte auf den Seiten 110 – 129

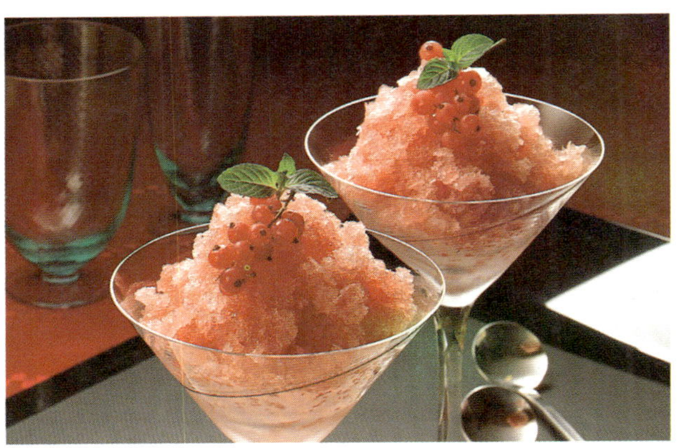

Süßer Schlußpunkt: Fruchtspeisen & Desserts

Heißgeliebte Desserts schlank gemacht:
Süße und erfrischende Ideen für den Schlußakkord.
Rezepte auf den Seiten 130 – 139

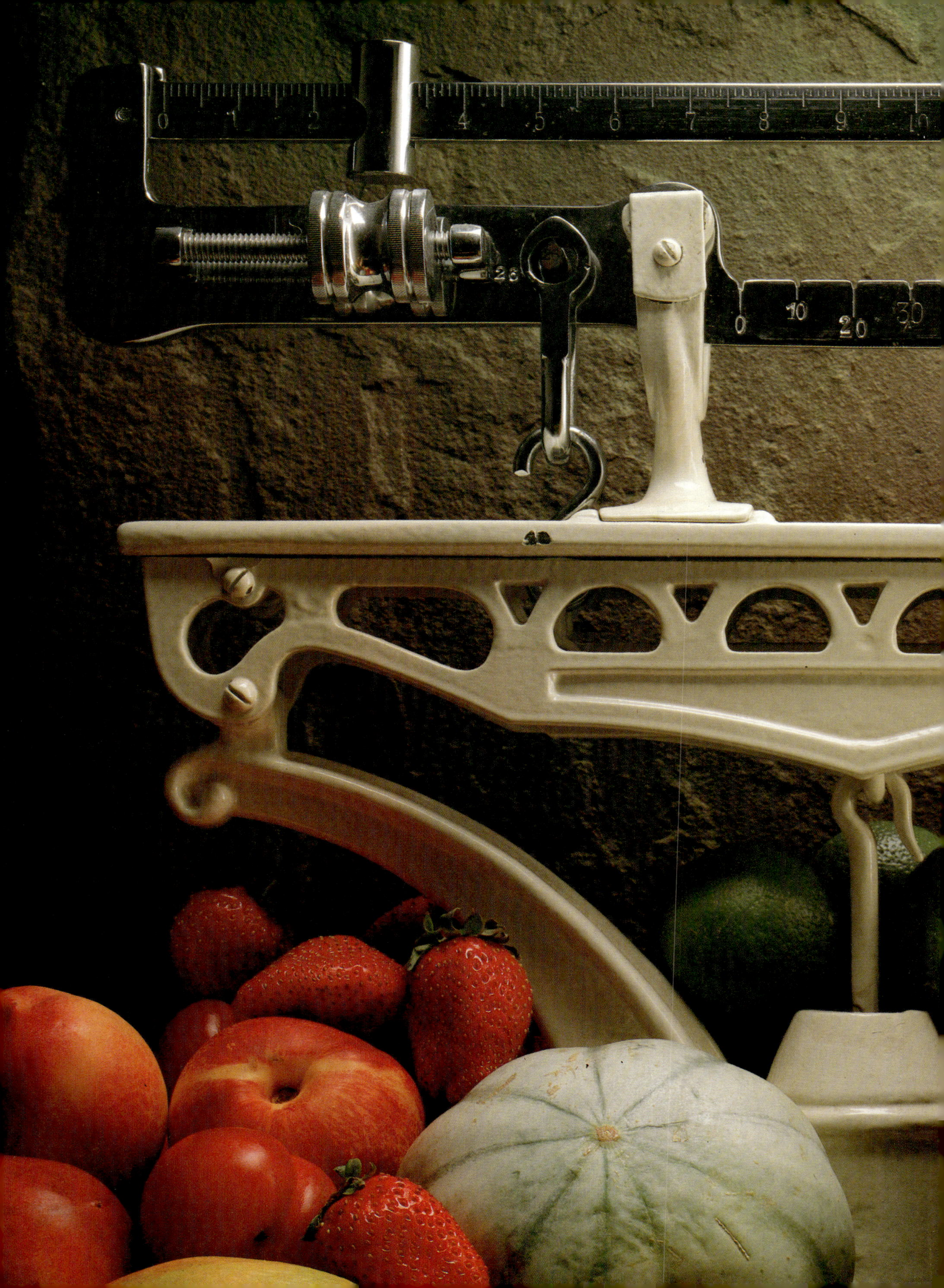

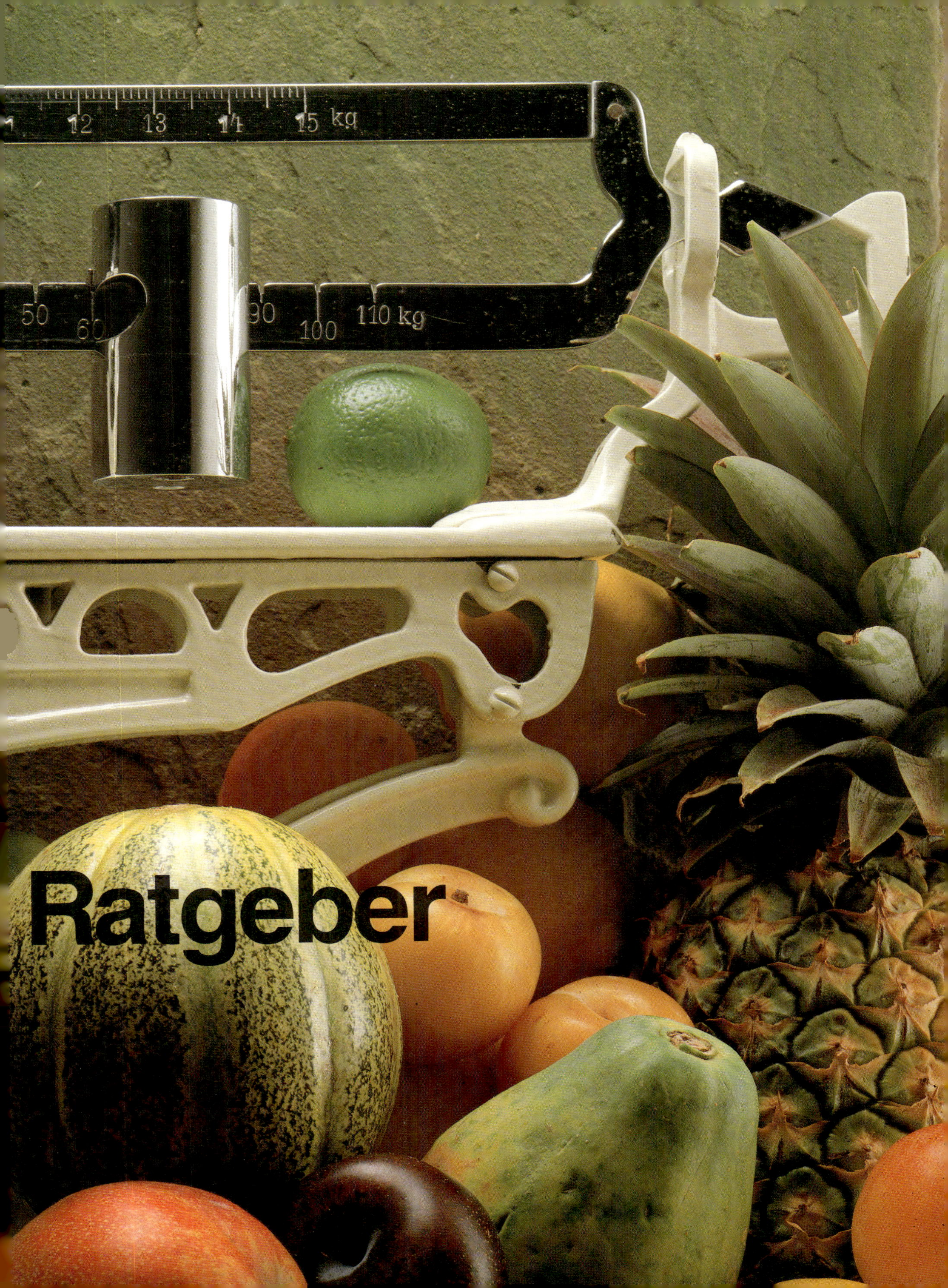

Ratgeber

Aller Anfang ist schwer: Abnehmen mit Verstand

Fühlen Sie sich nicht mehr wohl in Ihrer Haut, kneifen Hosen- und Rockbündchen oder bringt das Körpergewicht seit dem letzten Sommer 10 Pfund mehr auf die Waage? Wenn Sie diese Fragen mit Ja beantworten können, dann wird es Zeit gegen die überflüssigen Pölsterchen anzugehen. Aber wie?

Am besten mit Verstand. Denn Abnehmen beginnt nicht im Magen, sondern fängt im Kopf an. Wenn Sie lernen, falsche Eßgewohnheiten über Bord zu werfen, bewußter zu essen, und zu genießen, dann ist bereits der erste Schritt zu einer vernünftigen Ernährung getan.

Bewußt genießen bedeutet vor allem, daß man sich nicht wahllos ernährt. Man muß sich darüber im Klaren werden, daß wir für einen intakten Organismus auf das richtige Verhältnis der Nährstoffe – Eiweiß, Fette, Kohlenhydrate – angewiesen sind. Denn nicht alles, was gut schmeckt oder wenig Kalorien hat, muß auch gleich für den Körper gesund sein. Welche Funktionen die lebenswichtigen Nährstoffe für unseren Körper haben, erfahren Sie auf den nachfolgenden Seiten.

Wer sein Normalgewicht erreicht hat und vielleicht auf dem besten Weg zum Idealgewicht ist, der sollte sich alle Mühe geben, das erreichte Gewicht auch beizubehalten.

Mit leckeren Gerichten und Ideen, die nicht ins Gewicht fallen, können Sie sich mit diesem Buch selbst Ihren individuellen Speisen- und Kalorienfahrplan erstellen. Damit Sie wissen, was Sie essen, haben wir in jedem Rezeptteil Joule, Kalorien, Eiweiß-, Fettgehalt und Kohlenhydrate angegeben.

Wieviel Sie wiegen dürfen

Welches Gewicht sollte man anstreben? Ärzte empfehlen das „Normalgewicht n. Broca“. Es errechnet sich aus der Körpergröße in Zentimetern minus 100. Ein Mann von 180 cm Größe darf also 80 Kilogramm wiegen.
Vom früher propagierten Idealgewicht – für Männer 10 Prozent, für Frauen 15 Prozent unter dem Normalgewicht – ist man abgekommen. Nach Meinung von Experten bietet das Normalgewicht schon den sicheren Schutz für die Gesundheit. Wer jedoch 10 bis 15 Prozent darunterliegt, muß sich nicht etwa aus gesundheitlichen Gründen zunehmen.
Traumfigur oder beim Normalgewicht bleiben? Entscheiden Sie selbst, wie Sie sich am wohlsten fühlen. Wenn Sie mit überzähligen Pfunden die Grenze Ihres Normalgewichts schon überschritten haben und der „Spiegeltest“ nicht gerade erfreulich ist, dann wird es Zeit, die Ursachen zu erforschen und zu handeln.
Übergewicht hat in den meisten Fällen nur einen Grund: Man ißt zuviel. Dem Körper wird durch Speisen und Getränke mehr Energie zugeführt, als er benötigt. Der Überschuß wird in Depos gelagert, die berühmten Fettpölsterchen entstehen. Wer Übergewicht hat, sollte auf jeden Fall die tägliche Energiezufuhr reduzieren.
Dabei ist eine langsame und schonenende Gewichtsabnahme erfolgversprechender als Radikalkuren, die für

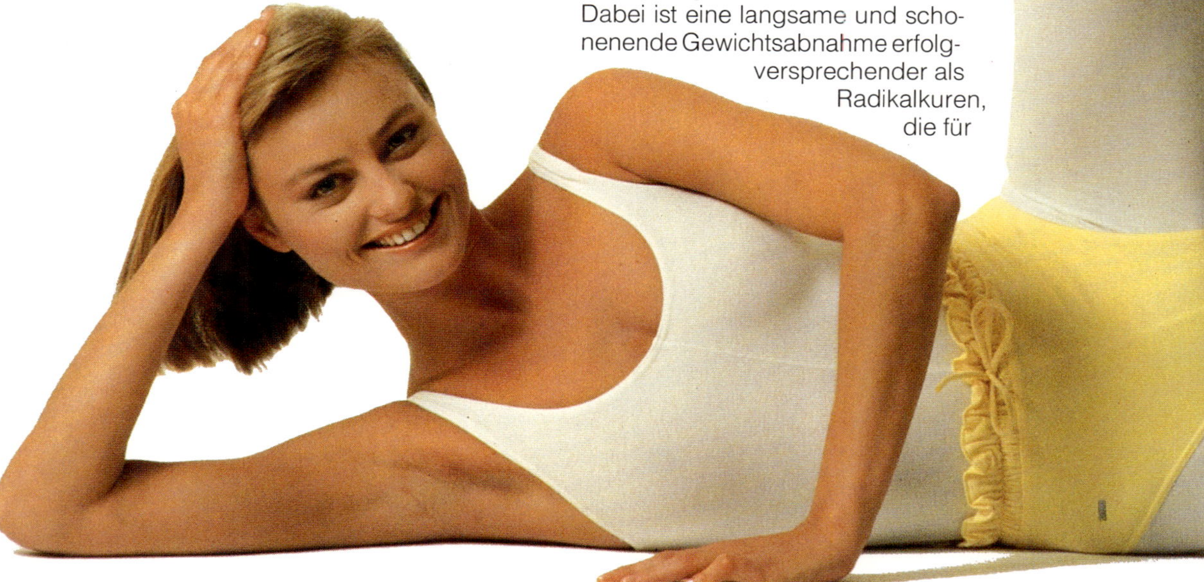

die Gesundheit oft unangenehme Folgen haben können. Nur von kurzer Dauer sind oft die Erfolge nach selbstkasteienden und schnellen Diäten: Weil sich der Körpermechanismus nur allmählich umstellen kann, sind die Pfunde schnell wieder da, wo sie früher waren.

Wieviel Kalorien Sie benötigen

Energie wird mit der Nahrung aufgenommen. Und wieviel Nahrung aufgenommen werden soll, orientiert sich am individuellen Energiebedarf. Wer gesund, schlank und fit bleiben will, der darf täglich nur die Kalorienmenge zu sich nehmen, die er auch tatsächlich verbraucht. Personen, die leichte Arbeit verrichten, haben natürlich einen geringeren Energiebedarf als solche, die schwer körperlich arbeiten, oder solche, die Leistungssport betreiben. Abgesehen von der körperlichen Arbeit ist die Höhe des Energiebedarfs auch davon abhängig, ob man Mann oder Frau ist, vom Alter und vom Körperbau.

Bei leichter körperlicher Tätigkeit (Büro- oder Schreibtischarbeit) verbraucht eine 60 kg schwere 25jährige Frau 9200 Joule (2190 Kalorien).
Eine gleichschwere Hausfrau oder Verkäuferin, deren Arbeit als mittelschwer eingestuft wird, 11200 Joule (2660 Kalorien).
Wer schwere körperliche Arbeit leistet (auf dem Bau, in der Landwirtschaft), 60 kg schwer ist, verbraucht durchschnittlich 13200 Joule (3140 Kalorien).

So rechnen Sie Ihren persönlichen Energiebedarf pro Tag in Kalorien aus:

Bei Bettruhe: Idealgewicht mal 24
Bei leichter körperlicher Arbeit: Idealgewicht mal 32
Bei mittelschwerer Arbeit: Idealgewicht mal 37
Bei schwerer Arbeit: Idealgewicht mal 40-50.

Für Kinder lassen sich keine Faustregeln aufstellen. Im Verhältnis zu ihrem Gewicht brauchen sie während des Wachstums mehr Energie.

Tips & Tricks, die schlank machen

1. Gehen Sie immer nur ausreichend gesättigt zum Einkaufen. Das hilft Ihnen, einen Bogen um die verführerische Tafel Schokolade zu machen.

2. Schreiben Sie noch zu Haus eine Einkaufsliste und treffen Sie nicht erst im Geschäft die Entscheidung darüber, was Sie kaufen wollen, sonst werden Sie schnell ein Opfer der Verkaufspsychologie.

3. Naschen Sie nicht unkontrolliert Pralinen, Schokolade, Nüsse oder Chips. Am besten, Sie kaufen diese Kalorienbomben erst gar nicht. Zwischendurch lieber zu kalorienarmen Knabbereien greifen: Möhren, Gurken, Radieschen ...

4. Öfter, aber weniger: Fünf kleine Mahlzeiten am Tage sind besser als drei große. Wer sich mit einem Bärenhunger an den Tisch setzt, kommt eher in die Versuchung, mehr zu essen, als er verbraucht.

5. So können Sie einen Bärenhunger austricksen: Vor dem Essen einen Apfel, Frischkäse oder Rohkost essen. Das bremst den Appetit. Auch schon ein Gläschen Wasser vor dem Essen erzeugt Sättigungsgefühl.

6. Essen Sie so langsam wie es geht. So werden Sie jeden Bissen umso mehr genießen. Legen Sie dabei öfter das Besteck aus der Hand.

7. Konzentrieren Sie sich auf das Essen und lassen Sie sich nicht durch Radio, Zeitung oder Fernsehen aus der Ruhe bringen. So behalten Sie eher die Kontrolle darüber, was, wieviel und wie schnell man ißt.

8. Kontrollieren Sie regelmäßig, und zwar ohne Kleidung, Ihr Gewicht. Und damit kein „Abnehm-Streß" entsteht, am besten nur einmal in der Woche auf die Waage steigen.

9. Gehen Sie mal wieder ins Theater oder Kino. Das gibt Auftrieb und ermuntert Sie zum Weitermachen.

10. Lassen Sie beim Fleischer das überflüssige Fett gleich wegschneiden, und bestehen Sie beim Kauf auf magerem Fleisch.

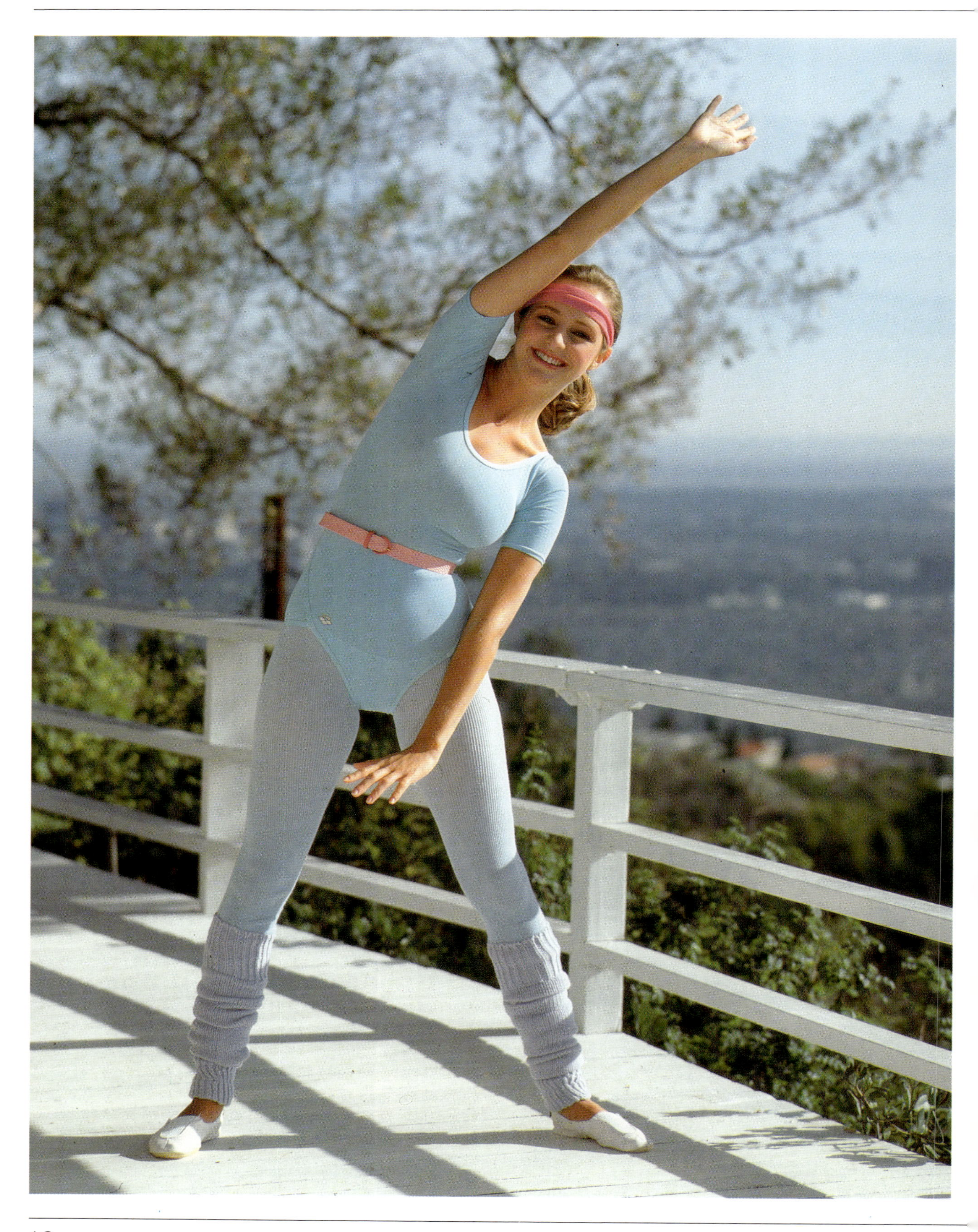

Schwungvoll in den Tag: Sport hält fit

Viel Bewegung und körperliche Aktivität – vor allem an der frischen Luft – runden eine vernünftige Ernährung ab. Dabei reichen schon ein paar gymnastische Übungen über den Tag verteilt aus, um in Form zu kommen. Vorteilhafter Nebeneffekt für die „Abnehmer“:
Mit sportlicher Betätigung schlagen Sie dem Appetit ein Schnippchen, weil Hungergefühle gebremst werden.
Natürlich macht sich Bewegung auch für die Schönheit bezahlt: die Haut bleibt straff, Sie fühlen sich wohl und haben eine optimistische Ausstrahlung.
Beginnen Sie den Tag mit einigen Lockerungsübungen, möglichst im Freien oder bei geöffnetem Fenster. Diese Übungen bringen Sie in Schwung und sollten zur morgendlichen Aufsteh-Zeremonie gehören wie das tägliche Zähneputzen.

- Beine grätschen. Oberkörper mit ausgestrecktem Arm nun abwechselnd nach rechts und links federn (großes Foto).

- Bringt den Kreislauf in Schwung:
  Auf den Rücken legen, das Becken mit den Armen abstützen. Mit den Beinen in der Luft „Radfahren“ (Foto unten).

- Die dritte Übung: Beine grätschen, die Arme seitlich in Schulterhöhe ausstrecken, mehrmals die Hände drehen, die Finger spreizen und Fäuste ballen. Dann die Arme zur Seite strecken, Oberkörper und Arme mit Schwung abwechselnd nach links und rechts drehen (Foto rechts).

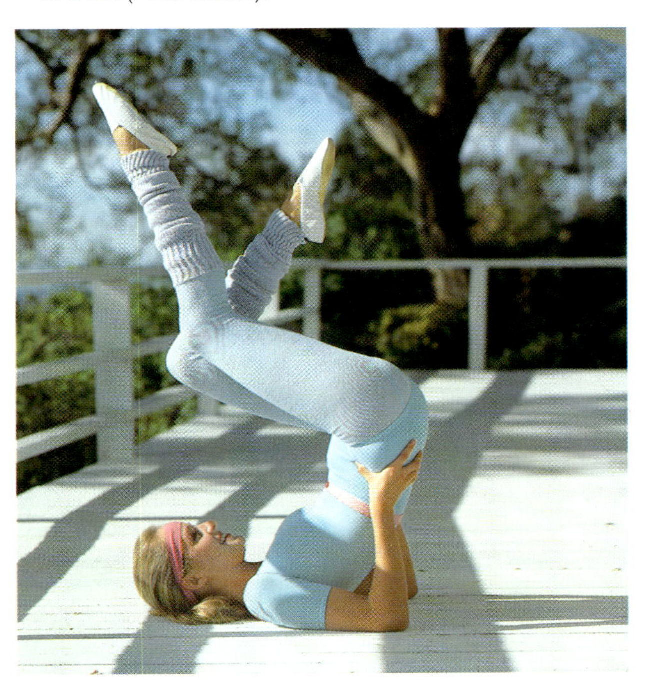

Kalorienverbrauch: Wieviel und womit?

Körperliche Bewegung macht zwar fit, doch reicht allein nicht aus, um abzuspecken. Und wer meint, eine Portion Pommes frites durch Gymnastik, Laufen oder Schwimmen wieder ausgleichen zu können, der muß sich schon ganz schön abrackern.
Grundsätzlich heißt es, daß etwa 3600 Kalorien an Energieaufwand benötigt werden, um bloß 1 Pfund zu verlieren. Anders ausgedrückt: Um 1 Pfund abzunehmen, müßten Sie schon rund 6 Stunden bei Tempo 12 km/h Dauerlaufen.
Als Faustregel kann man sagen, daß ein anstrengender Sport von einer Person, die etwa 68 Kilo wiegt, einen Verbrauch von wenigstens 7 Kalorien pro Minute verlangt.

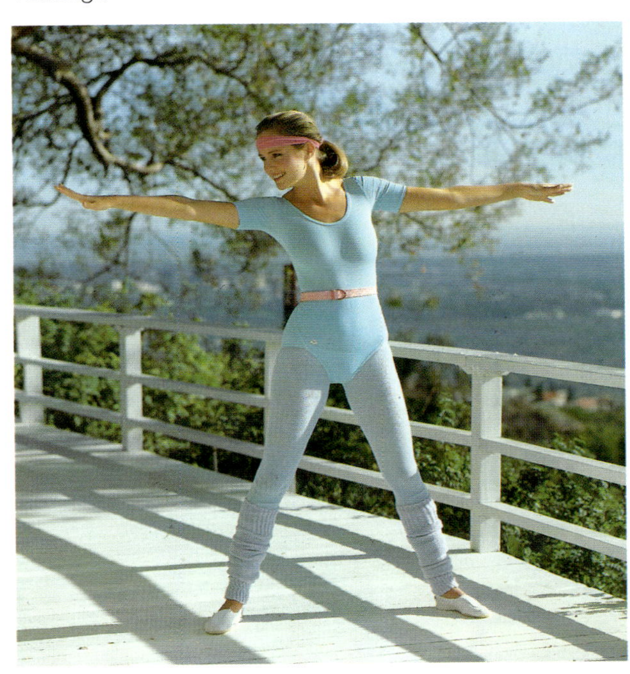

Kalorienverbrauch in 1 Stunde:

Kochen	125
Fenster putzen	200
Bügeln	70
Schwimmen	553
Walzer tanzen	342
Laufen (Tempo 12 km/h)	648
Hallenhandball	600
Radfahren	300
Kartoffeln schälen	42
Möbel streichen	105
Geschirr spülen	70
100-Meter-Lauf	35
400-Meter-Lauf	100
5000-Meter-Lauf	450
30-km-Skilauf	2400

Gesund durch vernünftige Ernährung

Nicht allein auf die Menge der Nahrung kommt es bei einer gesunden Ernährung an. Vielmehr muß auch die Zusammensetzung der Nahrung stimmen. Der Mensch verzehrt zwar Nahrungsmittel, er verwertet aber die Nährstoffe, die in den Lebensmitteln enthalten sind. Die meisten Nahrungsmittel bestehen aus einem Gemisch von Nährstoffen, wobei jeder Nährstoff im Organismus besondere Aufgaben zu erfüllen hat. Wenn die Nährstoffzufuhr über längere Zeit unzureichend ist, kommt es zu Mangelerscheinungen. Tägliche Mindestmengen an Eiweiß, Fett, Kohlenhydraten, Vitaminen, Mineralstoffen, Spurenelementen und Wasser müssen in einer ausgewogenen Kost enthalten sein.
Es kommt aber nicht darauf an, täglich die geforderten Bedarfswerte zu erreichen. Wenn der Durchschnitt stimmt, so ist der Stoffwechsel durchaus in der Lage, Nährstoffmängel kurzfristig auszugleichen.

Empfohlenes Verhältnis der Nährstoffe zueinander:
12 – 15 % Eiweiß
30 – 35 % Fett
55 – 60 % Kohlenhydrate
Bei 2000 Kalorien pro Tag sind das etwa 60 bis 75 g Eiweiß, 66,5 bis 77,5 g Fett und 275 bis 300 g Kohlenhydrate.

Merke:

1 g Eiweiß	= 4,1 Kalorien/17,2 Joule
1 g Fett	= 9,3 Kalorien/38,9 Joule
1 g Kohlenhydrate	= 4,1 Kalorien/17,2 Joule

Zu einer vernünftigen Ernährung gehört auch, daß der Wasserhaushalt stimmt. Um gesund zu bleiben, müssen wir bis zu 3 Liter Flüssigkeit zu uns nehmen, die Hälfte davon in Form von Getränken. Wasser ist Lösungsmittel und Transportmittel zugleich, ohne Wasser wären Stoffwechselvorgänge unmöglich. Wenn Sie abnehmen wollen, trinken Sie am besten kalorienfrei (Mineralwasser, Kräutertees) oder kalorienarme Gemüsesäfte. Denn oft haben es ausgerechnet die süffigsten Getränke in sich: 1/2 l Cola hat zum Beispiel 250 kcal. Was die „flüssigen Dickmacher" angeht, so steht Alkohol mit an der Spitze: 1 Gramm Alkohol hat 7,1 Kalorien/30 Kilojoule.

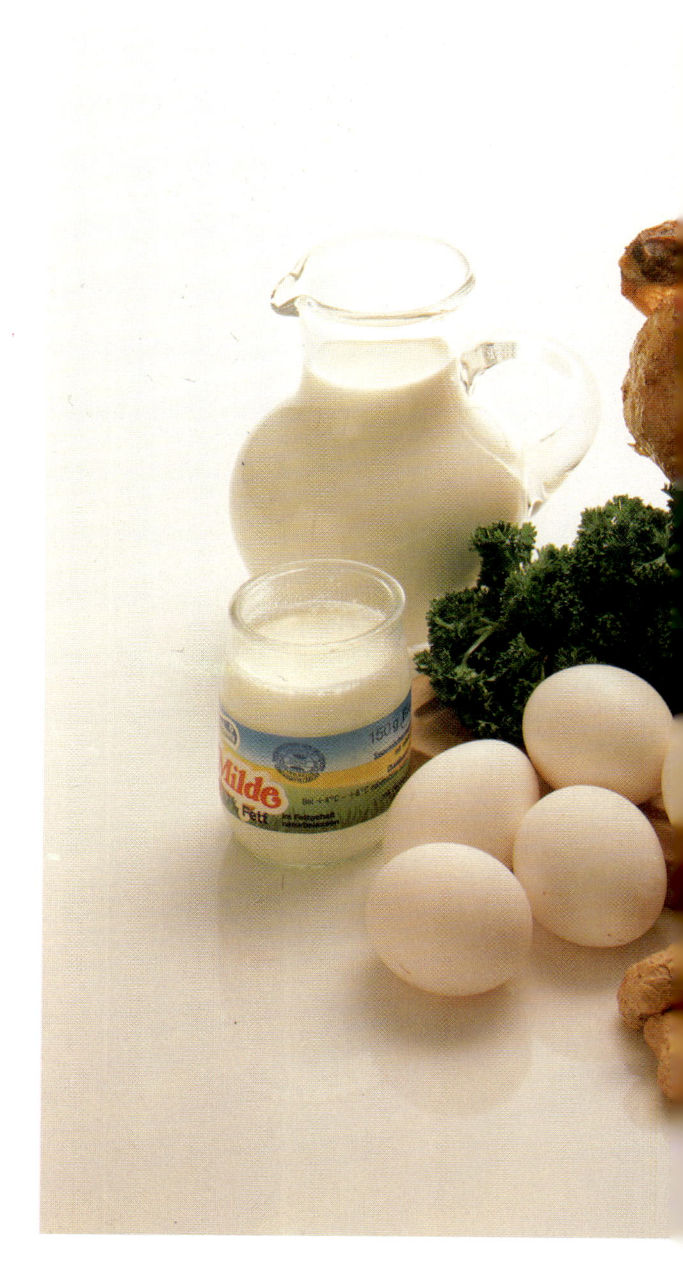

Ohne Eiweiß kein Leben

Eiweiß oder Protein ist der wichtigste Baustoff des menschlichen Körpers. Die Eiweißstoffe in der Nahrung sorgen dafür, daß die unzähligen Zellen des menschlichen Organismus ernährt und die verbrauchten ersetzt werden. Da der Körper seine Zellen ständig erneuert und kaum Eiweiß speichern kann, muß es ständig zugeführt werden. Proteine setzen sich aus Aminosäuren zusammen. Es gibt 20 verschiedene, davon sind 6 Aminosäuren essentiell. Proteine werden nach der Aufnahme wieder in Aminosäuren zerlegt und in körpereigenes Eiweiß umgewandelt.

Eiweiß ist nicht gleich Eiweiß

Nun versteht man unter Eiweißzufuhr allerdings nicht, daß jeder Mensch besonders viel Weißes vom Ei zu sich nehmen sollte. Ein großes Hühnerei von 60 g zum Beispiel hat nur knapp 8 g Eiweiß, dagegen eine magere Käsesorte von 100 g (z. B. Limburger) 30 g Eiweiß. Ernährungswissenschaftler differenzieren: Es gibt pflanzliches und tierisches Eiweiß. Ideale pflanzliche Eiweißträger sind Hülsenfrüchte, Getreide und Nüsse. Tierisches Eiweiß ist in Fleisch, Eiern, Fisch, Milch und Käse enthalten. Tierisches Eiweiß, angeführt von Ei und Milch hat die höchste biologische Wertigkeit. Die

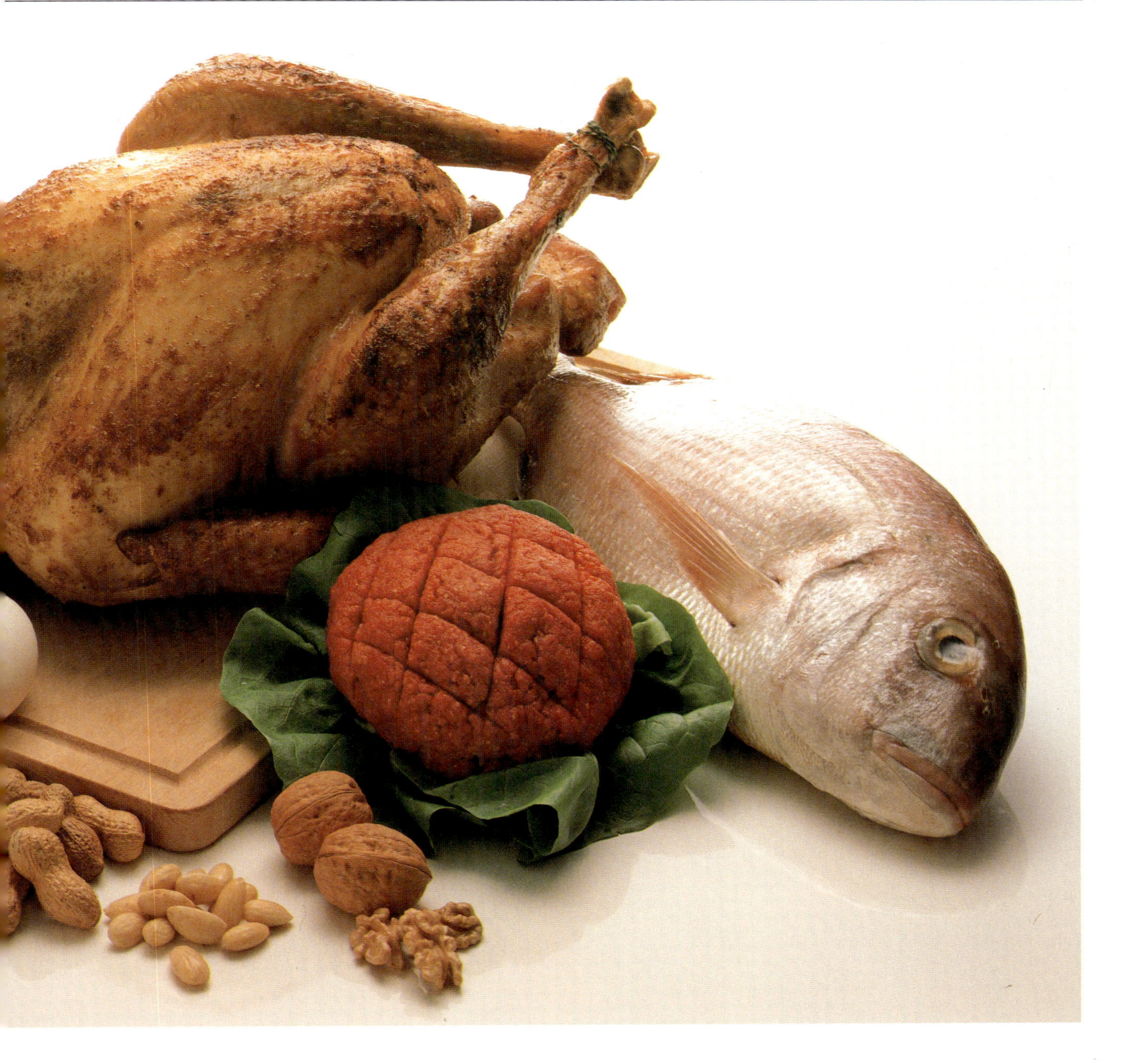

biologische Wertigkeit gibt an, wieviel körpereigenes Eiweiß aus dem Nahrungseiweiß aufgenommen werden kann. Die biologische Wertigkeit kann durch Kombination bestimmter Lebensmittel gesteigert werden. Beispiele: Kartoffeln und Ei, Getreide und Milch (zum Beispiel Müsli), Milch und Hülsenfrüchte.
Auf diese Weise ist eine ausreichende Versorgung mit allen essentiellen (lebensnotwendigen) Aminosäuren gesorgt.
Wegen der Ergänzungswirkung sind auch vegetarische Kostformen geeignet, den Eiweißbedarf zu decken. Beim Verzehr von pflanzlichen und tierischen Lebensmitteln ist die Versorgung jedoch etwas einfacher.

Eiweißzufuhr muß stimmen

Eiweißmangel beeinträchtigt nicht nur die geistige und körperliche Leistungsfähigkeit, sondern auch die Widerstandskraft gegen Infektionen.
Ist der Eiweißbedarf in etwa gedeckt, dann kommt es auch Haut und Haaren, Muskeln und inneren Organen kurz allen Zellen, die der menschliche Körper zu bieten hat, zugute.
Am besten hält man sich bei der täglichen Eiweißzufuhr an ein vernünftiges Mittelmaß: 12 – 15 Prozent der Gesamtkalorien sollten in Form von Eiweißstoffen aufgenommen werden.

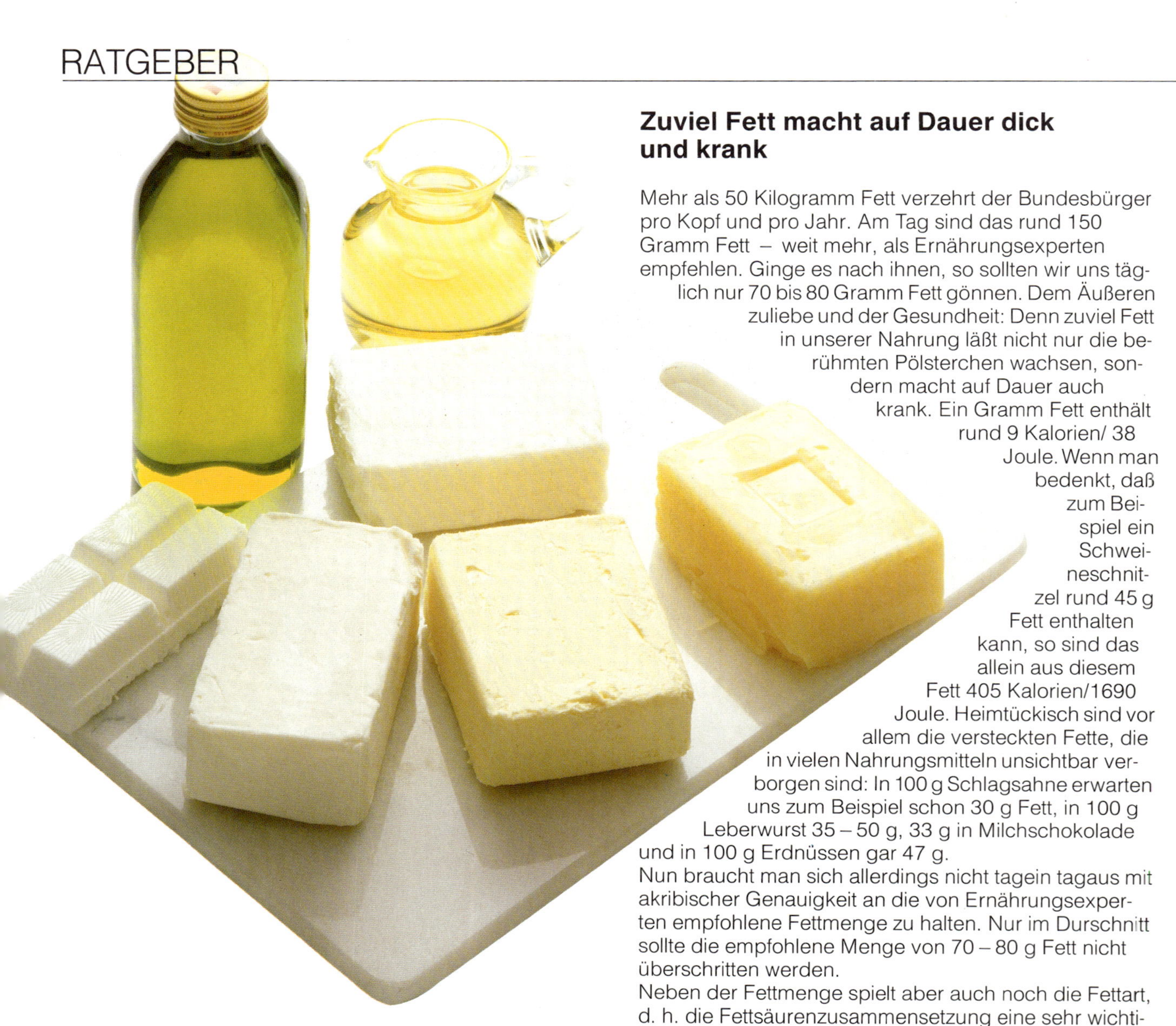

Zuviel Fett macht auf Dauer dick und krank

Mehr als 50 Kilogramm Fett verzehrt der Bundesbürger pro Kopf und pro Jahr. Am Tag sind das rund 150 Gramm Fett – weit mehr, als Ernährungsexperten empfehlen. Ginge es nach ihnen, so sollten wir uns täglich nur 70 bis 80 Gramm Fett gönnen. Dem Äußeren zuliebe und der Gesundheit: Denn zuviel Fett in unserer Nahrung läßt nicht nur die berühmten Pölsterchen wachsen, sondern macht auf Dauer auch krank. Ein Gramm Fett enthält rund 9 Kalorien/ 38 Joule. Wenn man bedenkt, daß zum Beispiel ein Schweineschnitzel rund 45 g Fett enthalten kann, so sind das allein aus diesem Fett 405 Kalorien/1690 Joule. Heimtückisch sind vor allem die versteckten Fette, die in vielen Nahrungsmitteln unsichtbar verborgen sind: In 100 g Schlagsahne erwarten uns zum Beispiel schon 30 g Fett, in 100 g Leberwurst 35 – 50 g, 33 g in Milchschokolade und in 100 g Erdnüssen gar 47 g.
Nun braucht man sich allerdings nicht tagein tagaus mit akribischer Genauigkeit an die von Ernährungsexperten empfohlene Fettmenge zu halten. Nur im Durschnitt sollte die empfohlene Menge von 70 – 80 g Fett nicht überschritten werden.
Neben der Fettmenge spielt aber auch noch die Fettart, d. h. die Fettsäurenzusammensetzung eine sehr wichtige Rolle. Pflanzliche Öle enthalten mehrfach ungesättigte Fettsäuren, insbesondere die essentielle Linolsäure und sind praktisch cholesterinfrei. Dagegen enthalten tierische Fette überwiegend gesättigte Fettsäuren und Cholesterin.

Wie wichtig ist Fett für die Ernährung?

Fette haben für den Organismus zwei wichtige Funktionen: Zum einen liefern sie Energie, um Organe und Muskeln in Betrieb zu halten. Zum anderen gelangen mit ihrer Hilfe die fettlöslichen Vitamine A, D, E und K in den Blutkreislauf.
Bei Nahrungsfetten wird unterschieden zwischen Fetten tierischer und pflanzlicher Herkunft. Lebenswichtige („essentielle") Stoffe, die er selbst nicht herstellen kann, schöpft der menschliche Körper vor allem aus pflanzlichen Fetten, denn sie sind reich an mehrfach ungesättigten Fettsäuren. Und gerade die braucht der Organismus, weil er sie im Gegensatz zu den gesättigten Fettsäuren (in tierischen Fetten vorhanden) selbst nicht bilden kann. Hauptvertreter dieser mehrfach ungesättigten Fettsäuren ist die Linolsäure. Reich an Linolsäure sind Diätmargarinen, Diätpflanzenfett und Diätpflanzenöl zum Beispiel von becel.

Erhöhter Cholesterinspiegel – Risikofaktor für Gefäßerkrankungen

Gesättigte Fettsäuren, die den Cholsesteringehalt des Blutes erhöhen, finden sich primär in tierischen Lebensmitteln wie Butter, Schweineschmalz oder Rindertalg. Bei tierischen Fetten kommt als Begleitstoff noch Cholesterin hinzu. Cholesterin wird aber nicht nur mit der Nahrung aufgenommen, sondern ausreichend vom Körper hergestellt. Es wird benötigt für die Bildung von Gallensäuren, Hormonen und zum Aufbau der Zellmembran. Selbst bei völlig cholesterinfreier Kost sorgt die „Natur" dafür, daß ein ausreichender

Blutcholesterinspiegel vorhanden ist. Ein erhöhter Cholesterinspiegel ist in der Rangordnung der wichtigste Risikofaktor für den Herzinfarkt. Wer einen erhöhten Cholesterinspiegel hat, sollte seine Ernährung unbedingt auf eine fettmodifizierte Kost umstellen, das heißt, möglichst wenig cholesterinreiche, tierische Fette zu sich nehmen und seine tägliche Fettaufnahme auf etwa 85 g begrenzen. Empfohlen werden Fette mit einem hohen Gehalt an mehrfach ungesättigten Fettsäuren (Linolsäure). Das sind zum Beispiel Diät-Speiseöl, Diät-Margarine, Diät-Pflanzencreme, Diät-Pflanzenfett von becel.

Tips für eine fettmodifizierte Diät

- *Erreichen Sie das Normalgewicht*

Sinkt das Körpergewicht, sinken in der Regel auch die Blutfettwerte.

- *Achten Sie auf die Gesamtfettmenge*

Der Verzehr an versteckten und sichtbaren Fetten soll zusammen 35 Prozent der täglichen Energiezufuhr nicht überschreiten. Das entspricht bei einer Energiezufuhr von 9. 200 Joule/ 2 200 Kalorien ca. 85 g Fett.

- *Schränken Sie vor allem die Aufnahme von gesättigten Fettsäuren ein. Deshalb:*

Mageres Fleisch, magere Wurst- und Käsesorten essen und fettarme Milch trinken. Denn gesättigte Fettsäuren sind vorwiegend in tierischen Fetten enthalten.

- *Sorgen Sie für genügend mehrfach ungesättigte Fettsäuren*

Als Ausgleich für die unvermeidlich aufgenommenen gesättigten Fette sollte der Anteil der mehrfach ungesättigten auf ein Drittel der Gesamtmenge (25-30 g) erhöht werden. Für die Zubereitung von Speisen und als Brotaufstrich deshalb nur Pflanzenfette mit einem hohen Anteil an mehrfach ungesättigten Fettsäuren verwenden.

- *Verringern Sie die Cholesterinzufuhr*

Cholesterin ist fast ausschließlich in tierischen Nahrungsmitteln enthalten. Wenn Sie den Verzehr dieser Nahrungsmittel einschränken, verringern Sie bereits die Cholesterinzufuhr. Deshalb: Auf cholesterinreiche Nahrungsmittel wie Eier und Innereien verzichten.

- *Achten Sie auf die Kohlenhydrate*

Zucker und Süßwarenkonsum einschränken. Stattdessen mehr Vollkornprodukte, Obst und Gemüse essen. Sie enthalten einen großen Anteil an unverdaulichen Kohlenhydraten, den sogenannten Ballaststoffen. Solche Ballaststoffe sind für eine geregelte Verdauung notwendig.

- *Vorsicht mit Alkohol*

Alkohol ist ein reiner Energieträger. Er wird leicht in das Blut aufgenommen und kann den Triglyzeridspiegel (bestimmtes Blutfett) erhöhen.

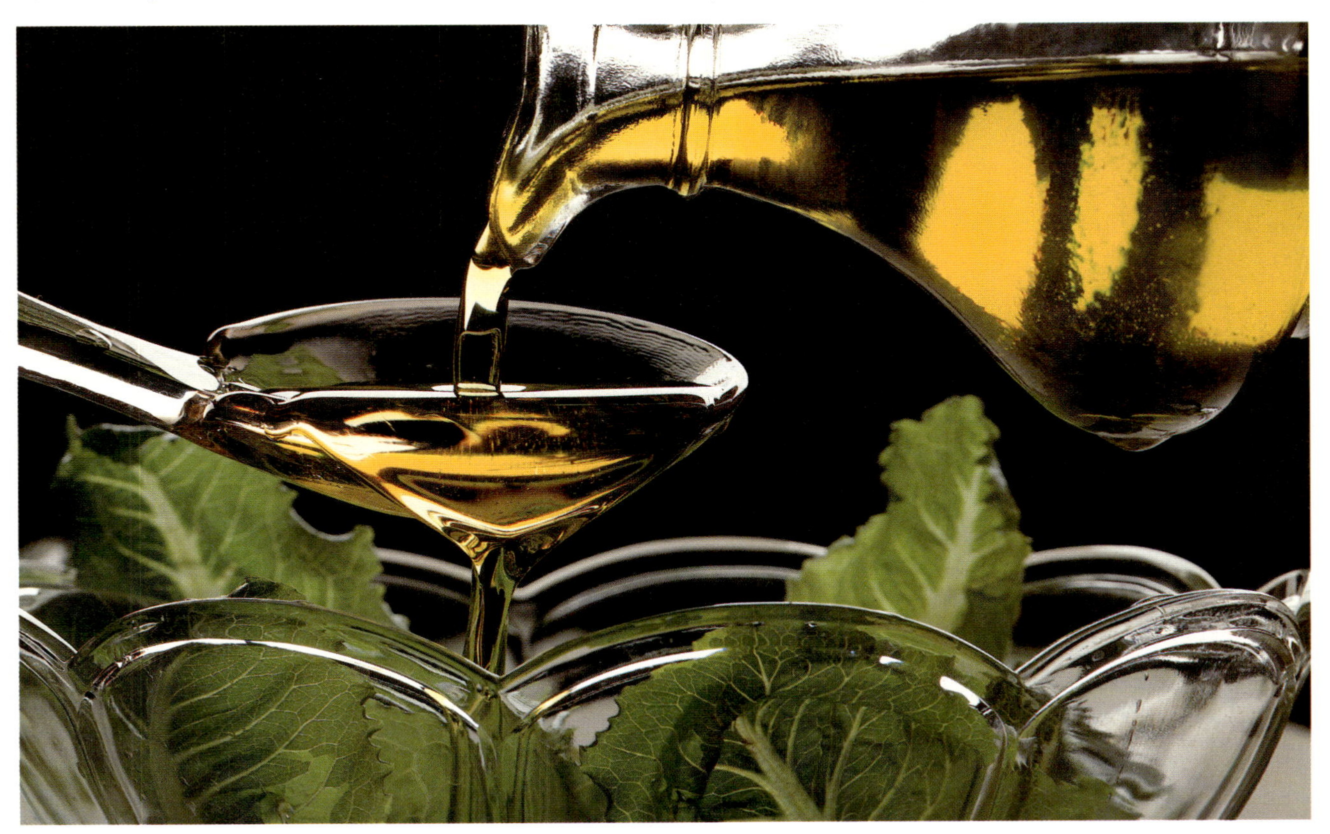

Von guten und schlechten Kohlenhydraten

Auch Kohlenhydrate braucht der Mensch. Als Energielieferanten sind sie unersätzlich. Allerdings nicht in Form der süßen Verführer, die Zähne ruinieren und Fettpölsterchen Nahrung geben. Die richtigen müssen es sein. Wichtig ist, ob Kohlenhydrate mit Vitalstoffen einhergehen.
Haushaltszucker zum Beispiel liefert keinerlei Vitamine und somit „leere" Energie. Beim Zucker-Abbau aber werden B-Vitamine benötigt, die dann oft nicht vorhanden sind. Die Folge: Eine noch größere Lust auf Zucker.
Hinzu kommt, daß kurz nach der Aufnahme von Haushaltszucker der Blutzuckerspiegel sprunghaft ansteigt: die Bauchspeicheldrüse muß Insulin ausschütten, um den Blutzuckerspiegel zu senken. Je mehr Zucker aufgenommen wird, umso mehr muß die Bauchspeicheldrüse produzieren. Wenn der Blutzuckerspiegel sinkt, kommt erneut Hungergefühl auf.
Nützliche Kohlenhydratlieferanten sind pflanzliche Lebensmittel wie Reis, Nudeln und Vollkornprodukte, Gemüse wie Kartoffeln, Kohlrabi, Möhren, Spargel, Schwarzwurzeln, Rote Bete und Obst. Diese Nahrungsmittel sind stärkehaltig und werden im Gegensatz zum Zucker, der rasch ins Blut gelangt, langsamer vom Körper aufgenommen. Die Folge: Man bleibt länger satt.

Wichtige Energiequelle

Kohlenhydrate sind fast ausschließlich Energielieferanten. Während des Verdauungsvorganges werden Stärke und höhere Zucker in Einfachzucker zerlegt, gelangen zur Leber und werden dann durch das Blut zu den Muskeln transportiert. Aus Blutzucker holen sich die Muskeln letztlich die Energie für ihre Arbeit. Benötigen die Muskeln keine Energie, kann der Zucker als Glykogen in geringen Mengen in der Leber und den Muskeln gespeichert werden. Sind die Speicher jedoch gefüllt (zum Beispiel bei nicht ausreichender Bewegung) wird der überschüssige Zucker in Fett umgebaut. Fazit: Fettdepos lagern sich ab, mehr oder weniger gewollte Rundungen entstehen.

Die empfehlenswerte Höhe der täglichen Kohlenhydratzufuhr beträgt 55 Prozent der Gesamtenergiemenge. Energiearme, ballast- und vitalstoffreiche, kohlenhydrathaltige Lebensmittel wie Obst, Gemüse und Vollkornbrot sollen dabei den Hauptanteil bilden.

Durch den geringen Sättigungswert der energiereichen, ballaststoffarmen, kohlenhydrathaltigen Nahrungsmittel wie zum Beispiel Schokolade, Kuchen oder Weißbrot wird der tatsächliche Bedarf jedoch sehr schnell überschritten.

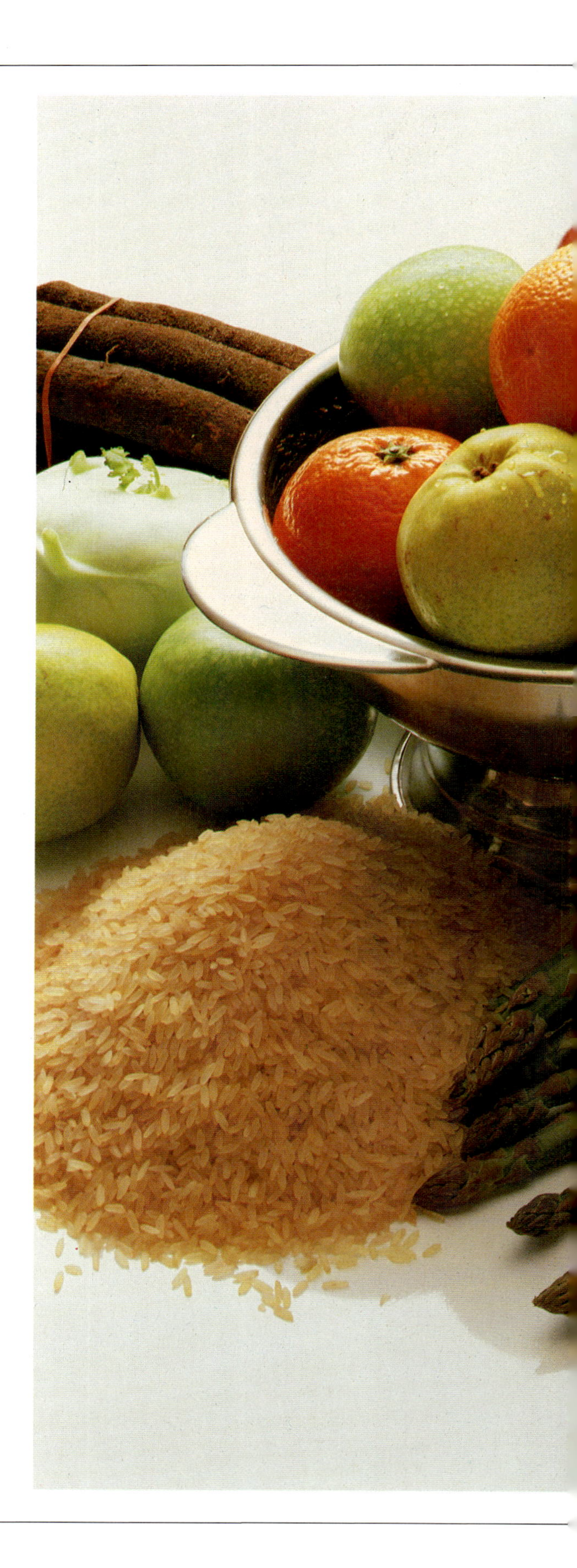

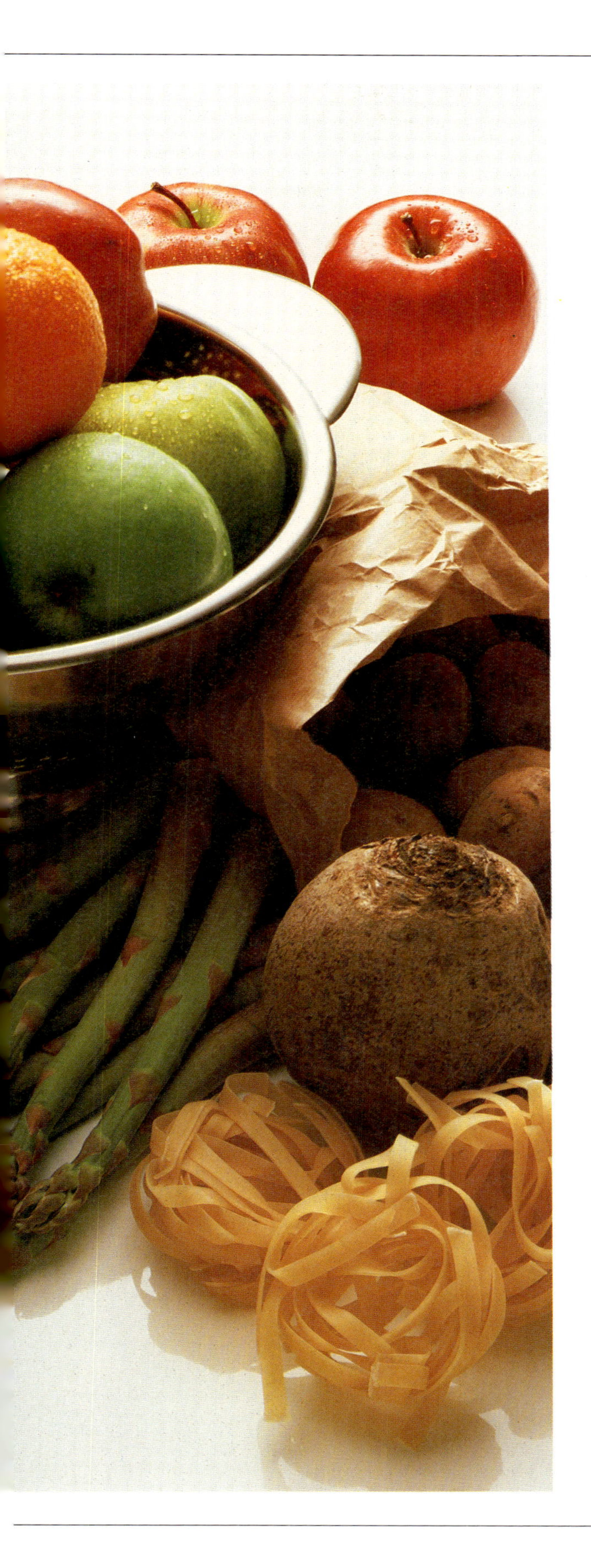

Ballaststoffe

Zu den Ballaststoffen zählen alle pflanzlichen Stoffe, die vom menschlichen Organismus nicht abgebaut werden können. Zu ihnen gehören die Faserstoffe Zellulose, Lignine und Hemi-Zellulose sowie der Quellstoff Pektin. Reich an Ballaststoffen sind Getreide, Gemüse, Obst, Hülsenfrüchte und Kartoffeln. Auch wenn ihr Name unvorteilhaft klingt, haben sie eine positive Wirkung:

- Sie bewirken eine Verlängerung des Kauvorganges, so daß die Speise von mehr Speichel durchsetzt wird.

- Durch ihr Quellvermögen sorgen sie für eine längere Verweildauer im Magen: Das Sättigungsgefühl hält länger an. Die Kohlenhydrate kommen nicht so rasch in die Blutbahn und Blutzuckerspitzen werden vermieden. Außerdem können Ballaststoffe überschüssige Magensäure binden.

- Ihr Quellvermögen sorgt für eine Vergrößerung des Stuhlvolumens. Dadurch wir die Darmtätigkeit angeregt, was eine rasche Passage zur Folge hat: Giftige Stoffe werden schneller aus dem Körper befördert. Der Druck auf den Darm nimmt ab.

- Ballaststoffe sind zudem in der Lage, freie Gallensäuren im Darm zu binden. Sie können nicht mehr in die Leber gelangen.

Um Zivilisationskrankheiten wie Verstopfung, Übergewicht, Arteriosklerose, Bluthochdruck, Gastritits, Diabetes und Dickdarmkrebs vorzubeugen oder um sie zu lindern, sollte die Nahrung reichlich Vollkornprodukte und Frischkost enthalten.

Mineralstoffe und Spurenelemente

Neben den organischen Nährstoffen wie Fett, Eiweiß, Kohlenhydrate müssen wir auch anorganische Nährstoffe durch die Nahrung zu uns nehmen. Diese Nahrungsbestandteile werden Mineralstoffe genannt. Mineralstoffe sind zum Beispiel lebensnotwendig für den Wasserhaushalt (Kalium und Natrium), für die Bildung des Blutes und den Sauerstofftransport (Eisen) sowie für die Bildung der Knochen und Zähne (Calcium). Wegen der täglichen Ausscheidungen müssen dem Körper stets erneut Mineralstoffe zugeführt werden.

Auf die Zufuhr von Eisen sollte besonders geachtet werden. Denn oft ist der tägliche Bedarf nicht ausreichend gedeckt. Bei Frauen beträgt er 18 mg, bei Männern 12 mg. Durch Vollkornprodukte oder reichlich Frischkost, aber auch Fleisch und Fleischwaren kann der Bedarf an Eisen gedeckt werden. Reich an Eisen ist vor allem die Leber. Beste Calcium-Quelle sind Milch und Milchprodukte.

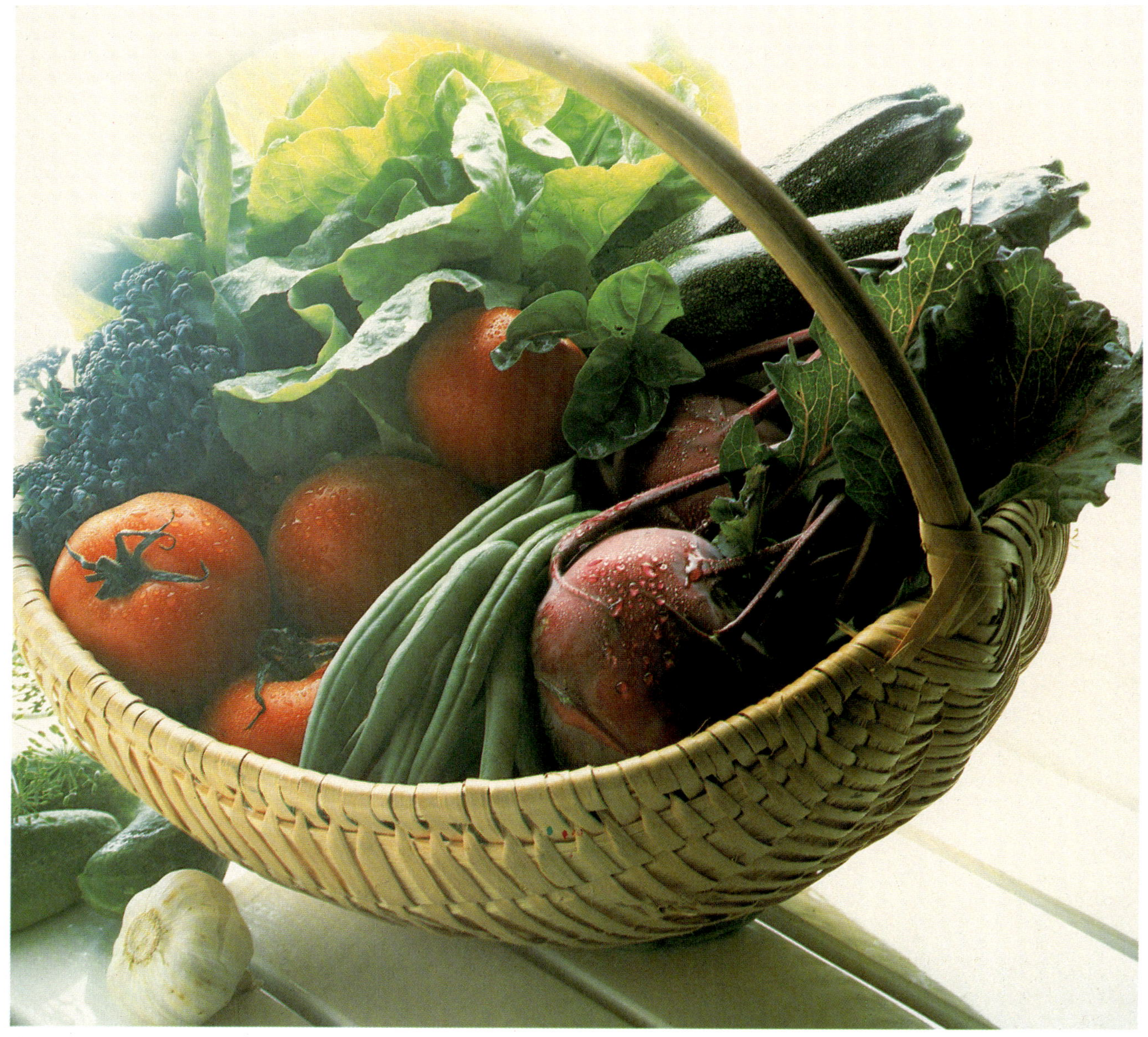

Ohne Vitamine geht nichts

Vitamine sind Ergänzungsstoffe ohne die der menschliche Stoffwechsel nicht funktionieren würde. Weil der menschliche Körper nicht selbst Vitamine produzieren kann, müssen sie ihm mit der Nahrung zugeführt werden. Vitamine spielen beim Ab- und Umbau der Nährstoffe und bei der Energiegewinnung eine wichtige Rolle. Sie üben Schutz- und Regler-Funktion aus und steuern somit den Stoffwechsel. Stehen eines oder mehrere Vitamine dem Organismus nicht zur Verfügung oder nur in unzureichendem Maße, werden die Stoffwechselvorgänge beeinträchtigt.
Es gibt fett- und wasserlösliche Vitamine. Fettlösliche Vitamine sind A, D, E, K und wasserlöslich sind die Vitamine des B-Komplexes, nämlich Vitamin C und H.

Vitamine – empfindlich wie Mimosen

Vitamine sind in tierischen und pflanzlichen Lebensmitteln enthalten. Einige Vitamine sind empfindlich wie Mimosen: Unzweckmäßiges Lagern oder nachlässiges Verarbeiten können sie zerstören. So gehen durch langes Wässern, Kochen oder Aufwärmen ebensoviele Vitamine verloren, wie durch unnötig lange Licht- und Lufteinwirkung. Obst und Gemüse sollte deshalb stets erntefrisch verarbeitet und möglichst nur unter Licht- und Luftabschluß gedünstet oder gedämpft werden.
Das Kochwasser sollten Sie mitverwenden, da es einen Teil der wasserlöslichen Inhaltsstoffe enthält.
Bei den fettlöslichen Vitaminen ist darauf zu achten, daß sie zusammen mit Fett verzehrt werden, damit sie vom Körper aufgenommen werden können.

Die wichtigsten Vitamine

Vitamin A (Retinol) ist in tierischen Lebensmitteln enthalten. Vor allem in **Milch, Butter, Leber, Aal**. In pflanzlichen Lebensmitteln liegt es als Provitamin, dem sogenannten β-Carotin vor, welches im Körper zu Vitamin A umgebaut wird. Zum Beispiel in **gelben und roten Gemüsesorten und Früchten, den Blättern grüner Gemüse und in Pilzen.**
Bei Mangel: Störungen des Sehprozesses, Hautveränderungen.

Vitamin B 1 (Thiamin) ist ein Coenzym beim Kohlenhydrat-Abbau und beeinflußt die Nerventätigkeit. Vorkommen: **Getreide, Naturreis, Blattgemüse, Kohl, Erbsen, Kartoffeln, Nüsse, Hefe, Schweinefleisch.**
Bei Mangel: Schwäche, Herzbeschwerden, Verdauungsstörungen, Ödembildung.

Vitamin B 2 - Komplex: Er greift im weiteren Sinn in den Stoffwechsel der Kohlenhydrate, der Aminosäuren (Eiweißbausteine) und der Fettsäuren ein. Zu finden in: **Blumenkohl, Bohnen, Nüssen, Getreidekeimen, Hefe und in tierischen Lebensmitteln.**
Bei Mangel: Müdigkeit, Arbeitsunlust, Nervenstörung, Veränderungen an Lippen, Mundschleimhaut und Zunge, Störung der Blutbildung.

Vitamin B 6: Sorgt für Wirkung und Erhalt der weißen Blutkörperchen. Und da es in den Eiweißstoffwechsel eingreift, tritt bei vermehrter Eiweißzufuhr auch ein erhöhter Vitamin-B 6 -Bedarf ein. Vitamin B 6 kommt besonders vor in **Getreide, grünem Gemüse, Hefe und tierischen Lebensmitteln.**
Bei Mangel: Hautveränderungen, nervöse Störungen.

Vitamin B 12 ist an der Bildung der roten Blutkörperchen und dem Aminosäurenstoffwechsel beteiligt. Vorkommen: **Leber, Eigelb, Fleisch, Fisch.**
Bei Mangel: Störung der Blutbildung, Nervenstörung, verminderte Zellvermehrung.

Vitamin E schützt die ungesättigten Fettsäuren und Vitamin A vor Zersetzung. Es stabilisiert die Zellmembran, die Blutkörperchen und das Immunsystem. Vorkommen: **Weizen- und Maiskeimöl, Margarine, Nüsse.** Bei Mangel: Die gesundheitlichen Folgen sind weitgehend unbekannt, evt. Muskelschwund.

Vitamin H (Biotin) ist wichtig für die Bildung von Haut und Haaren. Vorkommen: **Getreide, Gemüse, Eier, Hefe. Innereien**.
Bei Mangel: Veränderungen der Haut und Schleimhäute, Muskelschmerzen, Übererregbarkeit.

Vitamin K ist wichtig für die Blutgerinnung bei Verletzungen. Vorkommen: **Grüne Gemüse, Blumenkohl, Leber.**
Bei Mangel: Verzögerung der Blutgerinnung.

Vitamin D ist wichtig für die Knochenbildung und daran beteiligt. Es beeinflußt den Calciumund Phoshorstoffwechsel und hilft mit, diese Mineralstoffe in die Knochen einzubauen.
Ein Mangel kann deshalb gefährlich sein, weil die Verkalkung der Knochensubstanz gestört wird. Bei Jugendlichen und Säuglingen führt das zu Rachitis.
Meeresfische, Lebertran, Milch, Milchprodukte, Butter und Eier liefern Vitamin D.

Vitamin C (Ascorbinsäure): Ist wichtig zur Bildung von Bindegewebe und Knorpel. Außerdem stärkt es die Abwehrfunktion des Körpers und beeinflußt den Eisenstoffwechsel günstig.
Mangel kann u. a. zu Schwäche und Ermüdungserscheinungen führen. Auch zu Knochenschmerzen, sogar zu Hautblutungen. Bei Krankheit und starker körperlicher Beanspruchung liegt der Vitamin-C-Bedarf höher. Auch Raucher brauchen mehr Vitamin C.
Vorkommen: **Frisches Obst und Gemüse, in Zitrusfrüchten, Paprika, Petersilie, schwarzen Johannisbeeren, Erdbeeren, Sanddorn, Kartoffeln, Kohl.**

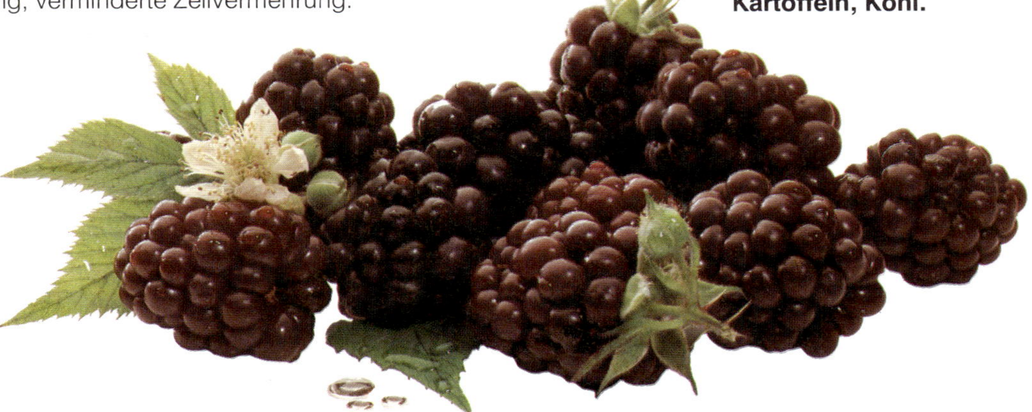

Lebensmittel (100 g eßbarer Anteil)	KJoule	Kcal	Eiweiß g	Fett g	Kohlenhydrate g	Ballaststoffe g	Cholesterin mg
***Rindfleisch*:**							
Filet	527	126	19,2	4,4	0,0	0,0	70,0
Keule	552	132	17,4	5,9	0,0	0,0	99,6
Ochsenschwanz	770	184	21,0	11,5	0,0	0,0	70,0
Roastbeef	724	173	18,9	9,4	0,0	0,0	64,4
Zunge	690	165	11,8	0,0	0,0	0,0	79,9
***Schweinefleisch*:**							
Filet	736	176	18,6	9,9	0,0	0,0	70,0
Hackfleisch, gemischt	1088	260	20,0	20,0	0,0	0,0	70,0
Kasseler	920	220	17,3	14,1	0,0	0,0	0,0
Keule	1100	263	15,2	20,6	0,0	0,0	63,0
Kotelett	1021	244	13,1	19,6	0,0	0,0	56,0
Leber	615	147	20,1	5,7	1,1	0,0	346,0
Niere	456	109	14,3	4,5	0,7	0,0	305,0
***Kalbfleisch*:**							
Brust	338	81	10,6	3,6	0,0	0,0	51,3
Keule	347	83	16,1	1,3	0,0	0,0	70,0
Schulter	381	91	15,8	2,2	0,0	0,0	69,3
Kotelett	410	98	16,9	2,4	0,0	0,0	54,6
***Hammelfleisch*:**							
Brust	1506	360	10,7	32,9	0,0	0,0	62,3
Keule	879	210	15,1	15,1	0,0	0,0	58,8
Schulter	1088	260	13,3	21,2	0,0	0,0	59,5
***Geflügel*:**							
Ente	812	194	14,5	13,8	0,0	0,0	60,0
Gans	1113	266	11,5	22,6	0,0	0,0	55,0
Poularde	448	107	15,2	4,1	0,0	0,0	56,0
Putensteak	485	116	23,2	0,8	0,0	0,0	0,0
Suppenhuhn	837	200	13,5	14,8	0,3	0,0	55,0
***Wild*:**							
Kaninchen	552	132	16,4	6,0	0,0	0,0	55,3
Rehrücken	389	93	15,7	2,5	0,0	0,0	77,0
Wildschweinkeule	469	112	21,6	2,4	0,8	0,0	0,0
***Wurstwaren*:**							
Cervelatwurst	2025	484	16,9	43,2	0,0	0,0	85,0
Knackwurst	1435	343	10,9	31,0	0,0	0,0	0,0
Leberwurst	1883	450	12,4	41,2	0,9	0,0	85,0
Gekochter Schinken	904	216	21,4	12,8	0,0	0,0	70,0
Roher Schinken	1439	344	15,7	29,0	0,0	0,0	61,0
Bratwurst	1431	342	12,7	32,4	0,0	0,0	100,0
Fleischwurst	1314	314	11,0	30,0	0,0	0,0	85,0

Lebensmittel (100 g eßbarer Anteil)	KJoule	Kcal	Eiweiß g	Fett g	Kohlenhydrate g	Ballaststoffe g	Cholesterin mg
***Fisch*:**							
Aal	874	209	10,5	17,2	0,0	0,0	99,4
Forelle	243	58	10,1	1,4	0,0	0,0	28,6
Kabeljau	184	44	9,5	0,2	0,0	0,0	16,8
Kabeljaufilet	326	78	17,0	0,3	0,0	0,0	30,0
Rotbarsch	230	55	8,7	1,7	0,0	0,0	18,2
Seelachsfilet	368	88	18,3	0,8	0,0	0,0	33,0
Schollenfilet	343	82	17,1	0,8	0,0	0,0	50,0
***Milchprodukte*:**							
Buttermilch	151	36	3,5	0,5	4,0	0,0	4,0
Crème Fraîche	1255	300	0,0	33,3	6,7	0,0	0,0
Joghurt, fettarm	209	50	3,5	1,6	4,7	0,0	5,0
Vollmilchjoghurt	293	70	3,9	3,8	4,6	0,0	10,0
Schlagsahne	1326	317	2,4	31,7	3,4	0,0	109,0
Sahne (10%) Fett	531	127	3,1	10,5	4,0	0,0	34,0
Kondensmilch (7,5%) Fett	573	137	6,5	7,6	9,7	0,0	26,0
Kondensmilch (10%) Fett	757	181	8,8	10,1	12,5	0,0	33,0
Kefir	264	63	3,2	3,5	4,6	0,0	0,0
Saure Sahne	803	192	2,8	18,0	3,4	0,0	59,0
Milch (3,5% Fett)	276	66	3,3	3,6	4,7	0,0	11,7
Milch (1,5% Fett)	205	49	3,3	1,6	4,7	0,0	5,2
Hüttenkäse	519	124	15,4	4,8	2,9	0,0	3,3
Brie (50% Fett)	1540	368	22,6	27,9	2,7	0,0	100,0
Parmesankäse	1632	390	34,2	24,7	2,9	0,0	64,4
Tilsiter (30% Fett)	1180	282	28,7	17,2	0,0	0,0	58,0
Camembert (60% Fett)	1594	381	17,9	34,0	1,8	0,0	0,0
Quark (20% Fett)	490	117	12,7	5,2	3,2	0,0	14,0
Magerquark	326	78	13,5	0,3	4,0	0,0	0,8
***Eier*:**							
Ei (57 g)	351	84	6,4	5,6	0,3	0,0	291,8
Eiweiß	226	54	11,1	0,2	0,7	0,0	0,0
Eigelb	1577	377	16,1	31,9	0,3	0,0	1650,0
***Öle und Fette*:**							
Butter	3247	776	0,7	83,2	0,7	0,0	240,0
Butterschmalz	3849	920	0,3	99,5	0,0	0,0	340,0
Erdnußöl	3745	895	0,0	99,4	0,2	0,0	0,0
Kokosfett	3870	925	0,8	99,0	0,0	0,0	0,0
Maiskeimöl	3833	916	0,0	98,5	0,0	0,0	0,0
Margarine	3184	761	0,5	80,5	0,4	0,0	0,0
Schweineschmalz	3962	947	0,0	99,7	0,0	0,0	100,0
Sonnenblumenöl	3883	928	0,0	99,8	0,0	0,0	0,0
***Getreideerzeugnisse*:**							
Buchweizen	1448	346	9,8	1,7	71,3	3,7	0,0
Hafer	1540	368	12,6	7,1	61,2	5,6	0,0
Haferflocken (Vollkorn)	1695	405	13,5	7,0	66,4	6,7	0,0
Mais	1414	338	9,2	3,8	65,2	9,2	0,0

Lebensmittel (100 g eßbarer Anteil)	KJoule	Kcal	Eiweiß g	Fett g	Kohlenhydrate g	Ballaststoffe g	Cholesterin mg
Pop Corn	1686	403	12,7	5,0	76,7	2,0	0,0
Weizengrieß	1548	370	10,3	0,8	75,3	5,3	0,0
Maisgrieß	1494	357	8,8	1,1	78,0	0,0	0,0
Reis	1469	351	7,0	0,6	78,4	1,4	0,0
Naturreis	1477	353	7,4	2,2	74,6	4,0	0,0
Nudeln	1481	354	13,3	2,8	66,8	3,4	0,0
Roggenmehl Type 815	1523	364	6,9	1,0	76,6	11,3	0,0
Roggenmehl Type 1150	1548	370	9,0	1,3	75,1	13,3	0,0
Weizenmehl Type 405	1540	368	10,6	1,0	74,0	2,2	0,0
***Brote und Kleingebäck*:**							
Brötchen (100 g)	1100	263	9,0	1,9	51,2	2,9	0,0
1 St. = 40 g	440	104	3,6	0,8	23,0	1,1	0,0
Knäckebrot	1305	312	10,1	1,4	63,2	14,6	0,0
1 Sch. = 10 g	131	31	1	0,1	6,3	1,5	0,0
Roggenbrot	824	197	6,7	1,0	39,4	5,5	0,0
1 Sch. = 40 g	330	79	2,7	0,4	15,8	2,2	0,0
Roggenmischbrot	862	206	6,9	1,1	41,0	4,9	0,0
1 Sch. = 40 g	345	82	2,8	0,4	16,4	2,0	0,0
Roggenvollkornbrot	795	190	7,3	1,2	36,3	7,2	0,0
1 Sch. = 40 g	318	76	2,9	0,5	14,5	2,9	0,0
Weißbrot	1033	247	8,2	1,2	49,7	2,9	0,0
1 Sch. = 30 g	310	74	2,5	0,4	14,9	0,8	0,0
Weizenvollkornbrot	858	205	7,6	0,9	40,7	6,7	0,0
1 Sch. = 30 g	257	62	2,3	0,3	12,2	2,0	0,0
Weizenmischbrot	866	207	6,7	1,1	41,6	4,1	0,0
1 Sch. = 30 g	260	62	2,0	0,3	12,5	1,2	0,0
Pumpernickel	1146	274	6,8	0,9	49,4	6,0	0,0
***Gemüse*:**							
Artischocken	96	23	1,1	0,1	4,6	0,0	0,0
Auberginen	71	17	1,0	0,2	2,9	1,1	0,0
Broccoli	54	13	2,0	0,1	1,2	1,8	0,0
Blumenkohl	59	14	1,5	0,2	1,7	1,8	0,0
Bohnen, grün	146	35	2,2	0,2	5,7	0,0	0,0
Chicorée	42	10	1,2	0,2	2,0	1,1	0,0
Endivie	38	9	1,3	0,2	0,7	1,2	0,0
Erbsen	142	34	2,6	0,2	5,0	1,7	0,0
Feldsalat	54	13	1,8	0,4	0,7	1,5	0,0
Grünkohl	63	15	2,2	0,5	0,6	2,1	0,0
Gurken	42	10	0,4	0,2	1,6	0,7	0,0
Kohlrabi	71	17	1,3	0,1	2,7	1,0	0,0
Kopfsalat	29	7	0,9	0,2	0,6	1,0	0,0
Kürbis	54	13	0,8	0,1	2,3	0,0	0,0
Lauch	50	12	1,3	0,2	1,9	1,3	0,0
Meerrettich	134	32	1,5	0,2	6,2	0,0	0,0
Möhren	88	21	0,8	0,2	4,2	2,8	0,0
Paprika	63	15	0,9	0,3	2,4	1,5	0,0

Lebensmittel (100 g eßbarer Anteil)	KJoule	Kcal	Eiweiß g	Fett g	Kohlen-hydrate g	Ballast-stoffe g	Chole-sterin mg
Petersilie	79	19	1,8	0,3	2,4	2,4	0,0
Radieschen	38	9	0,7	0,1	1,4	0,0	0,0
Rhabarber	38	9	0,5	0,1	1,5	2,5	0,0
Rosenkohl	113	27	3,5	0,3	3,0	3,4	0,0
Rote Bete	134	32	1,2	0,1	6,6	2,0	0,0
Rotkohl	67	16	1,2	0,1	2,5	1,9	0,0
Schwarzwurzeln	172	41	0,8	0,2	9,1	3,1	0,0
Sellerie	63	15	1,1	0,2	2,3	3,1	0,0
Sauerkraut	67	16	1,5	0,3	1,8	2,2	0,0
Spargel	42	10	1,4	0,1	1,0	1,1	0,0
Spinat	50	12	2,1	0,3	0,5	1,6	0,0
Tomaten	71	17	0,9	0,2	2,8	1,8	0,0
Weißkohl	71	17	1,1	0,2	3,0	1,9	0,0
Wirsingkohl	92	22	2,1	0,3	3,0	1,1	0,0
Zwiebeln	121	29	1,1	0,2	5,7	2,8	0,0
Tomatenmark	209	50	2,3	0,5	9,0	0,0	0,0
Champignons	59	14	2,7	0,2	0,3	1,9	0,0
***Beilagen*:**							
Kartoffeln	234	56	1,6	0,1	12,3	2,0	0,0
Kartoffelpüree	1343	321	8,6	0,6	71,0	0,0	0,0
Kartoffeln, gekocht mit Schale	331	79	1,8	0,0	13,4	2,2	0,0
Klöße, halb und halb, Pulver	1389	332	5,4	0,2	77,5	3,0	0,0
Kartoffelkroketten, Pulver	1448	346	8,1	1,6	75,3	2,0	0,0
Kartoffelpuffer, Pulver	1377	329	6,3	0,5	75,1	4,0	0,0
Pommes frites	1117	267	4,2	14,5	29,2	0,0	0,0
Reis, gekocht	377	90	2,1	0,2	19,8	0,0	0,0
Nudeln, gekocht	485	116	4,3	2,9	17,4	0,0	0,0
***Obst*:**							
Äpfel	205	49	0,3	0,4	10,9	2,1	0,0
Aprikosen	167	40	0,8	0,1	9,0	0,0	0,0
Birnen	176	42	0,4	0,3	9,3	2,6	0,0
Süßkirschen	213	51	0,8	0,3	11,2	1,7	0,0
Pfirsiche	151	36	0,7	0,1	8,0	0,7	0,0
Pflaumen	205	49	0,6	0,2	11,2	1,6	0,0
Brombeeren	201	48	1,2	1,0	8,5	3,2	0,0
Erdbeeren	130	31	0,8	0,4	6,1	1,9	0,0
Hagebutten	247	59	2,3	0,0	12,6	0,0	0,0
Heidelbeeren	360	86	0,6	0,6	19,0	4,8	0,0
Himbeeren	130	31	1,3	0,3	5,8	4,9	0,0
Johannisbeeren, rot	155	37	1,1	0,2	7,7	3,4	0,0
Preiselbeeren	109	26	0,3	0,5	5,1	2,0	0,0
Weintrauben	280	67	0,7	0,3	15,5	1,6	0,0
Ananas	126	30	0,3	0,1	7,1	0,8	0,0
Orangen	134	32	0,7	0,1	6,8	1,6	0,0
Bananen	226	54	0,8	0,1	12,6	1,3	0,0
Grapefruit	113	27	0,4	0,1	6,1	0,4	0,0

Lebensmittel (100 g eßbarer Anteil)	KJoule	Kcal	Eiweiß g	Fett g	Kohlen-hydrate g	Ballast-stoffe g	Chole-sterin mg
***Süßwaren und Knabbereien*:**							
Zucker	1669	399	0,0	0,0	99,8	0,0	0,0
1 EL (15 g)	250	60	0,0	0,0	15,0	0,0	0,0
Milchkaramell (Bonbon)	1644	393	3,0	5,0	84,0	0,0	0,0
Gummibärchen	1372	328	6,0	0,0	76,0	0,0	0,0
Vollmilchschokolade	2301	550	9,2	31,5	54,1	0,0	0,0
Pralinen	2510	600	10,0	20,0	80,0	0,0	0,0
Honig	1264	302	0,4	0,0	75,1	0,0	0,0
Marmelade	1180	282	0,6	0,0	70,0	0,0	0,0
Salzstangen	1435	343	9,7	0,5	75,0	0,0	0,0
Erdnüsse, geröstet	2565	613	26,4	49,4	8,9	7,4	0,0
Haselnußkerne	2837	678	14,1	61,6	10,6	7,4	0,0
Walnußkerne	2904	694	14,4	62,5	12,1	4,6	0,0
Pistazienkerne	2607	623	20,8	51,6	12,5	6,5	0,0
***Obstsäfte und nichtalkoholische Getränke*:**							
Apfelsaft	201	48	0,1	0,0	11,9	0,0	0,0
Brombeersaft	159	38	0,3	0,6	7,8	0,0	0,0
Grapefruitsaft	201	48	0,5	0,1	11,3	0,0	0,0
Himbeersaft, frisch gepreßt	126	30	0,3	0,0	7,1	0,0	0,0
Orangensaft, frisch gepreßt	201	48	0,7	0,2	10,9	0,0	0,0
Traubensaft	285	68	0,2	0,0	16,9	0,0	0,0
Zitronensaft	142	34	0,0	0,0	8,0	0,0	0,0
Johannisbeernektar, rot	259	62	0,4	0,0	15,1	0,0	0,0
Johannisbeernektar, schwarz	259	62	0,4	0,0	15,1	0,0	0,0
Coca Cola, 1 Fl. = 200 g	352	84	0,0	0,0	21,0	0,0	0,0
Tomatensaft	63	15	0,8	0,046	3,1	0,0	0,0
***Alkoholische Getränke*:**							
Rotwein, leicht	272	65	0,2	0,0	0,0	0,0	0,0
Weißwein	293	70	0,2	0,0	0,2	0,0	0,0
Bier	201	48	0,5	0,0	3,7	0,0	0,0
Whisky, 4 cl	398	95	0,0	0,0	0,0	0,0	0,0
Sherry, trocken, 5 cl	251	60	0,0	0,0	2,0	0,0	0,0
Sherry, süß, 5 cl	293	70	0,0	0,0	3,0	0,0	0,0
Sekt, trocken, 5 cl	168	40	0,1	0,0	0,5	0,0	0,0
***Trockenobst*:**							
Äpfel	1109	265	1,4	1,6	61,1	11,4	0,0
Aprikosen	1071	256	5,0	0,5	58,0	8,0	0,0
Datteln	996	238	1,6	0,5	56,7	8,0	0,0
Feigen	1004	240	3,5	1,3	53,5	9,5	0,0
Pfirsiche	1155	276	3,0	0,6	64,7	4,7	0,0
Rosinen	1029	246	1,1	0,0	64,4	7,0	0,0
Pflaumen	987	236	2,0	0,5	47,0	7,7	0,0
Trockenobst, gemischt	1059	253	2,7	0,7	58,0	8,2	0,0

Lebensmittel (100 g)	Geschmacksrichtung	KJoule	Kcal	Eiweiß g	Fett g	Kohlenhydrate g
Halbfettmargarine		1570	375	3	40	+
Kalbsleberwurst, Landleberwurst		1100	260	15	21	2
Teewurst		1300	310	16	27	+
Salami		1380	330	20	27	+
Cervelatwurst		1165	280	21	21	+
Aufschnitt (gemischt)	Salami, Cervelatwurst, Lachsschinken	1000	240	25	15	+
Fleischwurst		840	200	15	15	+
Würstchen		840	200	14,5	15	+
Schmelzkäse	Schmelzli, Salami, Kräuter	790	190	18	9	8
Schmelzkäseecken	Schmelzli	790	190	18	9	8
	Kräuter	730	175	18	9	5
Schmelzkäsescheiben	Holländer, Allgäuer, Toast	975-1000	233-236	29 – 30	12	2
Frischkäsezubereitung		450	108	11	5	3
Naturkäsescheiben	Edamer, Gouda	1130	270	29	17	+
	Tilsiter	1170	280	31	17	+
	Aufschnitt	1150	275	30	17	+
	Rottaler	1190	285	33	17	+
Camembert		895	211	23	13	+
Konfitüre	Himbeer, Erdbeer Kirsch, Aprikose	628	150	+	0	35
Fruchtquark	Holländer Erdbeere Pfirsich-Maracuja Baseler Kirsche Waldbeeren	270	64	8,5	0,3	7,5
Schokopudding mit Sahne		330	78	3,5	2,6	10
Milchreis	Natur, Himbeer	270	65	3	1	11
	Pflaume, Apfel-Rosine, Zimt	290	70	3	1	13
	Kirsch	290	70	2,7	1	12,5
	Blutorange-Ananas	286	67	2,6	1	12
Fettarmer Joghurt	Himbeer, Erdbeer, Kirsch, Pfirsich-Maracuja, Heidelbeer, Kiwi-Stachelbeer, Blutorange-Ananas	245	59	3,1	1,25	8,8
Fertigmenü (pro Gewicht 400 g)	Rindfleisch	1230	290	25	9	27
	Rindergulasch	1660	390	35	13	33
	Hühnerfleisch	1660	390	30	14	36
	Kasseler	1400	330	25	14	26
	Seelachsfilet	1280	300	25	9	30
	Roulade	1320	310	25	10	30
	Sauerbraten	1480	350	25	13	33
	Rindfleischbällchen	1610	380	25	11	45
	Schweinegeschnetzeltes	1660	390	25	20	28
	Hähnchenbrust	1660	390	32	10	42

+ = Spuren, 0 = keine Daten

Gesunde Frühstücksideen: Müsli & Co.

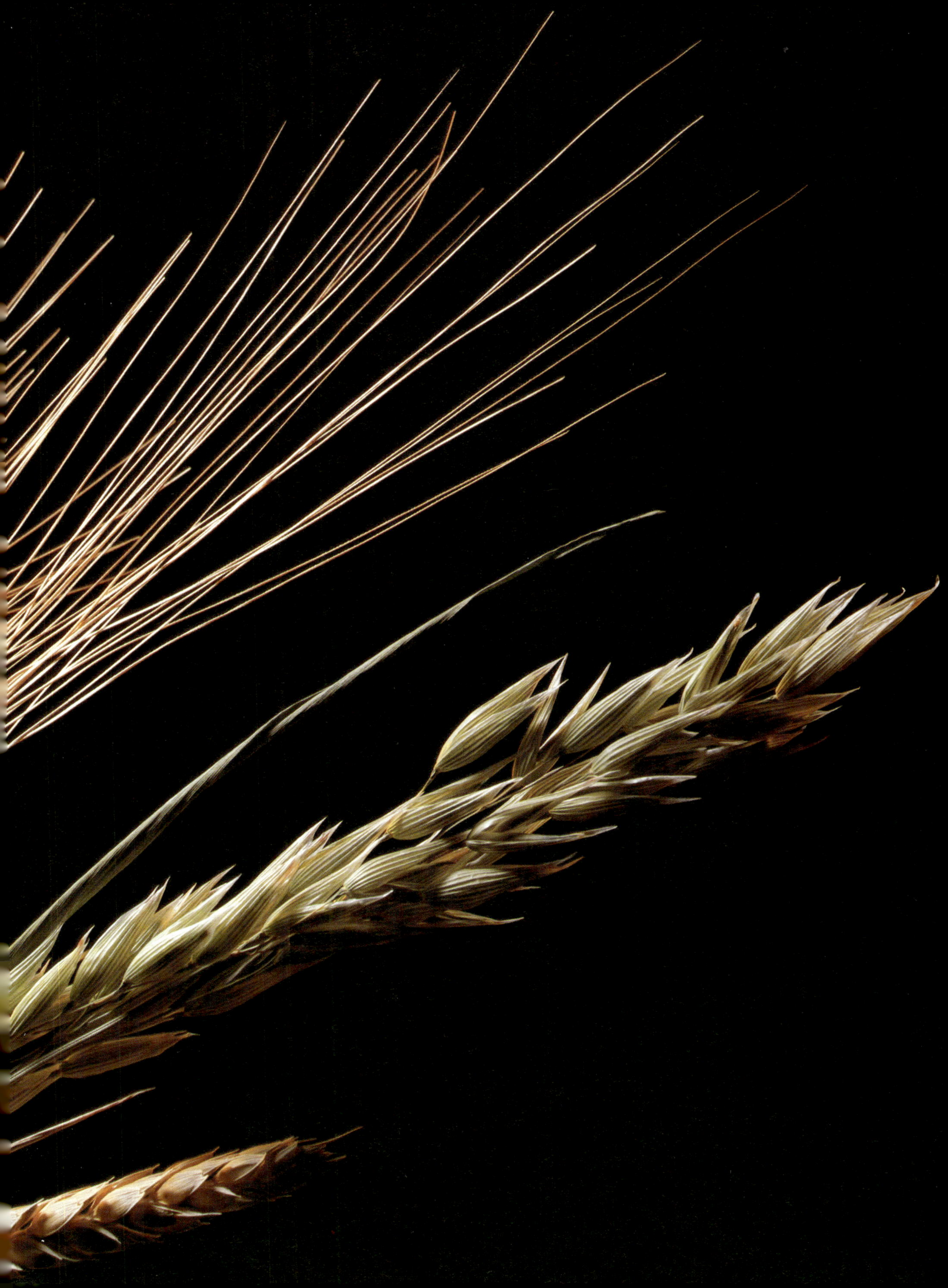

Bananenschaum-Müsli

(2 Portionen, Foto S. 28/29)

50 g Haferflocken	mit
1 Eßl. Kokosflocken	5 Minuten anrösten
1 Stückchen Ingwerwurzel	schälen, fein reiben
2 Orangen (400 g)	schälen, in Stücke schneiden, mit Ingwer, Flocken mischen
1 Banane (125 g)	schälen, im Mixer pürieren, mit
500 g Dickmilch	verrühren, über die Müslimischung geben.

Pro Portion: E: 14 g, F: 12 g, Kh: 54 g, kJ: 1624, kcal: 388.

Birnen-Salat

(3 Portionen, Foto)

4 mittelgroße Birnen (600 g)	schälen, vierteln, entkernen, in dünne Scheiben schneiden (3 Scheiben zum Garnieren zurücklassen)
1 Becher (150 g) Joghurt	mit
1 Eßl. Zucker (15 g)	
½ Päckchen Vanillin-Zucker	
etwas gemahlenem Zimt	verrühren, über die Birnenscheiben geben
6 gehäufte Eßl. Kernige Haferflocken (60 g)	mit
1 Eßl. gehackten Walnuß- oder Haselnußkernen	vorsichtig unterrühren
	den Birnen-Salat in eine Schüssel füllen, mit den zurückgelassenen Birnenscheiben garnieren.

Pro Portion: E: 6 g, F: 5 g, Kh: 41 g, kJ: 983, kcal: 235.

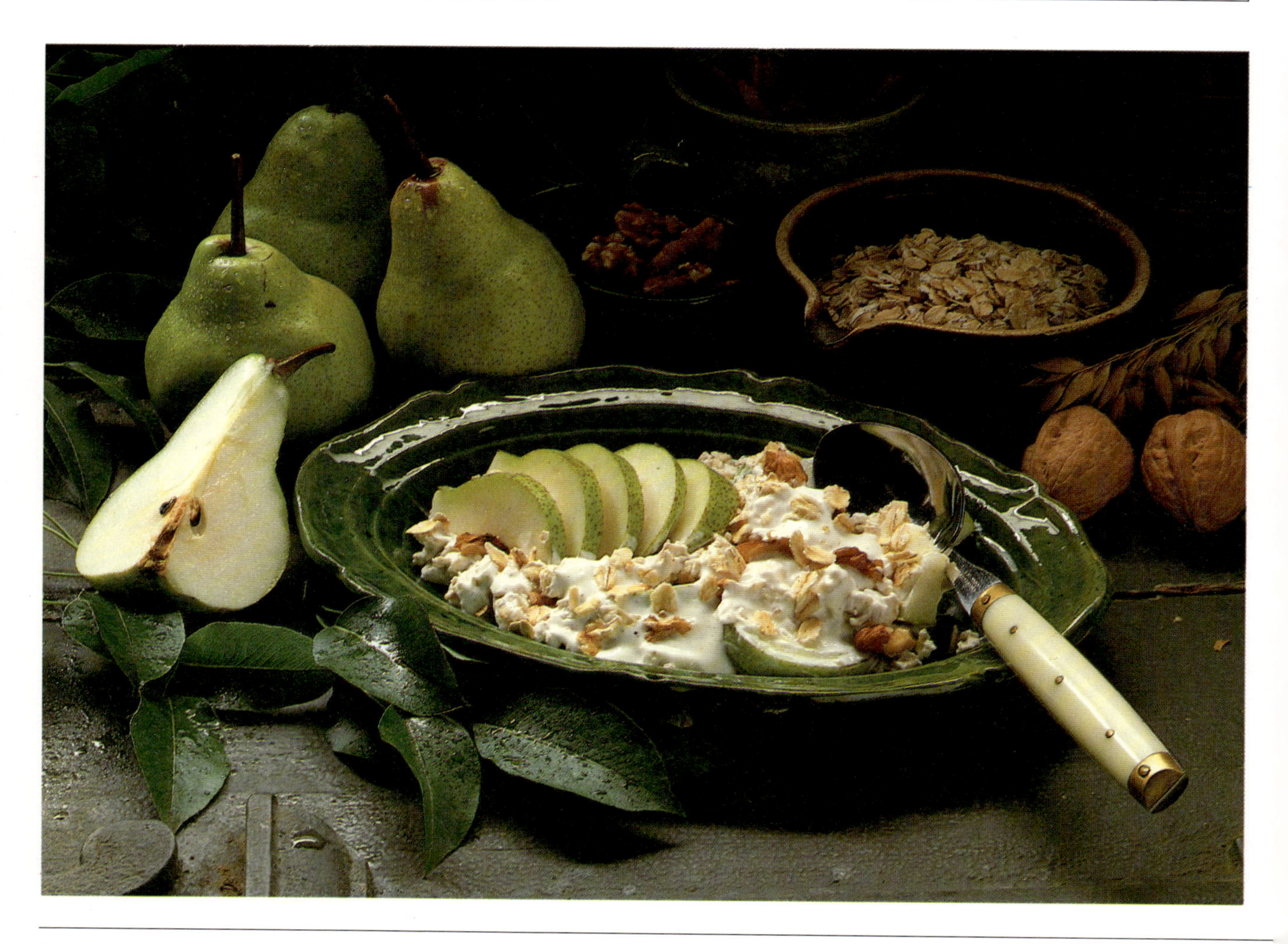

Guten Morgen-Salat mit Avocados
(1 Portion)

1 kleine Avocado längs halbieren, entsteinen, schälen, quer in Scheiben schneiden

1 kleine Banane (125 g) schälen, in Scheiben schneiden, beide Zutaten mit

Zitronensaft beträufeln.

Pro Portion: E: 3 g, F: 22 g, Kh: 17 g, kJ: 1187, kcal: 284.

Müsli mal fernöstlich

1 kleine Honigmelone (500 g) halbieren, entkernen, schälen, Fruchtfleisch in Rauten schneiden, mit

1 Tasse (200 ml) Reiskeimen
1 Tasse (200 ml) Weizenkeimen
1 Tasse (200 ml) Hirsekeimen
4 Eßl. Korinthen
2 Eßl. gehackten Cashewkernen vermengen

2 kleine Bananen (250 g) schälen
mit

800 g Joghurt im Mixer pürieren

1 Passionsfrucht halbieren
Fruchtfleisch aus der Schale lösen
die Hälfte in Streifen schneiden, die Hälfte pürieren
mit dem Joghurt verrühren, über das Müsli geben, mit den Streifen dekorieren.

Pro Portion: E: 23 g, F: 5 g, Kh: 74 g, kJ: 1859, kcal: 444.

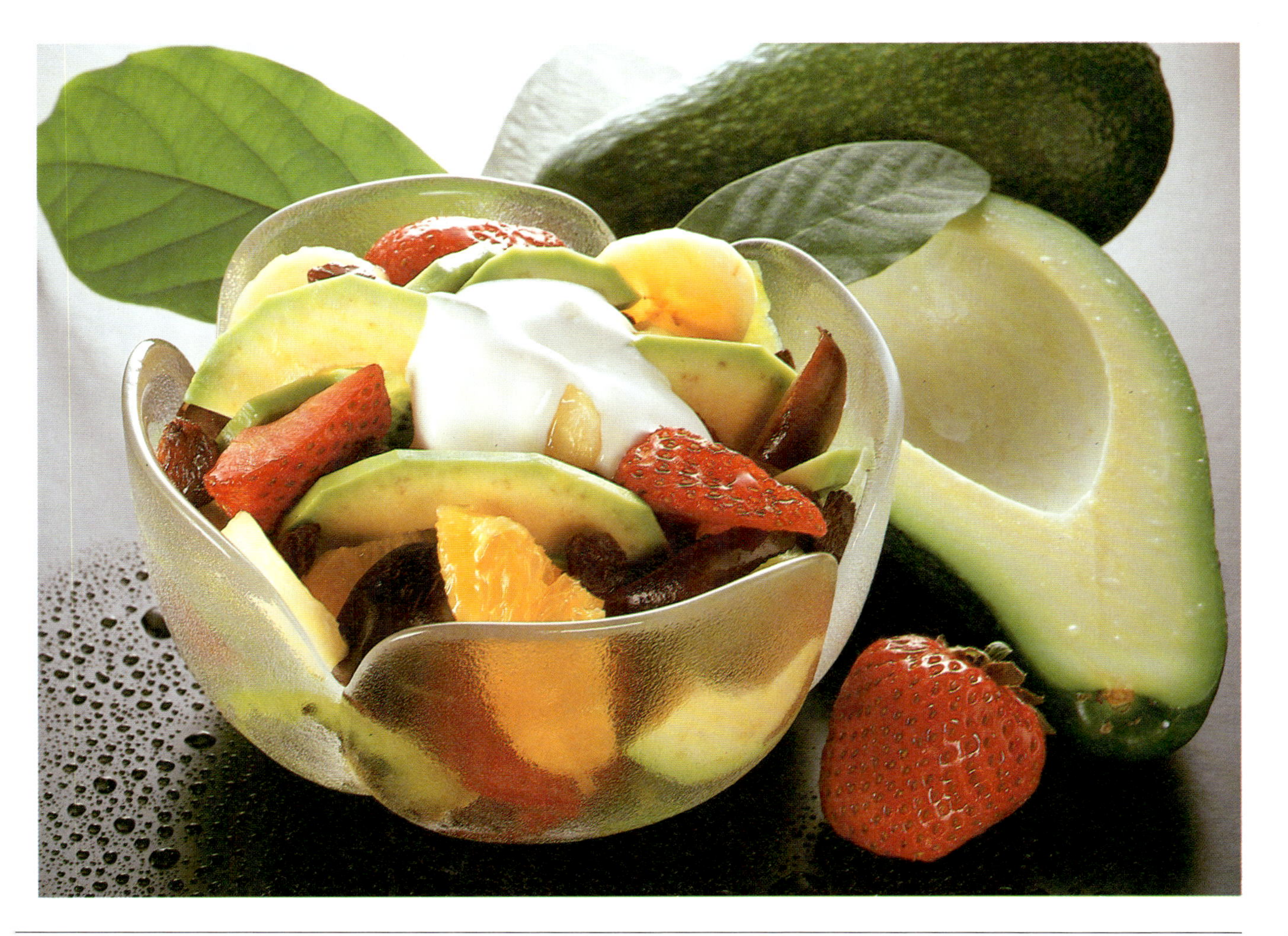

Apfelsinen-Flocken
(Etwa 1 Portion, Foto)

2 kleine Apfelsinen (300 g) schälen, von der weißen Haut befreien, in kleine Stücke schneiden mit
1 Eßl. Honig (20 g) vermengen, einige Minuten zum Saftziehen stehenlassen
4 gehäufte Eßl. (40 g) Kernige Haferflocken mit den Apfelsinenstücken vermengen, in ein Schälchen geben nach Belieben mit
1 Apfelsinen-scheibe
Minzeblättchen garnieren.

Pro Portion: E: 8 g, F: 3 g, Kh: 62 g, kJ: 1333, kcal: 318.

Johannisbeeren mit Cornflakes

375 g Johannis-beertrauben waschen, gut abtropfen lassen, entstielen, die Johannisbeeren mit
50 g Zucker vermengen, zum Saftziehen stehenlassen, auf 4 Dessert-schälchen verteilen kurz vor dem Verzehr jeweils 2 Eßl. von
30 g Cornflakes darauf geben
2 Becher (je 150 g) Joghurt (3,5% Fett) verrühren, darüber verteilen.

Pro Portion: E: 5 g, F: 3 g, Kh: 31 g kJ: 724, kcal: 173.

Tip: Johannisbeeren mit Cornflakes sind auch ideal als leichte Zwischenmahlzeit.

Müsli nach Bircher-Benner

150 g Kernige Haferflocken mit
75 ml (5/8 l) Milch übergießen, durchziehen lassen
3 Äpfel (400 g) waschen, abtrocknen, vierteln, entkernen, kleinschneiden, mit dem
Saft von 1 Zitrone beträufeln
2 Bananen (300 g) schälen, in Scheiben schneiden
3 Apfelsinen (600 g) schälen, von der weißen Haut befreien, in kleine Stücke schneiden
25 g gehackte Haselnußkerne oder abgezogene, gehackte Mandeln
2 Eßl. (40 g) Honig mit dem Obst vermengen, unter die Haferflocken heben.

E: 12 g, F: 16 g, Kh: 69 g, kJ: 2017, kcal: 482.

Apfel-Rohkost
(2 Portionen)

2 mittelgroße Äpfel (250 g) waschen, abtrocknen, vierteln, entkernen, in kleine Stücke schneiden mit
1 Becher (150 g) Joghurt (3,5 % Fett)
1 Eßl. Zucker (15 g) vermengen
6 gehäufte Eßl. Kernige Hafer-flocken (60 g) unterrühren.

Pro Portion: E: 7 g, F: 5 g, Kh: 44 g, kJ: 1110, kcal: 265.

Muntermacher-Müsli
(1 Portion)

75 g Erdbeeren waschen, gut abtropfen lassen, entstielen, große Früchte halbieren
50 g Johannis-beertrauben waschen, gut abtropfen lassen, die Beeren mit einer Gabel von den Stielen streifen die Früchte in eine Schüssel geben, mit
2 gehäuften Eßl. Haferflocken (20 g)
1 Eßl. Hagelzucker bestreuen mit
250 ml (1/4 l) fettarmer kalter Vollmilch übergießen.

Pro Portion: E: 12 g, F: 11 g, Kh: 53 g, kJ: 1538, kcal: 368.

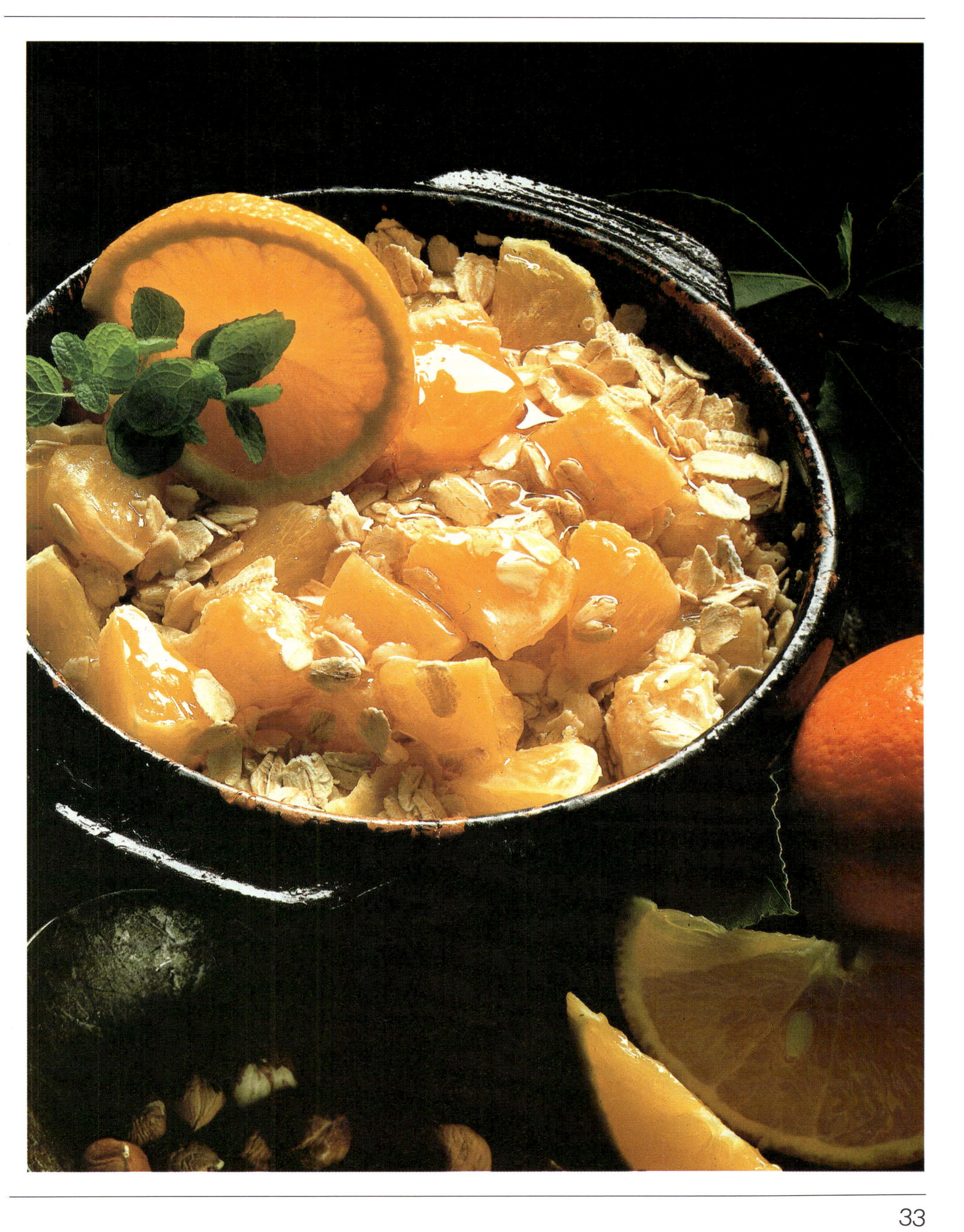

Kräuterquark
(1 Portion, Foto)

250 g Magerquark	mit
2 Eßl. Milch	
1 schwach gehäuften Eßl. Crème fraîche	verrühren, mit
Salz	abschmecken, schaumig rühren
2 Eßl. feingeschnittenen Schnittlauch oder 2 Eßl. gemischte Kräuter	unterrühren.

Pro Portion: E: 34 g, F: 11 g, Kh: 13 g, kJ: 1211, kcal: 289.

Tomatenquark
(1 Portion, Foto)

250 g Magerquark	mit
4 Eßl. Milch	
2 schwach gehäuften Eßl. Tomatenmark	verrühren mit
Salz	
Zucker	abschmecken, schaumig rühren
1 kleine Zwiebel	abziehen, sehr fein würfeln, hinzufügen.

Pro Portion: E: 37 g, F: 3 g, Kh: 19 g, kJ: 1111, kcal: 265.

Veränderung: 2 Eßl. gehackte Kräuter (Petersilie, Schnittlauch, Pimpinelle, Estragon, Kresse, Zitronenmelisse) unterrühren.

Kümmelquark
(1 Portion, Foto)

250 g Magerquark	mit
4 Eßl. Milch	
1 gehäuften Teel. Kümmel	verrühren, mit
Salz	abschmecken, schaumig rühren.

Pro Portion: E: 35 g, F: 2 g, Kh: 12 g, kJ: 949, kcal: 227.

Veränderung: Anstelle von Kümmel nach Geschmack geriebene Zwiebel,

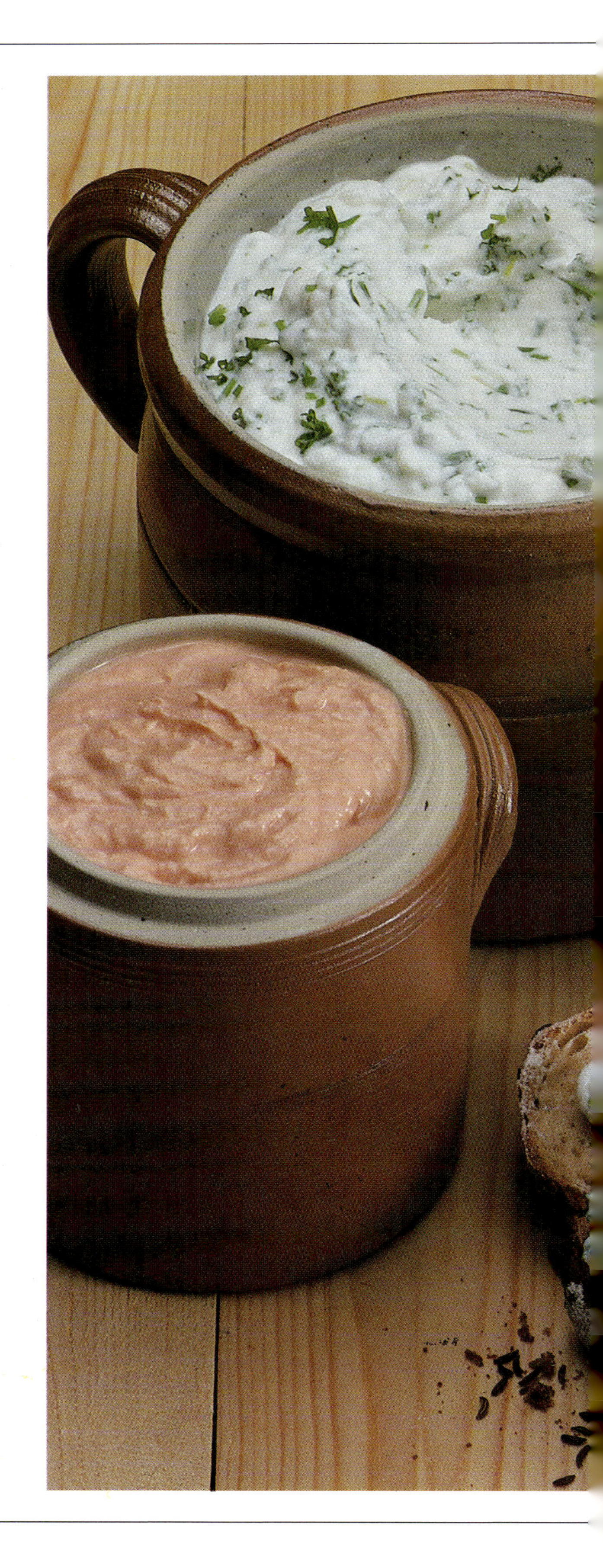

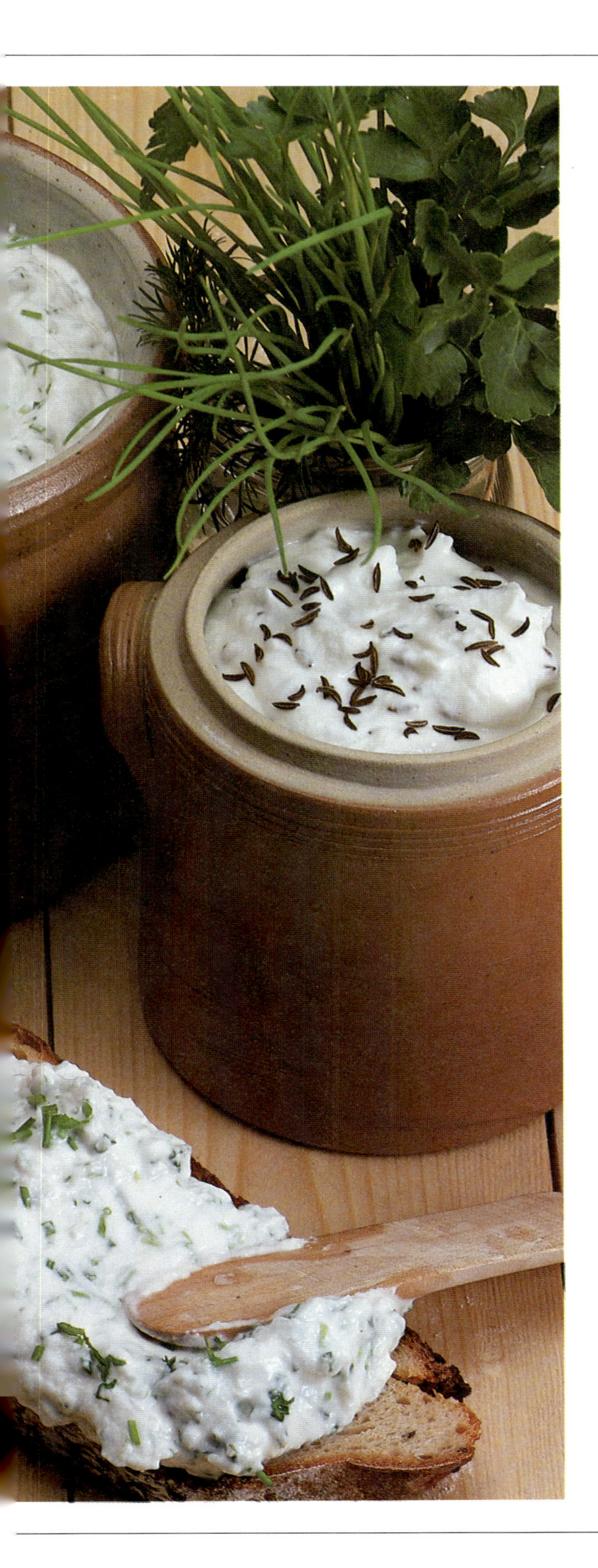

geriebene Rote Bete, gehackte Krabben oder feingehackte Schinkenreste verwenden.

Salat-Quark-Sandwich

(Etwa 2 Portionen)

2 Scheiben Bauernbrot (je 40 g)	mit
10 g Butter	bestreichen, von
½ Kopfsalat (75 g)	die äußeren Blätter entfernen, die anderen vom Strunk lösen, den Salat waschen, trockentupfen, in sehr feine Streifen schneiden, auf den Broten verteilen
1 Möhre (100 g)	putzen, schrappen, waschen, raspeln mit
½ Packung (100 g) Paprika-Quark	vermengen, auf den Broten anrichten, mit
Möhrenraspeln	bestreut servieren.

Pro Portion: E: 10 g, F: 7 g, Kh: 21 g, kJ: 809, kcal: 193.

Rührei mit Flocken

4 Eier	mit
4 Eßl. Milch	
Salz	
4 Eßl. Instant-Haferflocken	verschlagen
1 – 2 Eßl. Butter	in einer Pfanne zerlassen, die Eier-Masse hineingeben, sobald die Masse zu stocken beginnt, sie mit einem Löffel strichweise vom Boden der Pfanne losrühren, so lange weiter erhitzen, bis keine Flüssigkeit mehr vorhanden ist, (Rührei muß weich und großflockig, aber nicht trocken sein) das Rührei auf
4 Graubrotscheiben (je 40 g)	anrichten, mit
1 Eßl. feingeschnittenem Schnittlauch	bestreuen
100 g mageren Schinken	in Würfel schneiden, darüber streuen.

Pro Portion: E: 15 g, F: 18 g, Kh: 24 g, kJ: 1384, kcal: 331.

Marzipancrème

(Foto)

50 g Mandeln mit Wasser bedecken, zum Kochen bringen, etwa 5 Minuten köcheln lassen, abgießen, abschrecken
Mandeln aus der Schale drücken
mit
50 g Walnußkernen
50 g Pistazienkernen
1 Eßl. weißem Kleehonig (20 g)
2 Eßl. Wasser
1 Prise Kardamom im Mixer pürieren, in ein Glas geben, verschließen.

20 g enthalten: E: 2 g, F: 6 g, Kh: 3 g, kJ: 308, kcal: 74.

Tip: Marzipancrème ist luftdicht verschlossen im Kühlschrank etwa 4 Wochen haltbar. Sollte die Crème etwas ausgetrocknet sein, mit wenig Wasser verdünnen.
Zur Marzipancrème schmeckt Weißbrot: 1 Scheibe (30 g) hat 78 Kalorien.

Gelbe Rübenbutter

(Foto)

100 g junge Möhren putzen, waschen, schälen, sehr fein raspeln
mit
50 g Butter
1 Eßl. (20 g) Honig
1 Teel. frischem Orangensaft
1 Prise Ingwer vermengen, cremig rühren.

10 g enthalten: E: 0 g, F: 3 g, Kh: 1 g, kJ: 116, kcal: 29.

Tip: Die Rübenbutter ist gut gekühlt etwa 2 Wochen haltbar.
Zur gelben Rübenbutter paßt Roggen-Knäckebrot: 1 Scheibe hat 38 Kalorien.

Rohe Beeren-Konfitüre

(Foto)

300 g Aprikosen waschen, halbieren, entsteinen
300 g rote Johannisbeeren verlesen, waschen, von den Rispen streifen, Aprikosenhälften, Johannisbeeren mit
500 g cremigem Honig
1/2 Teel. gemahlenem Zimt im Mixer auf höchster Stufe etwa 10 Minuten pürieren, in drei sterilisierte Gläser füllen, verschließen.

Pro Portion (25 g) E: 0 g, F: 0 g, Kh: 10 g, kJ: 166, kcal: 40.

Tip: Rohe Beeren-Honig-Konfitüre ist im Kühlschrank etwa 8 Wochen haltbar.

Frische Kräuterkäsekugel

1 l Milch in einem Topf zum Kochen bringen, etwas abkühlen lassen
Saft von 1 Zitrone mit der Milch verrühren, etwa 10 Minuten stehen lassen, bis die Milch ausflockt
mit
1/4 Teel. Kräutersalz
4-6 Eßl. gehackten, gemischten Kräutern vermengen, in ein großes Mulltuch gießen, Tuch an allen vier Enden zusammenknoten, über Nacht zu Abtropfen über eine Schüssel hängen
den Inhalt des Tuches zu einer Kugel zusammenpressen, die Kugel in Frischhaltefolie verpacken und in den Kühlschrank legen.

Pro Portion: E: 8 g, F: 9 g, Kh: 13 g, kJ: 711, kcal: 170.

Tip: Die Kräuterkäsekugel läßt sich im Kühlschrank einige Tage aufbewahren, sollte aber innerhalb einer Woche verzehrt werden.

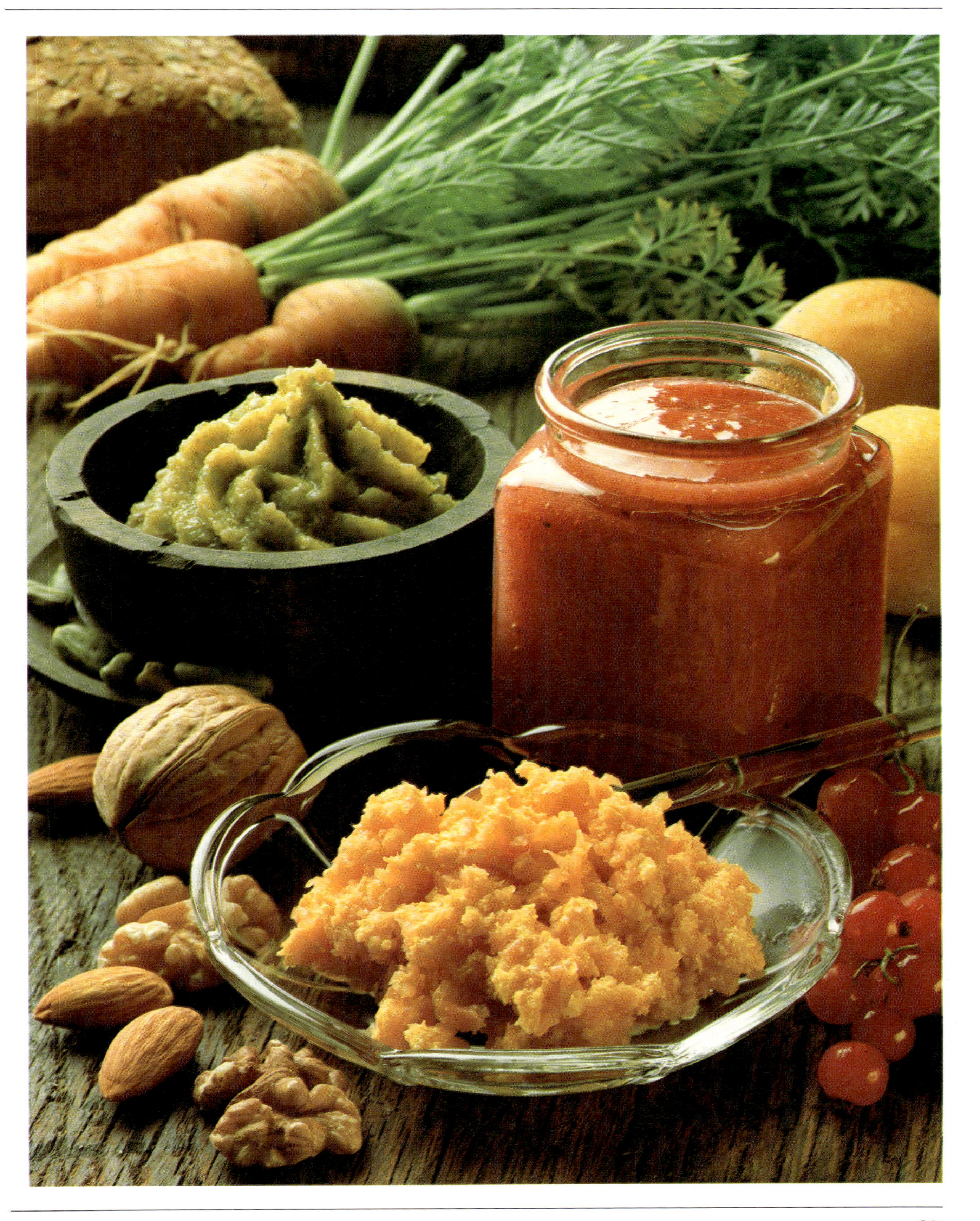

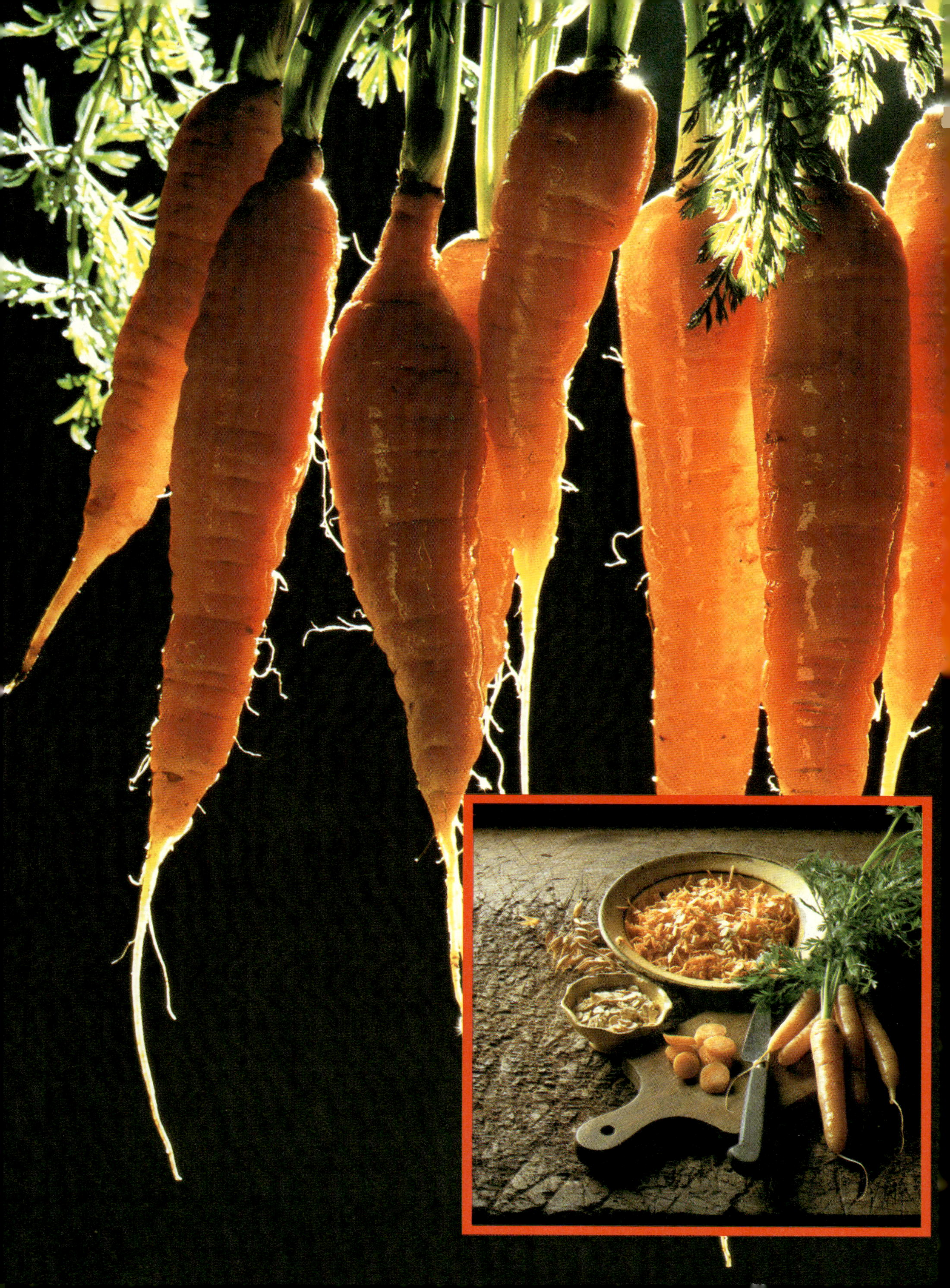

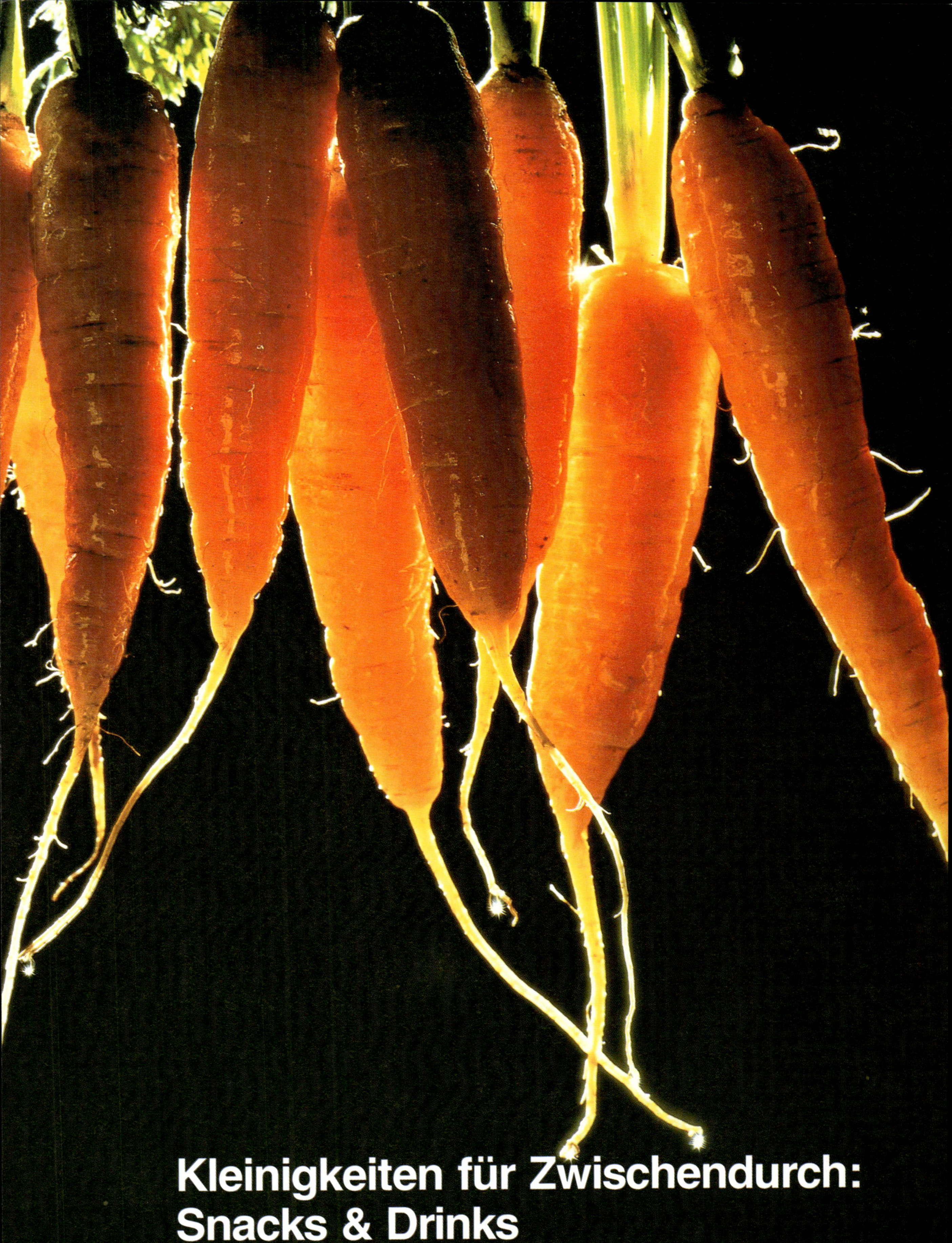

Kleinigkeiten für Zwischendurch: Snacks & Drinks

Möhrenflocken
(1 Portion, Foto S. 38/39)

200 g Möhren putzen, schrappen, waschen, raspeln
mit
Zitronensaft beträufeln
1 Eßl. Sahne mit
1 Eßl. Zucker (15 g) verrühren, mit den geraspelten Möhren,
2 Eßl. Kernigen Haferflocken (20 g) vermengen.

Pro Portion: E: 5 g, F: 6 g, Kh: 37 g, kJ: 964, kcal: 230.

Marinierte Paprika
(Foto)

1 rote, gelbe, grüne Paprikaschote waschen, abtrocknen, die Schoten auf einem Backblech im Backofen etwa 15 Minuten bei 250 Grad (Gas Stufe 5) rösten, bis die Haut dunkel wird und Blasen wirft
die Schoten 5 Minuten in ein feuchtes Tuch legen, die Haut abziehen, die Paprikaschoten halbieren, entkernen, die weißen Scheidewände entfernen, den auslaufenden Saft auffangen
die Paprika in etwa 3 cm breite Streifen schneiden, auf einer Platte anrichten
mit
Salz
frisch gemahlenem Pfeffer würzen
2 Knoblauchzehen schälen, durch die Presse drücken
3 Stengel glatte Petersilie unter fließendem kalten Wasser abspülen, trockentupfen, beide Zutaten über die Paprika geben, mit dem Paprikasaft,
Saft von 1/2 Zitrone
4 Eßl. Olivenöl begießen, alles mehrere Stunden marinieren.

Pro Portion: E: 2 g, , F: 10 g, Kh: 4, kJ: 504, kcal: 120.

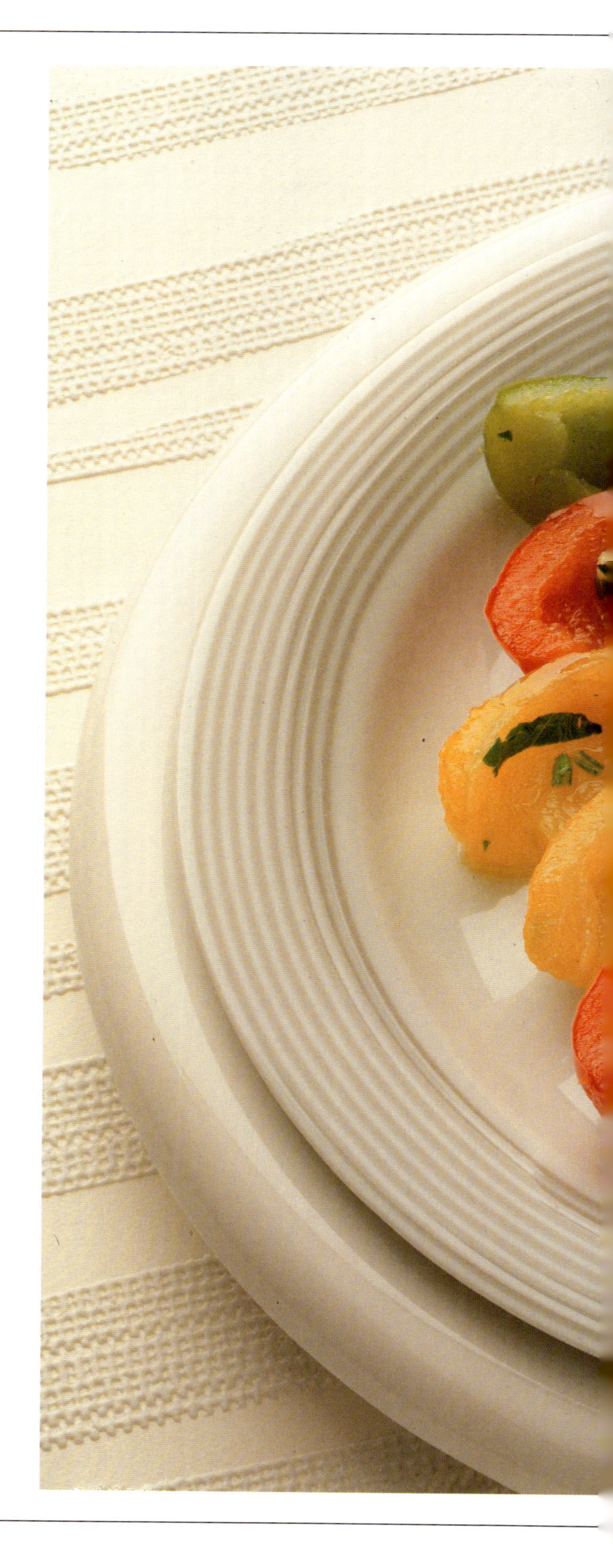

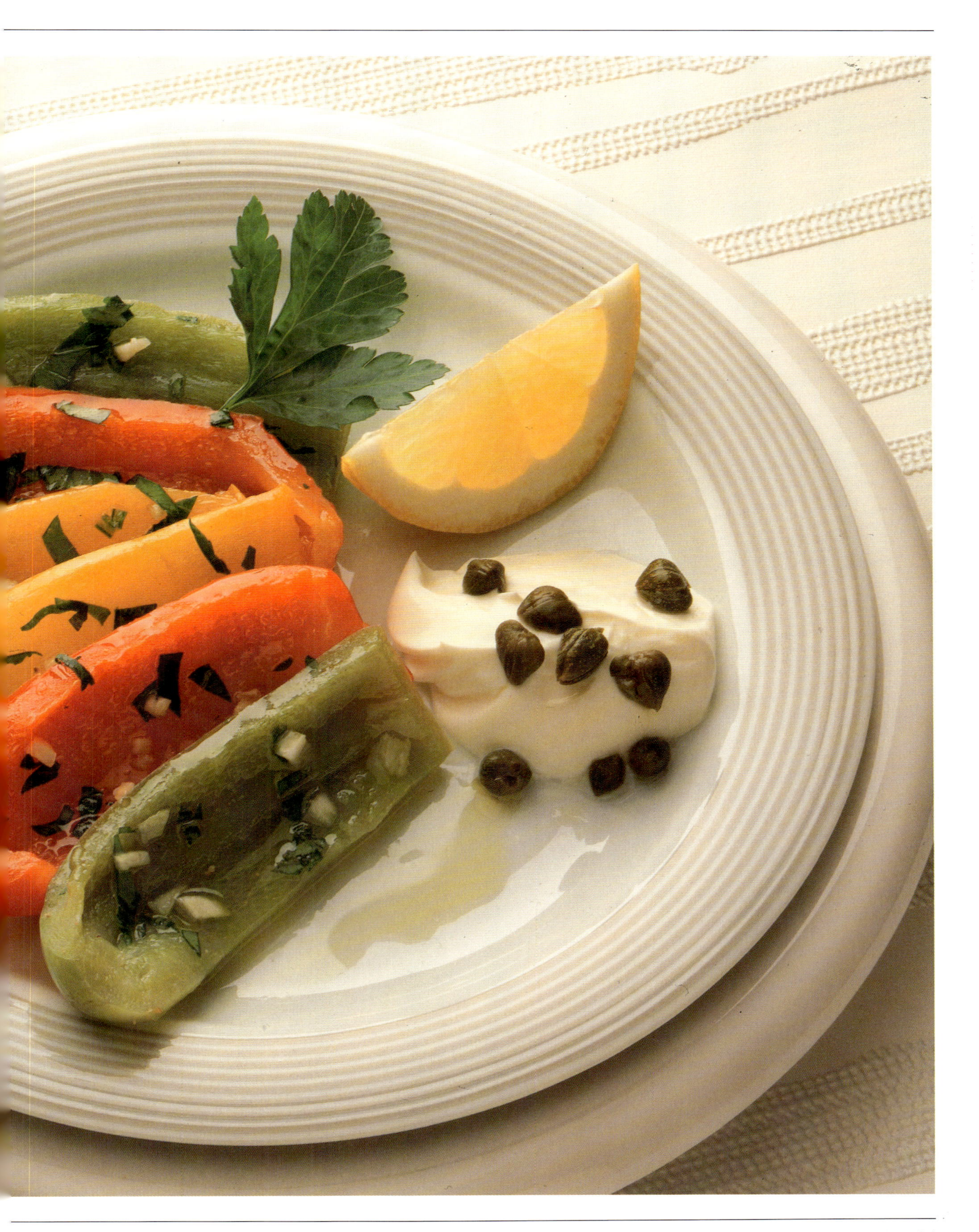

Möhren-Apfel-Dickmilch
(Foto)

500 ml (1/2 l) Dickmilch	mit dem
Saft von 1 Zitrone	
2 Eßl. Zucker (40 g)	gut verrühren, kalt stellen
1 säuerlichen Apfel (100 g)	schälen, vierteln, entkernen
1 Möhre (100 g)	putzen, schrappen, waschen, beide Zutaten raspeln, in die Dickmilch geben, verrühren, den Milchdrink in Schälchen füllen, nach Belieben
Kresseblättchen	darüber streuen
1 Möhre	putzen, schrappen, waschen, abtrocknen, mit einem Radischneider in Spiralen schneiden, die Möhren-Apfel-Dickmilch damit garnieren.

Pro Portion: E: 5 g, F: 4 g, Kh: 20 g, kJ: 577, kcal: 138.

Joghurt-Bananen-Mix

2 Bananen (300 g)	schälen, in einem Mixer pürieren, mit
2 Bechern Magerjoghurt (300 g)	
abgeriebener Orangen- und Zitronenschale (unbehandelt)	gut verrühren, den ausgepreßten Fruchtsaft von
2 Orangen	
1/2 Zitrone	unterrühren
etwas Salz	
2-3 Eßl. Sahne	darunter geben, das Getränk in 4 Portionsgläser füllen, eisgekühlt servieren.

Pro Portion: E: 4 g, F: 4 g, Kh: 19 g, kJ: 549, kcal: 131.

Erdbeermilch

250 g Erdbeeren	waschen, entstielen, durch ein Sieb streichen oder im Mixer pürieren, mit
500 ml (1/2 l) kalter Milch (3, 5 %)	
2 Eßl. Zitronensaft	verschlagen, mit
50 g Zucker	abschmecken.

Pro Portion: E: 5 g, F: 5 g, Kh: 23 g, kJ: 644, kcal: 154.

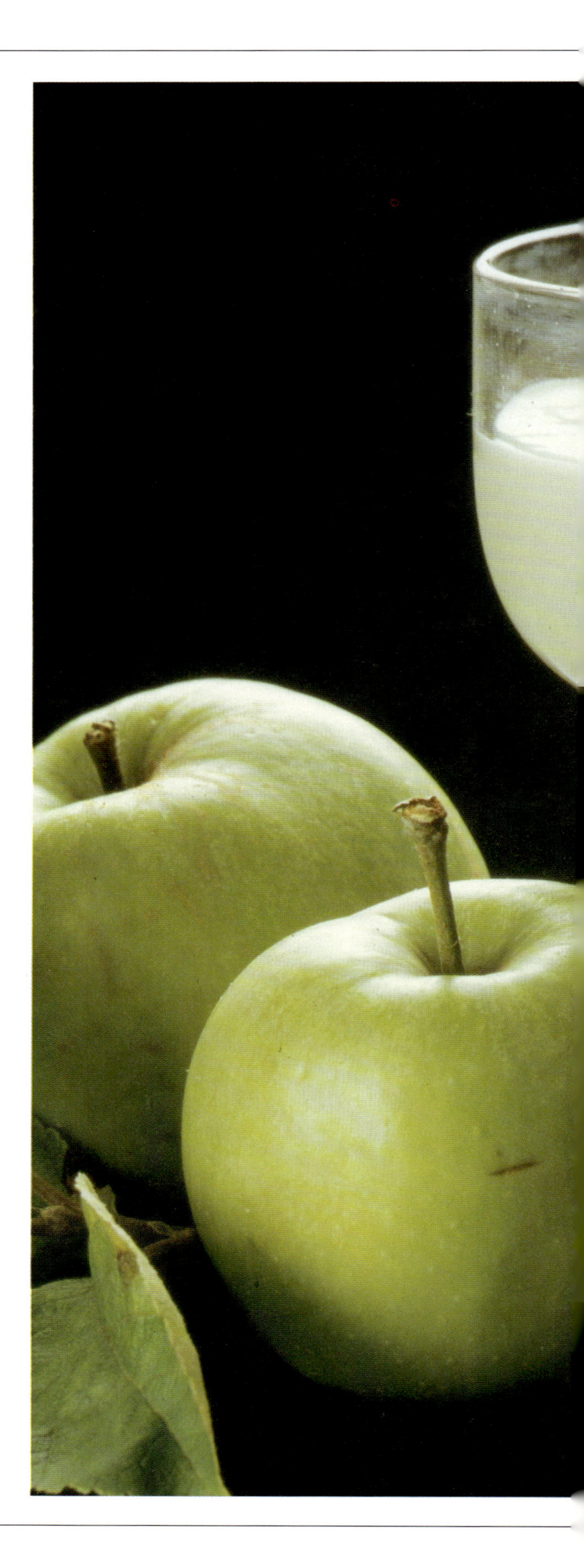

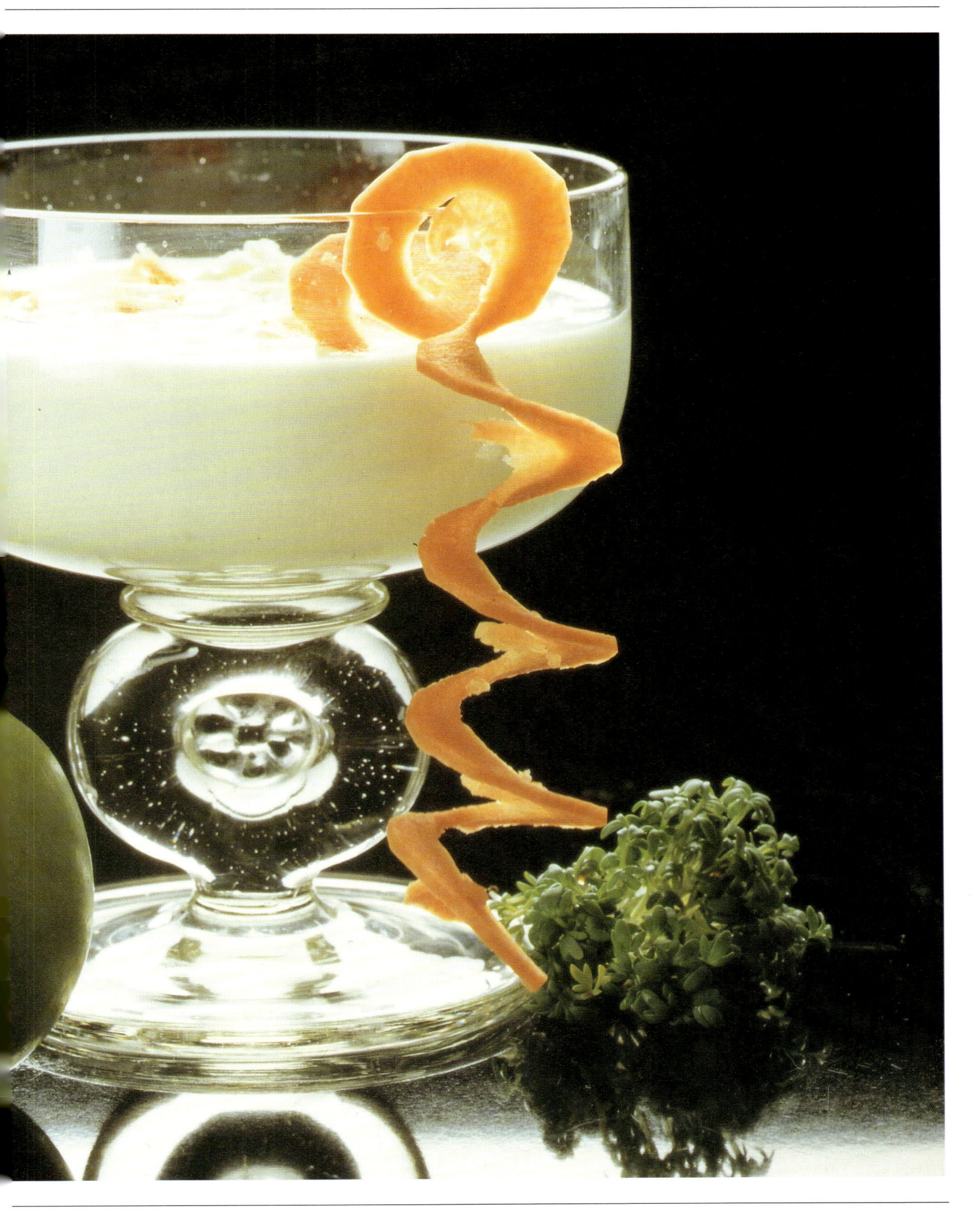

Möhrendrink
(Etwa 2 Portionen, Foto)

300 g Möhren putzen, schrappen, waschen
1/2 rote Paprikaschote (100 g) entstielen, entkernen, die weißen Scheidewände entfernen, die Schote waschen, beide Zutaten kleinschneiden, pürieren, mit dem
Saft von 1/2 Zitrone dem
Saft von 2 Apfelsinen verrühren
mit
Salz
Pfeffer
Selleriesalz würzen
mit
Staudenselleriestücken
Staudenselleriegrün garnieren.

Pro Portion: E: 2 g, F: 1 g, Kh: 19 g, kJ: 378, kcal: 90.

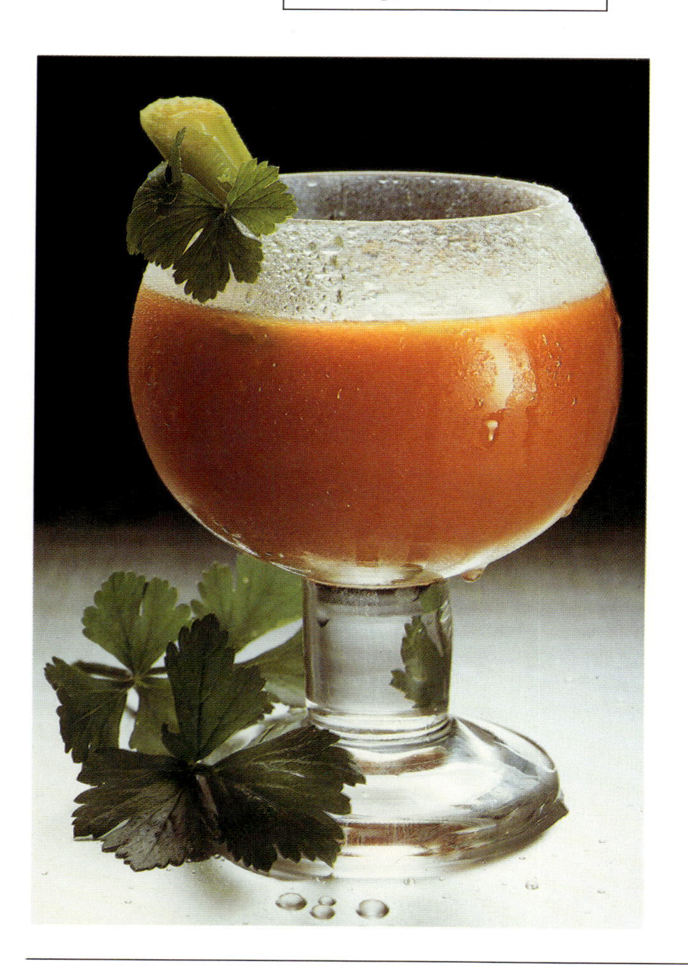

Sauerkirsch-Kaltschale
(6 Portionen)

375 g Sauerkirschen waschen, abtropfen lassen, entstielen, entsteinen
mit
150 g Zucker
1 Stück Zitronenschale (unbehandelt) in
500 ml (1/2 l) Wasser geben, zum Kochen bringen, fast gar kochen lassen
1 Päckchen Götterspeise Kirsch-Geschmack mit
500 ml (1/2 l) kaltem Wasser anrühren
10 Minuten zum Quellen stehenlassen, unter die heißen Sauerkirschen rühren, so lange rühren, bis sich alles gelöst hat, die Suppe mehrere Stunden kalt stellen.

Pro Portion: E: 2 g, F: 0 g, Kh: 34 g kJ: 611, kcal: 146.

Stippmilch

250 g Magerquark mit
40 g Zucker
1 Päckchen Vanillin-Zucker
125 ml (1/8 l) Milch (3, 5 %) verrühren
125 ml (1/8 l) Schlagsahne steif schlagen, unter den Quark heben.

Pro Portion: E: 10 g, F: 1 g, Kh: 27 g, kJ: 515, kcal: 123.

Beigabe: Gemischtes Obst.

Kräuter-Buttermilch

4 Eßl. gemischte frische Kräuter (z. B. Sauerampfer, Schnittlauch, Kresse, Borretsch, Kerbel, Petersilie,

Dill, Estragon)	mit
1 l gut gekühlter Buttermilch etwas Zitronensaft	verquirlen, mit
Salz frisch gemahlenem weißen Pfeffer Zucker	abschmecken.

Pro Portion: E: 9 g, F: 1 g, Kh: 10 g, kJ: 386, kcal: 92.

Apfel-Buttermilch

1/4 l Buttermilch	mit
75 g Apfelmus	verrühren mit
1 Eßl. Honig (20 g) 1 Eßl. Zitronensaft	abschmecken, gut gekühlt in ein hohes Glas füllen zum Schluß mit etwas Zimt bestreuen.

Pro Portion: E: 9 g, F: 1 g, Kh: 40 g, kJ: 894, kcal: 214.

Tomaten-Feuer

(Foto)

500 g reife Tomaten	waschen, kleinschneiden
2 kleine Zwiebeln	abziehen, würfeln die beiden Zutaten mit
1 Eßl. Zucker (15 g) 1 Teel. Salz frisch gemahlenem Pfeffer Cayennepfeffer etwas Tabasco	zugedeckt bei schwacher Hitze in etwa 20 Minuten gar dünsten, die Masse durch ein Sieb streichen, mit Zucker, Salz und Gewürzen abschmecken, den Saft erkalten lassen, in 4 Gläser je einen Eiswürfel geben, mit dem kalten Tomatensaft auffüllen mit
frischen Majoranblättchen	verzieren.

Pro Portion: E: 1 g, F: 0, Kh: 8 g, kJ: 170, kcal: 41.

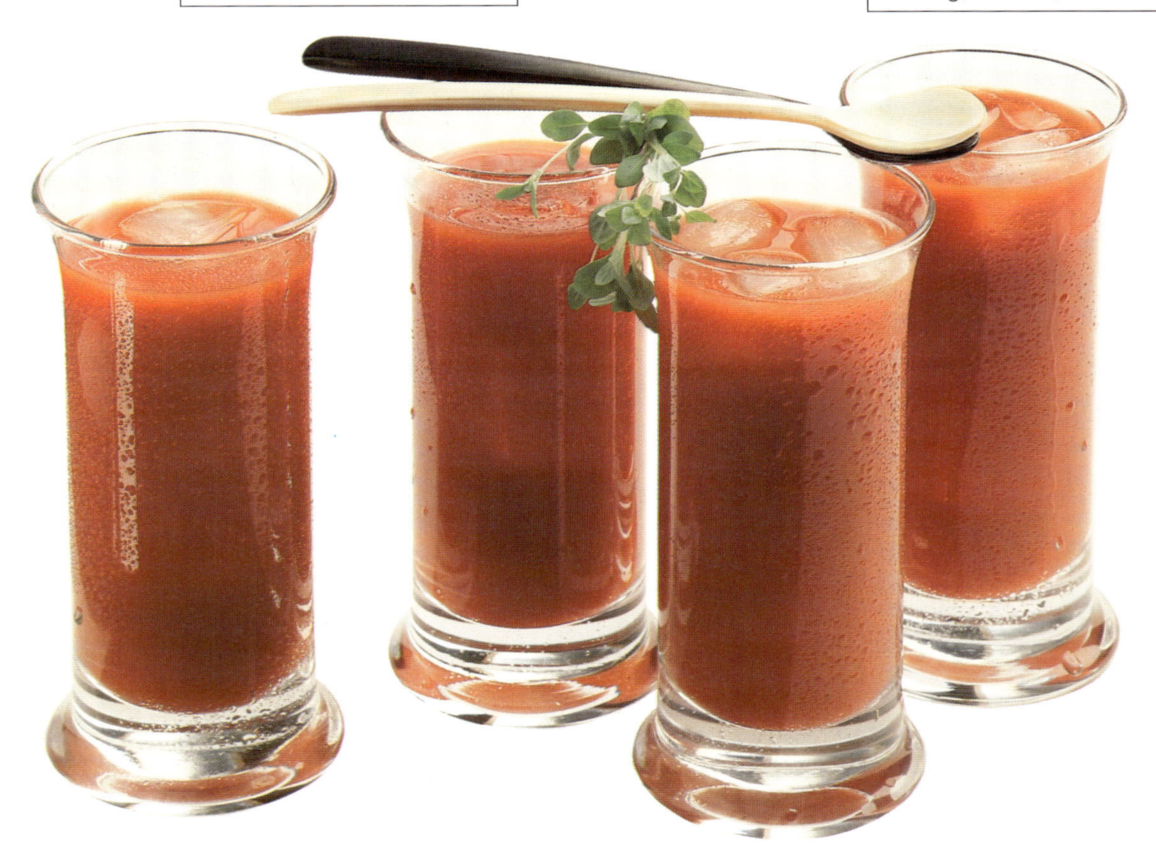

Gurkencocktail (Foto)

2 – 3 Salatgurken (1 kg) waschen, längs halbieren, die Kerne mit einem Löffel auskratzen, in Stücke schneiden, nach und nach in einen elektrischen Entsafter geben, den Gurkensaft mit

Zitronensaft
Salz
Pfeffer
Zucker
Selleriesalz würzen, kalt stellen, den gut gekühlten Gurkensaft in Gläser füllen, mit Pfeffer bestreut servieren.

Pro Portion: E: 1 g, F: 1 g, Kh: 4 g, , kJ: 105, kcal: 25.

Tip: Gurkencocktail als erfrischenden Aperitif reichen.

Rote-Bete-Cocktail

6 große Knollen Rote Bete (etwa 1 ½ kg) putzen, unter fließendem kaltem Wasser sorgfältig bürsten, schälen, grob zerkleinern, die Rote-Bete-Stücke nach und nach in einen elektrischen Entsafter geben, den Rote-Bete-Saft mit

3 Eßl. Zitronensaft
4 Eßl. (60 g) Joghurt (3, 5%)
2 Teel. Zucker (10 g)
1 Messerspitze gemahlenem Ingwer verrühren, gut gekühlt servieren.

Pro Portion: E: 5 g, F: 1 g, Kh: 29 g, kJ: 601, kcal: 144.

Gurken-Dill-Flip
(1 Portion)

¼ l Buttermilch mit
1 Eßl. gehacktem Dill
1 Eßl. gehacktem Schnittlauch verrühren
1 Eßl. geraspelte

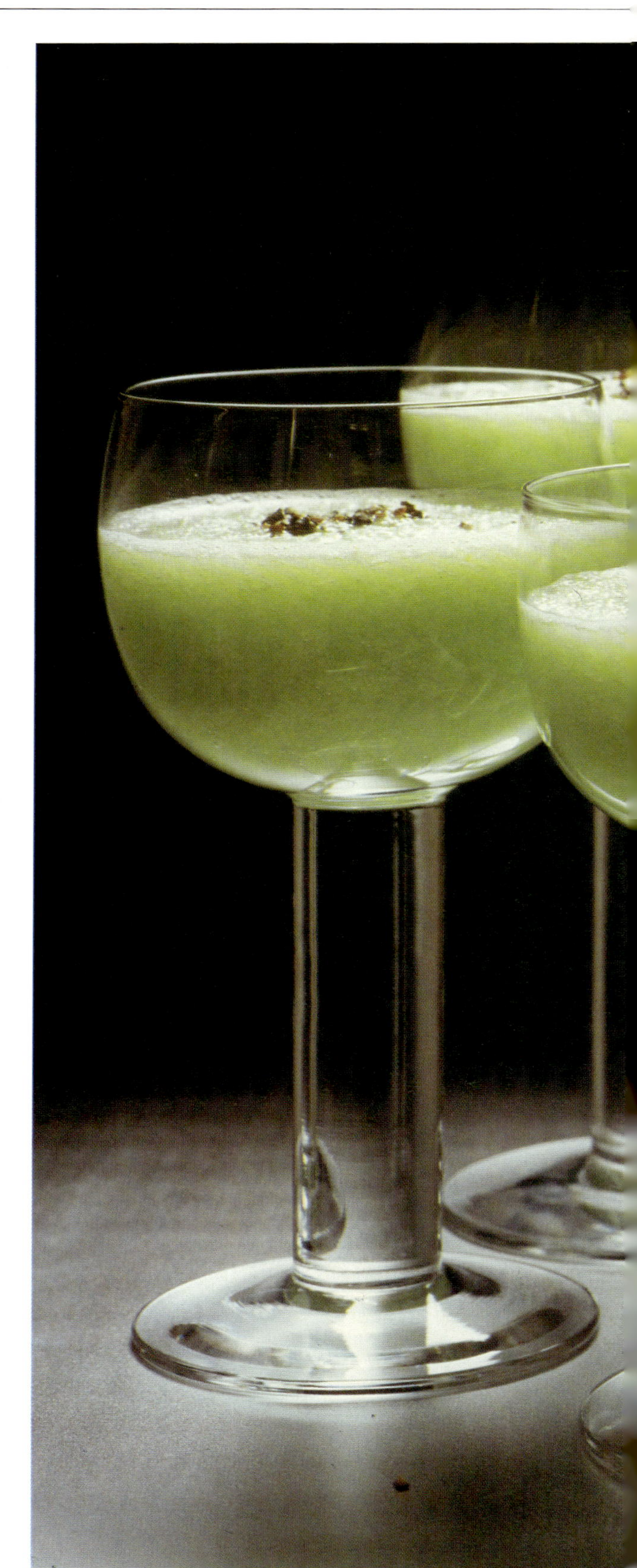

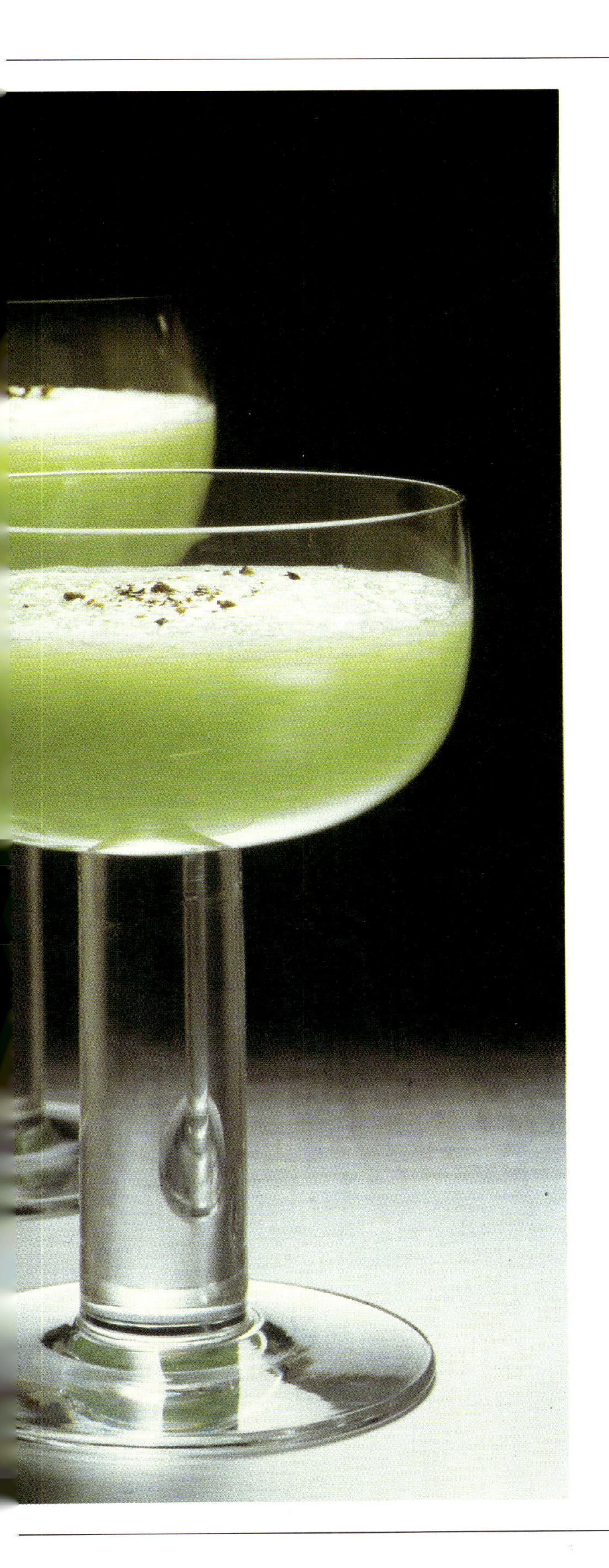

Salatgurke	
1 Eßl. Zitronensaft	hinzufügen, mit
Salz, Pfeffer	
etwas Tabasco	würzen, den Gurken-Dill-Flip in ein Glas füllen, mit Dillzweig, Zitronenachtel verziert servieren.
	Pro Portion: E: 9 g, F: 1 g, Kh: 12 g, kJ: 420, kcal: 100.
Tip:	Frucht- und Gemüsesäfte kann man gut einfrieren. So hat man dann auch im Winter immer frische Säfte, die viele wichtige Vitamine enthalten.

Marinierte Orangen

4 kleine Orangen (600 g)	bis auf das Fruchtfleisch abschälen, quer in dünne Scheiben schneiden, auf 4 Teller geben, mit
4 Eßl. Orangenblütenwasser	beträufeln, mit Frischhaltefolie abdecken, kaltstellen, mit
1 Eßl. Zimt	bestreuen.
	Pro Portion: E: 1 g, F: 0, Kh: 10, kJ: 201, kcal: 48.

Pikante Spargel-Schnitten

4 Scheiben Roggentoastbrot (80 g)	toasten, mit
20 g becel-Diät-Margarine	bestreichen, mit
4 Scheiben (60 g) Roastbeef (als Aufschnitt)	belegen
etwa 375 g gekochte Spargelspitzen	darauf anrichten
3 Eßl. Salatmayonnaise (35 g, 50 %)	mit
3 Eßl. (45 g) Joghurt	verrühren, über den Spargel verteilen, die Schnitten mit
Mandarinenspalten Petersilie	garnieren.
	Pro Portion: E: 6 g, F: 9 g, Kh: 13 g, kJ: 693, kcal: 166.

Quark-Brot mit Radieschen

(1 Portion, Foto)

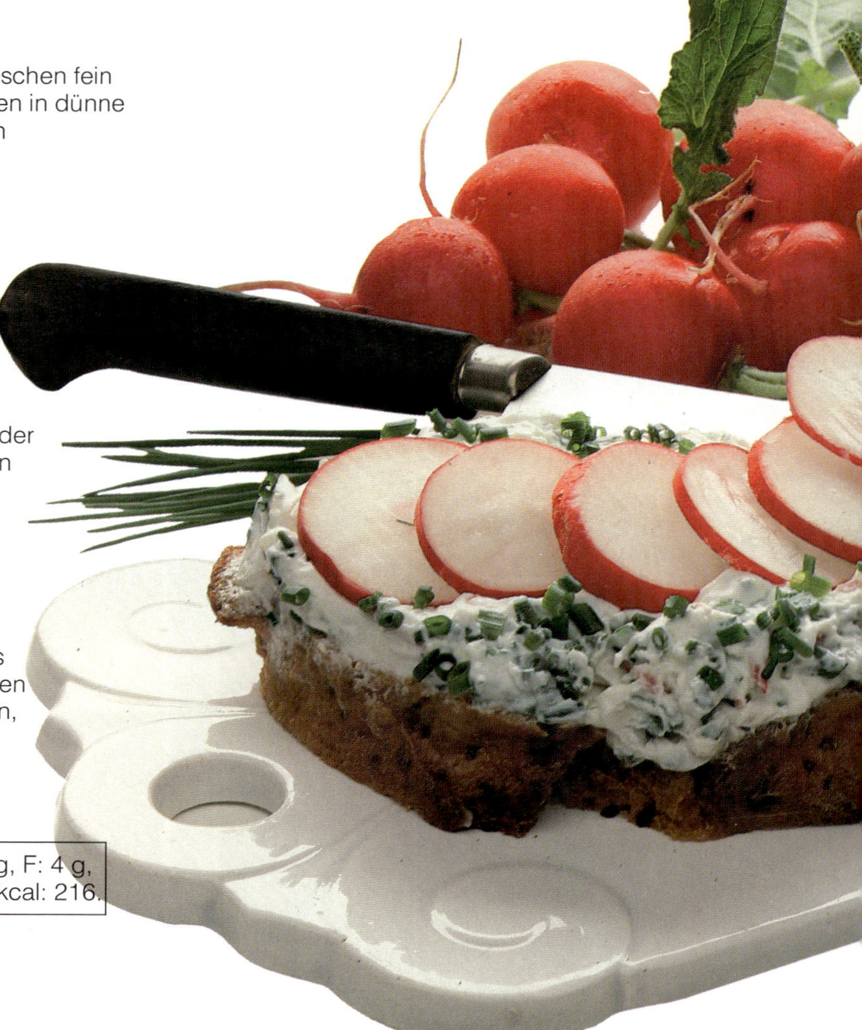

1 Bund Radieschen (250 g mit Grün)	putzen, waschen die Hälfte der Radieschen fein hacken, die restlichen in dünne Scheiben schneiden
125 g Magerquark	mit
1 Eßl. Dosenmilch **1 Eßl. feingeschnittenem Schnittlauch**	verrühren, mit
Salz **Pfeffer**	würzen die gehackten Radieschen und 2/3 der Radieschenscheiben unterheben
1 Scheibe (30 g) Graham-Brot	mit
5 g becel-Diät-Margarine	bestreichen, den Radieschen-Quark darauf verteilen, das Brot mit den restlichen Radieschenscheiben,
Radieschenröschen	garnieren, mit
feingeschnittenem Schnittlauch	bestreuen.

Pro Portion: E: 22 g, F: 4 g, Kh: 21 g, kJ: 906, kcal: 216.

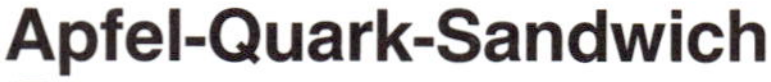

Apfel-Quark-Sandwich

(Etwa 2 Portionen)

2 Scheiben Vollkornbrot (je 40 g)	mit
10 g becel-Diät-Margarine	bestreichen mit
gewaschenen Salatblättern	belegen
2 Stengel Staudensellerie	putzen, harte Fäden an der Außenseite der Stengel abziehen, die Stengel waschen, in feine Streifen schneiden
1 großen Apfel (150 g)	waschen, halbieren, entkernen, in Würfel schneiden, Staudenselleriestreifen und Apfelwürfel mit
1 Packung (200 g) Meerrettich-Quark	vermengen, auf den Broten anrichten mit
1 Eßl. Kapern	bestreuen nach Belieben mit
Staudenselleriegrün	garnieren.

Pro Portion: E: 16 g, F: 8 g, Kh: 28 g, kJ: 1092, kcal: 261.

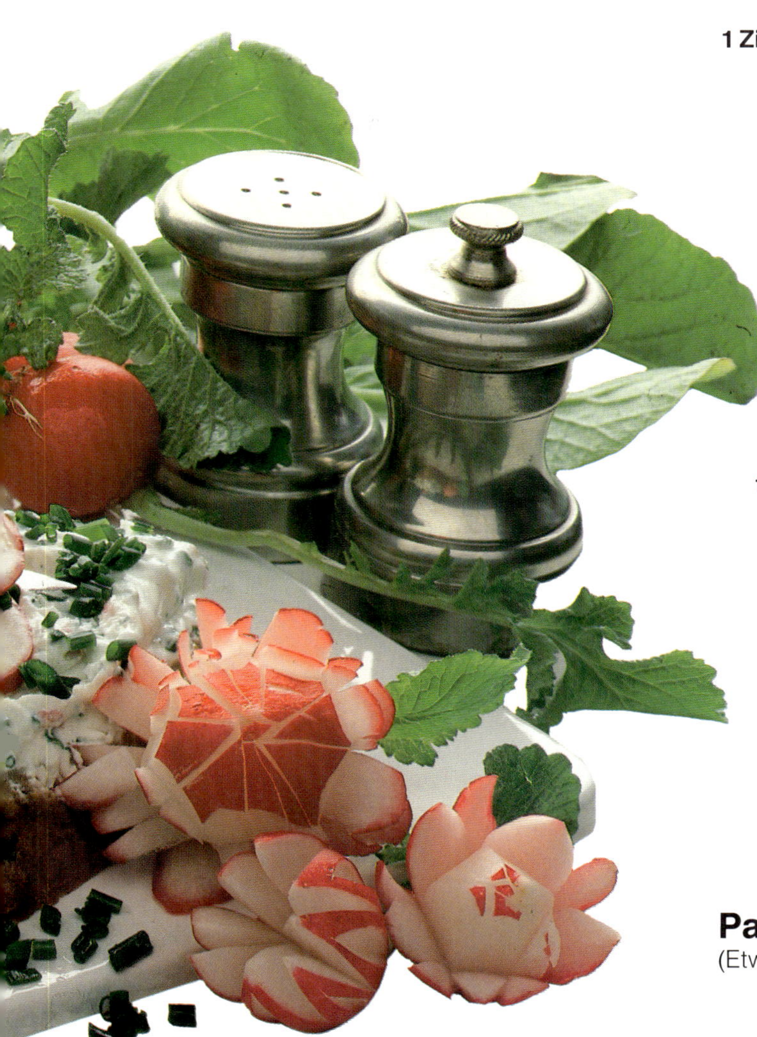

Frühlingsbrot (1 Portion)

2 – 3 Möhren (etwa 200 g)	putzen, schrappen, waschen
1 kleinen Apfel (100 g)	schälen, vierteln, entkernen beide Zutaten grob raspeln, miteinander vermengen, mit
Zitronensaft	
Apfelsaft	abschmecken
1 Scheibe (40 g) Schwarzbrot	mit
5 g Butter	bestreichen
100 g Hüttenkäse	darauf verteilen, den Möhren-Apfelsalat darauf anrichten, das Brot mit
1 Zitronenscheibe	
Kresse	garnieren.

Pro Portion: E: 20 g, F: 10 g, Kh: 38 g, kJ: 1405, kcal: 336.

Gurken-Quark-Sandwich

(Etwa 2 Portionen)

2 Scheiben Vollkornbrot (je 40 g)	mit
10 g becel-Diät-Margarine	bestreichen, mit
feingehacktem Dill	bestreuen
1/4 Salatgurke (150 g)	schälen, in dünne Scheiben schneiden, schuppenartig auf den Broten anrichten, mit
Salz, Pfeffer	bestreuen
1/2 Packung (100 g) Knoblauch-Quark	darauf anrichten, mit
Zwiebelringen	garnieren.

Pro Portion: E: 10 g, F: 5 g, Kh: 19 g, kJ: 698, kcal: 167.

Paprika-Quark-Sandwich

(Etwa 2 Portionen)

2 Scheiben Vollkornbrot (je 40 g)	mit
10 g becel-Diät-Margarine	bestreichen, mit
Schnittlauch	bestreuen
1 kleine rote Paprikaschote (125 g)	halbieren, entstielen, entkernen, die weißen Scheidewände entfernen, die Schote waschen, in Würfel schneiden (1 Eßl. davon zurücklassen), die restlichen Paprikawürfel mit
1/2 Packung (100 g) Paprika-Quark	verrühren, auf den Broten anrichten, mit den zurückgelassenen Paprikawürfeln,
1 Eßl. geschälten Sonnenblumenkernen	bestreuen.

Pro Portion: E: 12 g, F: 8 g, Kh: 20 g, kJ: 1023, kcal: 245.

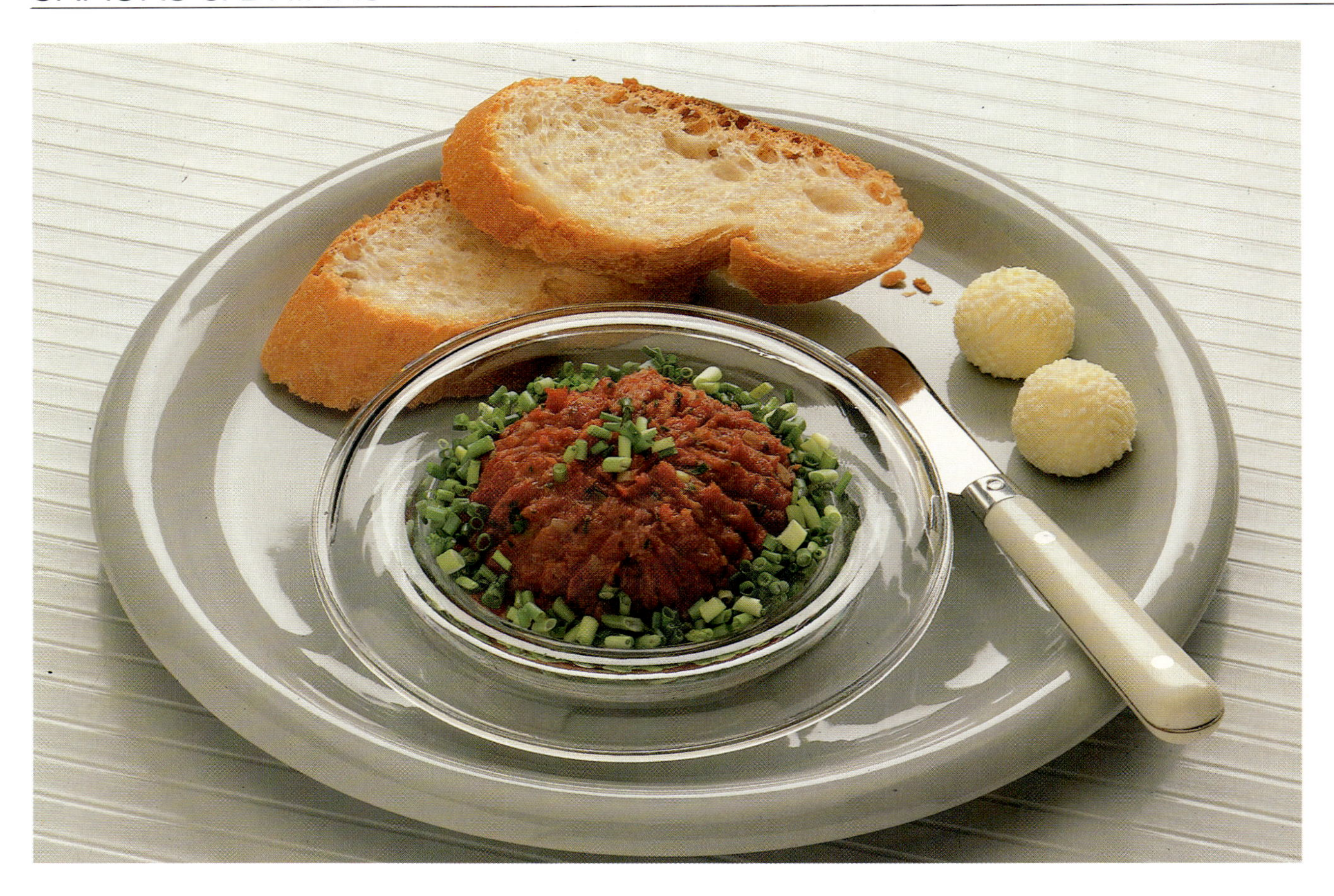

Rindfleisch-Paste (Foto oben)

200 g Filetspitze das Fleisch unter kaltem Wasser abspülen, trockentupfen, grob zerkleinern, im Mixer fein zerhacken
2 Schalotten abziehen, fein hacken
1 Bund glatte Petersilie unter fließendem kalten Wasser abspülen, trockentupfen, fein hacken
40 g Butter zerlassen, Schalotten und Petersilie darin andünsten, abkühlen lassen, alle Zutaten mit dem Fleisch vermengen, mit
1 Eßl. Senf
Cayennepfeffer
Salz abschmecken, etwa 30 Minuten kühl stellen, die Rindfleischpaste auf 4 Tellern anrichten, mit
4 – 5 Eßl. feingeschnittenem Schnittlauch garnieren.

Pro Portion: E: 10 g, F: 11 g, Kh: 2 g, kJ: 647, kcal: 155.

Beigabe: Weißbrot.

Buntes Brot (1 Portion)

1 Scheibe (50 g) Bauernbrot mit
5 g Butter bestreichen, mit
gewaschenen, trockengetupften Salatblättern bedecken
1 Scheibe mageren gekochten Schinken (50 g) darauf legen
1 hartgekochtes Ei pellen
1 Tomate (50 g) waschen, abtrocknen
3 Radieschen putzen, waschen, die drei Zutaten in Scheiben schneiden (Stengelansatz der Tomate entfernen) mit
4 Gurkenscheiben auf dem Schinken anrichten, das Brot mit
Dill
Schnittlauch garnieren.

Pro Portion: E: 21 g, F: 17 g, Kh: 23 g, kJ: 1434, kcal: 343.

Rührei mit Schinken

125 g mageren gekochten Schinken	in kleine Würfel schneiden, mit
6 Eiern	
6 Eßl. Mineralwasser	gut durchschlagen, mit
Salz, Pfeffer	
geriebener Muskatnuß	würzen
1 Eßl. gemischte, gehackte Kräuter	unterrühren
1 Eßl. Butter	in einer Pfanne zerlassen, die Eier-Schinken-Masse hineingeben, sobald die Masse zu stocken beginnt, sie strichweise vom Boden der Pfanne lösen so lange weiter erhitzen, bis keine Flüssigkeit mehr vorhanden ist
Gerinnungszeit:	Etwa 5 Minuten.

Pro Portion: E: 16 g, F: 16 g, Kh: 1 g, kJ: 933, kcal: 223.

Krabbenrührei auf Schwarzbrot (Foto)

6 Eier	mit
3 Eßl. Milch	verschlagen, mit
Salz, Pfeffer	
Worcestersauce	würzen, von
3 Eßl. Butter	1/2 Eßlöffel in einer Pfanne zerlassen, 1/4 Eiermilch dazugeben, bei schwacher Hitze stocken lassen, sobald die Masse zu stocken beginnt, 1/4 von
300 g gepulten Krabben	dazugeben, die Masse vom Pfannenboden losrühren, auf diese Weise vier Rühreier zubereiten
4 Scheiben (200 g) dunkles Bauernbrot	mit der restlichen Butter bestreichen, die Rühreier darauf geben
1 – 2 Bund Dill	unter fließendem kalten Wasser abspülen, die Blättchen von den Stengeln zupfen, fein hacken, über die Rühreier streuen.

Pro Portion: E: 28 g, F: 20 g, Kh: 22 g, kJ: 1675, kcal: 400.

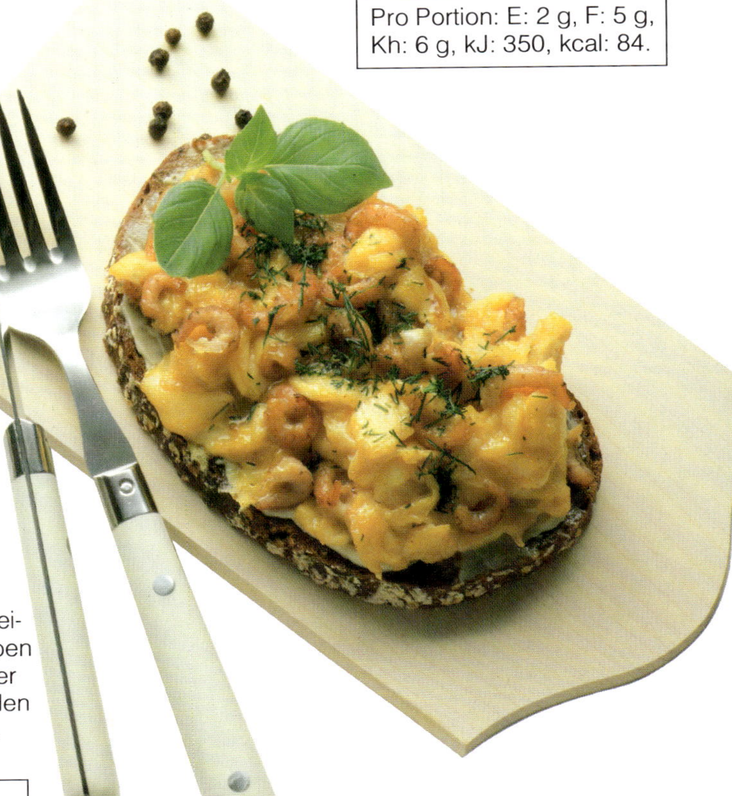

Möhren-Mairüben-Rohkost

400 g Möhren	
300 g Mairüben	beide Zutaten putzen, schrappen, waschen, grob raspeln, mit
1 Eßl. gehacktem Dill	
1 Eßl. feingeschnittenem Schnittlauch	vermengen
	für die Sauce
2 Eßl. Salatöl	mit
2 Eßl. Kräuteressig	
Salz, Pfeffer	verrühren, die Sauce mit den geraspelten Wurzeln vermengen, kurz durchziehen lassen, mit Salz, Pfeffer abschmecken
	eine Schüssel mit
gewaschenen Salatblättern	auslegen, die Rohkost darauf geben
	mit
Dillzweigen	garnieren.

Pro Portion: E: 2 g, F: 5 g, Kh: 6 g, kJ: 350, kcal: 84.

Porree-Roquefort-Toast

2 mittelgroße Stangen Porree (400 g)	putzen, längs halbieren, waschen, in Stücke schneiden (in der Größe von Toastbrot-Scheiben), in
kochendes Salzwasser	geben, zum Kochen bringen, 4 – 5 Minuten kochen, abtropfen lassen
4 Scheiben Roggen-Toastbrot (80 g)	mit
20 g becel-Diät-Margarine	bestreichen
2 große Scheiben Rindersaft-schinken (60 g)	halbieren, auf die Toastbrot-Scheiben legen, darauf den Porree verteilen
100 g Roquefortkäse	in Scheiben schneiden, auf dem Porree anordnen, die Toastbrot-Scheiben in eine gefettete Brat- und Servierpfanne setzen, die Pfanne auf dem Rost in den vorgeheizten Backofen schieben
Strom:	225 – 250
Gas:	5 – 6
Überbackzeit:	Etwa 10 Minuten.

Pro Portion: E: 14 g, F: 12 g, Kh: 12 g, kJ: 913, kcal: 218.

Holländischer Salat

2 Äpfel (250 g)	schälen, vierteln, entkernen, in dünne Scheiben schneiden, mit
Zitronensaft	beträufeln
etwa 200 g Ananasfleisch (von 1 kleinen Ananas)	in Stücke schneiden
200 g Edamer Käse	in Würfel schneiden
2 – 3 Stengel Staudensellerie (etwa 150 g)	putzen, die harten Fäden an der Außenseite der Stengel abziehen, die Stengel waschen, gut abtropfen lassen, in dünne Streifen schneiden
2 Eßl. entsteinte Kirschen	zugeben, die Salatzutaten auf
gewaschenen Salatblättern	anrichten
	für die Salatsauce
125 g Magerquark	mit
2 Eßl. Salatöl	
4 Eßl. Sahne	verrühren, mit
Zitronensaft Salz, Pfeffer Zucker	würzen, mit den Salatzutaten vermengen, den Salat sofort servieren.

Pro Portion: E: 18 g, F: 22 g, Kh: 17 g, kJ: 1485, kcal: 355.

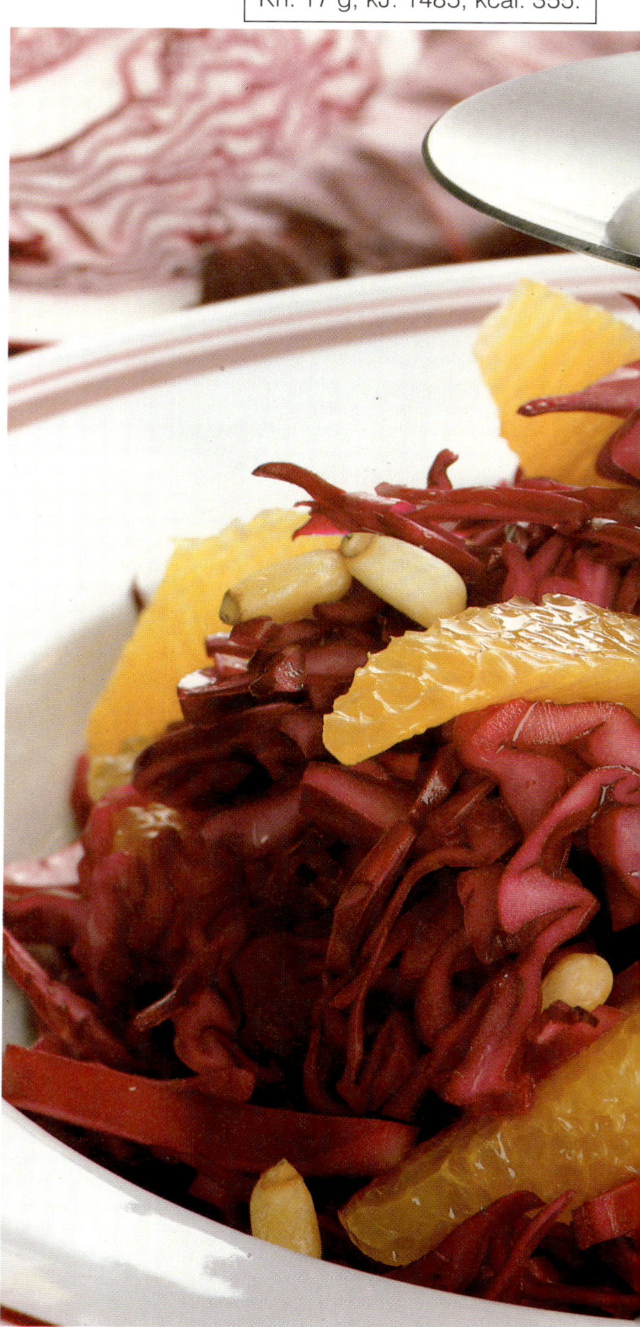

Rotkohl-Rohkost (Foto)

600 g Rotkohl	putzen, waschen, sehr fein hobeln
3 Orangen (450 g)	bis auf das Fruchtfleisch schälen, die Orangenfilets aus den Trennhäuten schneiden
1 Banane (150 g)	schälen mit
300 g Magermilchjoghurt	
2 Eßl. Nußöl	im Mixer pürieren, mit
2 Eßl. Schnittlauchröllchen	verrühren, mit
Salz, Pfeffer	würzen, Rotkohl mit Orangen mischen, Sauce darüber gießen, mit
25 g gehackten Pinienkernen	bestreuen.

Pro Portion: E: 7 g, F: 9 g, Kh: 21 g, kJ: 964, kcal: 230.

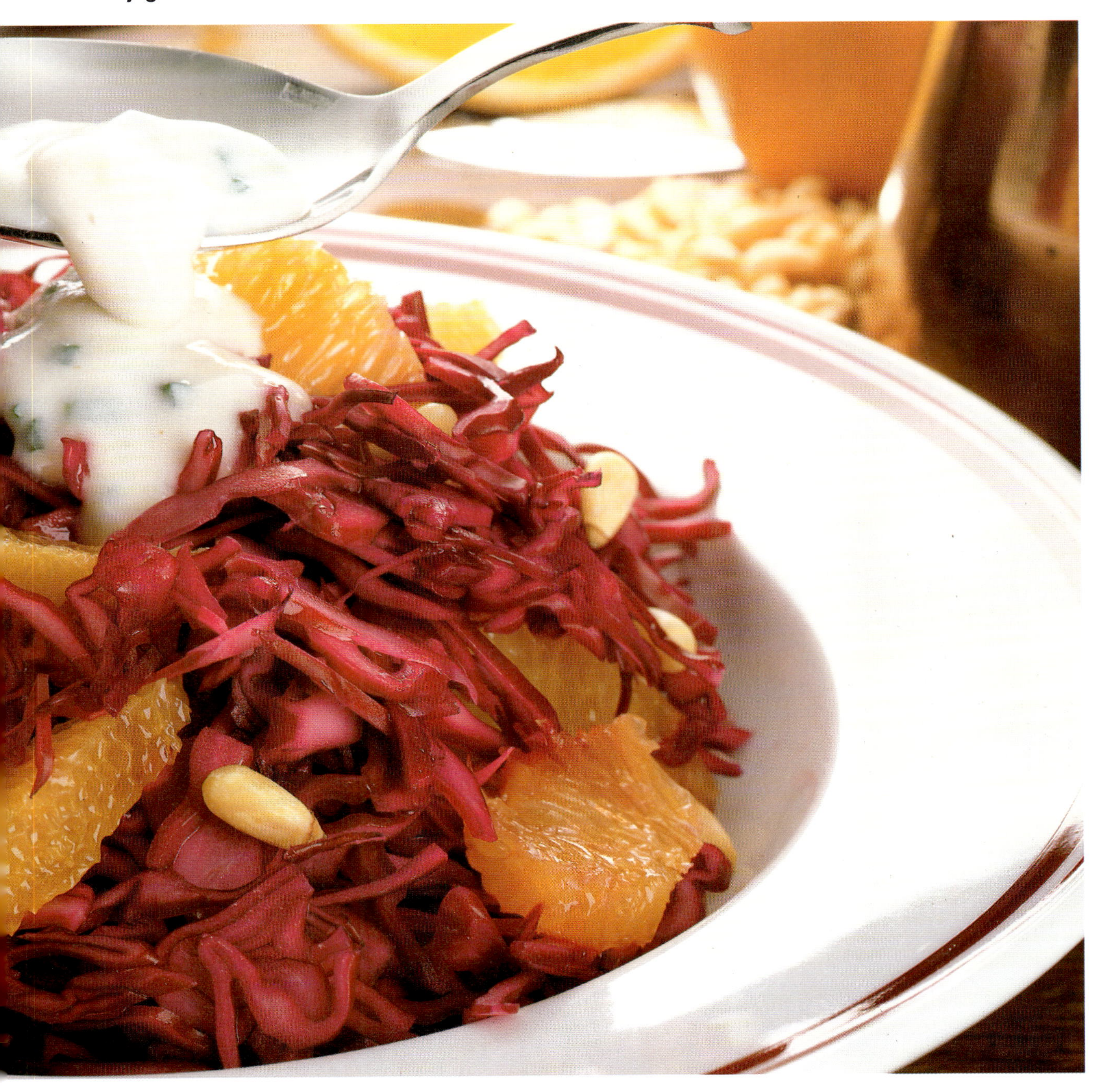

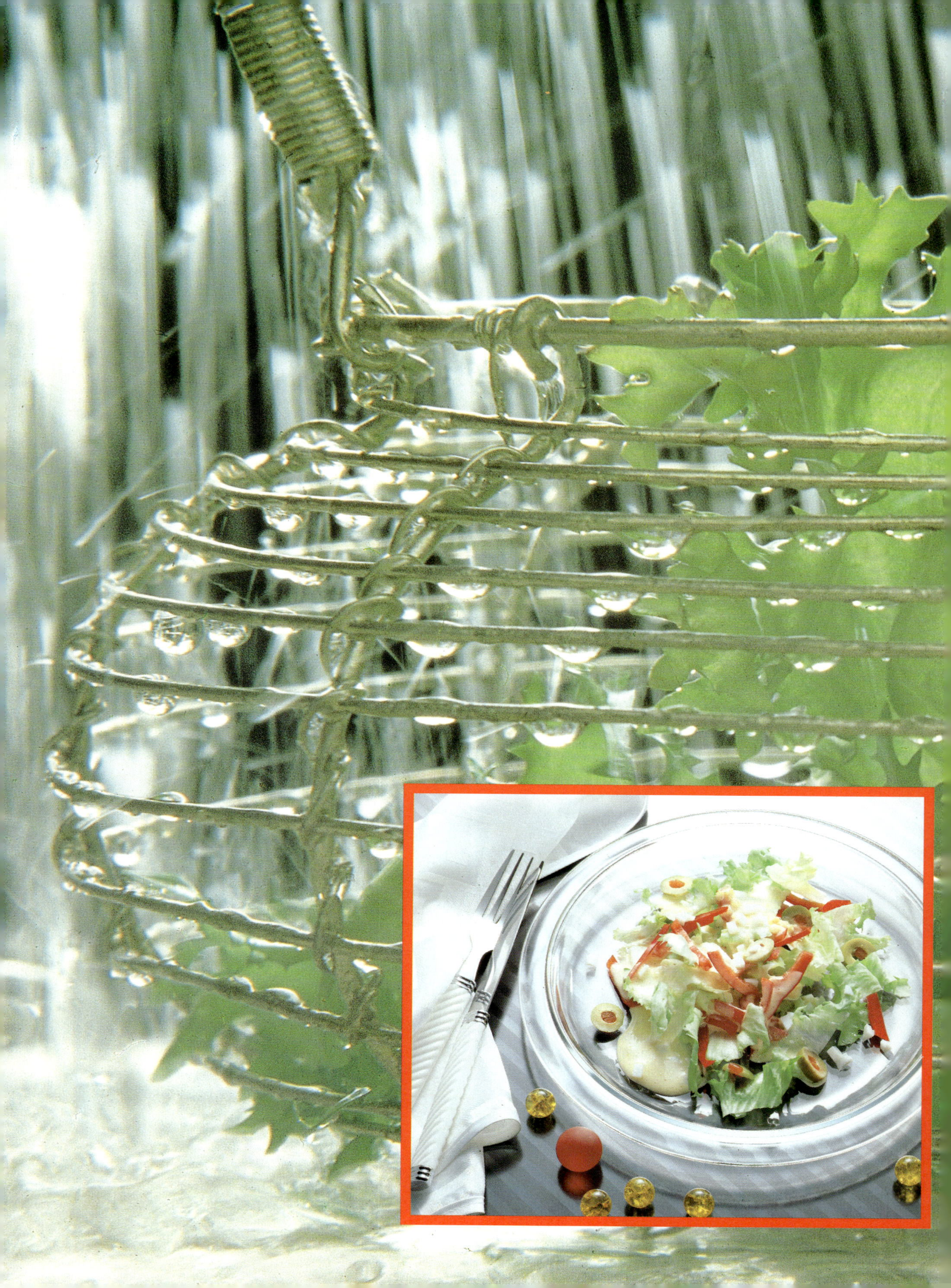

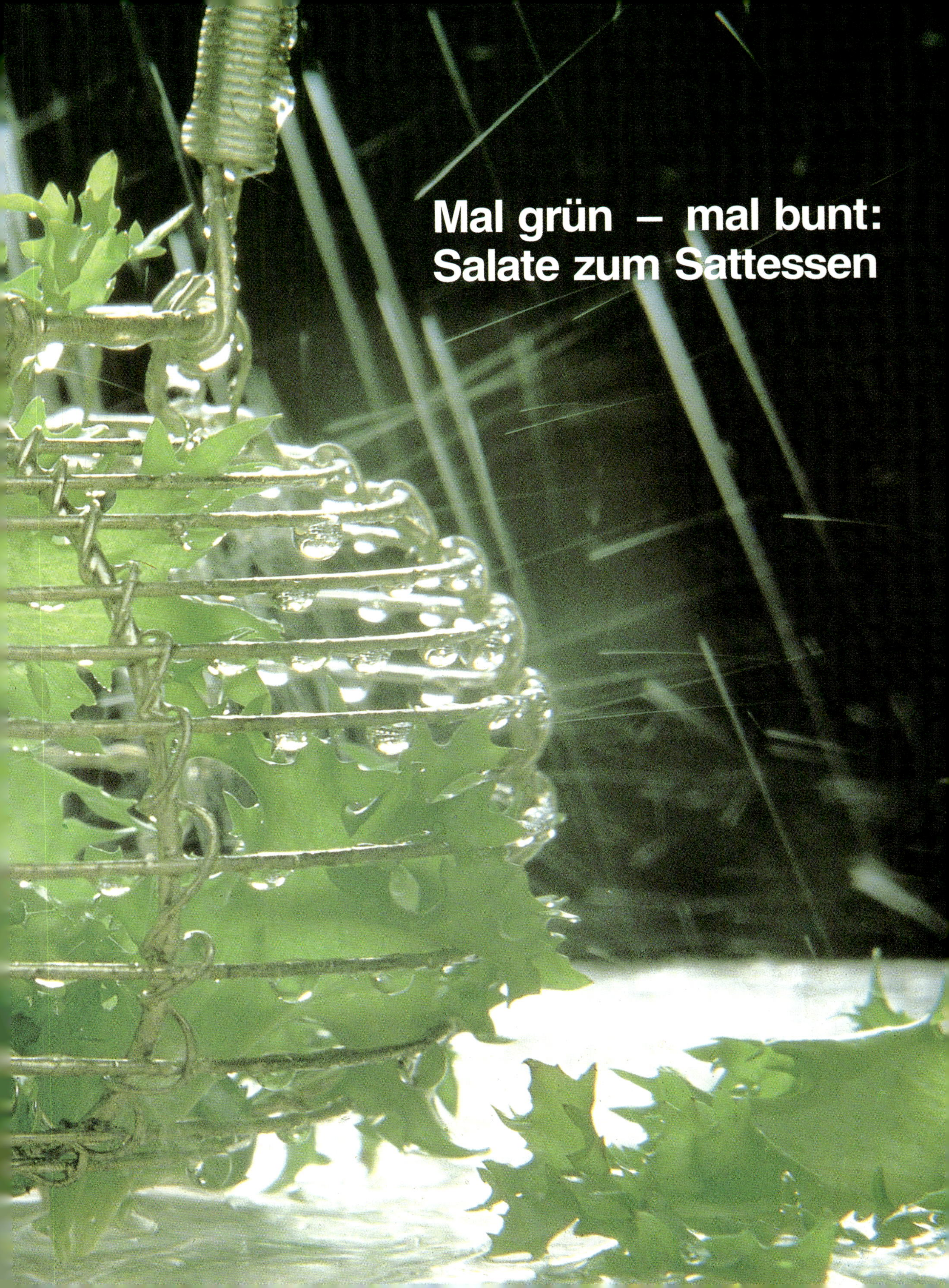

Mal grün – mal bunt: Salate zum Sattessen

Endivien-Paprika-Salat, spanisch

(Foto S. 54/55)

Von
1 Kopf Endivie Wurzeln und äußere Blätter abschneiden, den Endivienkopf halbieren, in Streifen schneiden, gründlich waschen, abtropfen lassen
2 Paprikaschoten halbieren, entstielen, entkernen, die weißen Scheidewände entfernen, die Schoten waschen, in feine Streifen schneiden
10 grüne Oliven, mit Paprika gefüllt in Scheiben schneiden

für die Salatsauce
1 Zwiebel abziehen, fein würfeln
1 hartgekochtes Ei pellen, das Eigelb in feine Würfel schneiden, beiseite stellen
4 Eßl. Olivenöl mit den Zwiebelwürfeln, dem zerdrückten Eigelb
3 Eßl. Essig
Salz
Pfeffer
Zucker
Senf
Rosenpaprika verrühren, die Salatsauce über die Salatzutaten geben, den Salat mit den Eiweißwürfeln bestreuen, sofort servieren.

Pro Portion: E: 4 g, F: 13 g, Kh: 4 g, kJ: 650, kcal: 155.

Chinakohl mit Bündnerfleisch

(Foto)

Etwa 350 g Chinakohl vom Kohl den Strunk herausschneiden, Blätter in Streifen schneiden, waschen, abtropfen lassen
200 g Bündnerfleisch in Streifen schneiden
3 Orangen (je 150 g)
1 mittelgroße Grapefruit die Zitrusfrüchte schälen, filieren, dabei den Saft auffangen
125 blaue Weintrauben waschen, halbieren, entkernen

für die Salatsauce
den Saft der Zitrusfrüchte mit
3 Eßl.

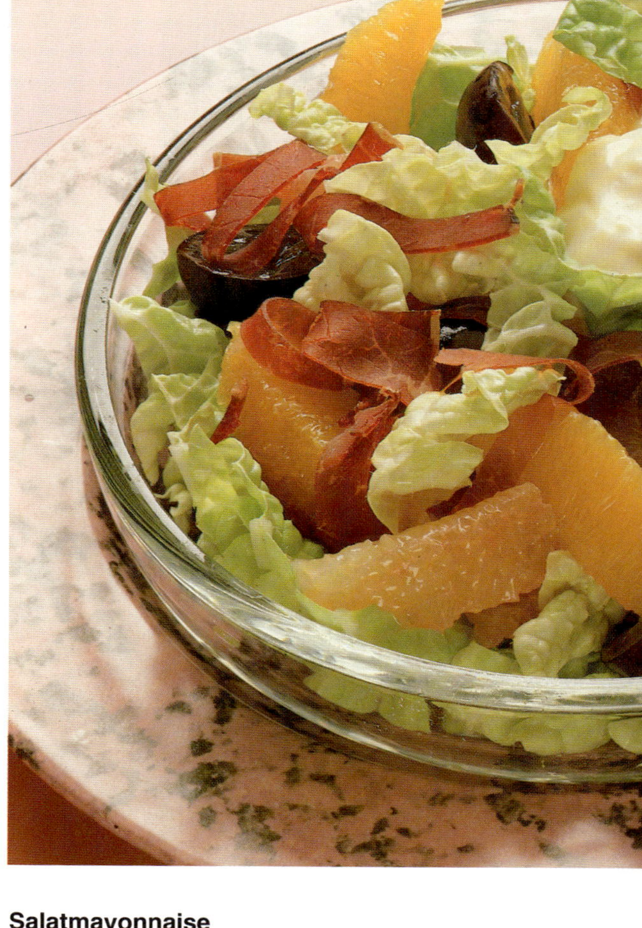

Salatmayonnaise (50 %)
1 Becher (150 g) Magermilch-Joghurt
1 Eßl. Weinbrand
Salz
Pfeffer verrühren, die Salatzutaten in einer Schüssel anrichten und mit der Sauce übergießen.

Pro Portion: E: 23 g, F: 15 g, Kh: 20 g, kJ: 1339, kcal: 320.

Nudelsalat

125 g Makkaroni in etwa 2 cm lange Stücke brechen, in
1 l kochendes Salzwasser geben, zum Kochen bringen, ab und zu umrühren, in etwa 15 Minuten gar kochen lassen,

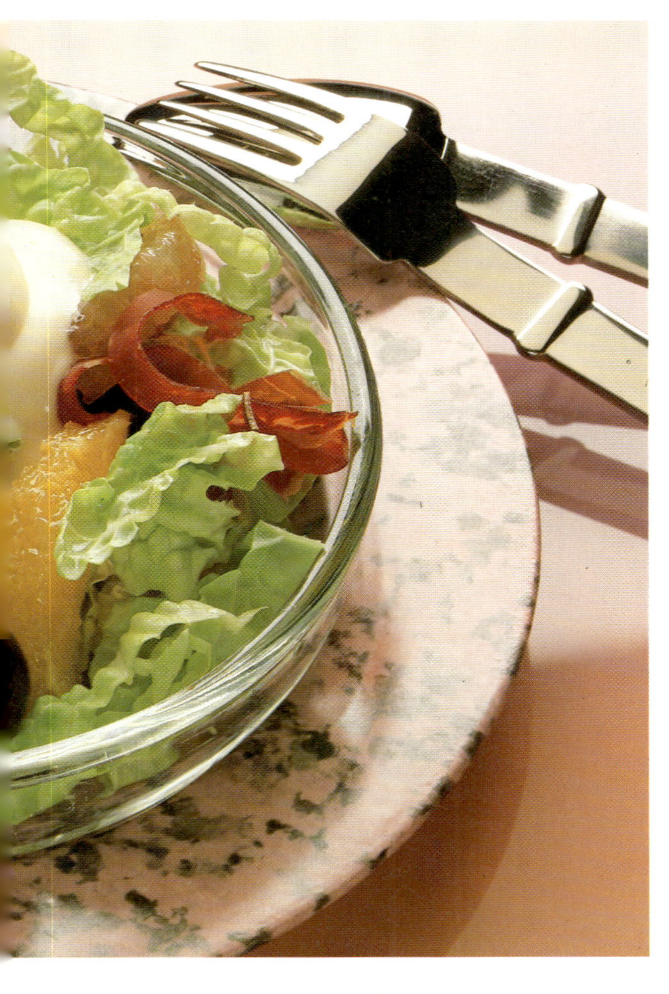

auf ein Sieb geben, mit kaltem Wasser übergießen, gut abtropfen lassen

100 g mageres Bratenfleisch (als Aufschnitt)
100 g mageren gekochten Schinken beide Zutaten in Streifen schneiden

250 g Tomaten waschen, abtrocknen, halbieren, die Stengelansätze entfernen, die Tomaten entkernen, in Würfel schneiden

1 grüne Paprikaschote (200 g) halbieren, entstielen, entkernen, die weißen Scheidewände entfernen, die Schote waschen, in sehr dünne Streifen schneiden

2 Gewürzgurken (200 g) in Würfel schneiden
2 Teel. Kapern

für die Salatsauce
1 Eßl. Salatöl mit
2 – 3 Eßl. Essig
3 Eßl. Sahne verrühren, mit
Salz, Pfeffer
Zucker abschmecken
1 Eßl. gehackte Petersilie
1 Eßl. feingeschnittenen Schnittlauch unterrühren, mit den Salatzutaten vermengen, durchziehen lassen, mit

Eischeiben
Petersilie garnieren.

Pro Portion: E: 16 g, F: 12 g, Kh: 25 g, kJ: 1225, kcal: 293.

Eisberg-Kiwi-Salat

Von
½ Kopf Eisbergsalat (200 g) die äußeren Blätter entfernen, die übrigen vom Strunk lösen, zerpflücken, waschen, gut abtropfen lassen, von

2 – 3 jungen Zucchini (400 g) die Enden abschneiden, die Zucchini waschen
3 Kiwis (150 g) schälen, beide Zutaten in Scheiben schneiden

2 – 3 Stengel Staudensellerie (etwa 200 g) putzen, harte Fäden an der Außenseite der Stengel abziehen, die Stengel waschen, abtropfen lassen, in etwa 3 cm dicke Stücke schneiden

125 g Lachsschinken in Streifen schneiden

für die Salatsauce
3 Eßl. Salatöl mit
4 Eßl. Zitronensaft verrühren, mit
Salz, Pfeffer
Zucker würzen
1 Eßl. gehackte Estragonblättchen unterrühren, mit den Salatzutaten vermengen

30 g gehackte Pistazienkerne über den Salat streuen.

Pro Portion: E: 9 g, F: 12 g, Kh:7 g, kJ: 762, kcal: 182.

Frühlingszwiebelsalat mit Hähnchenbrustfilet
(Foto)

200 g Hähnchenbrustfilet (ohne Knochen) abtropfen, trockentupfen, mit
Salz
Pfeffer würzen
2 Eßl. Speiseöl erhitzen, die Hähnchenbrustfilets von jeder Seite etwa 3 Minuten darin braten, erkalten lassen, das Fleisch in dünne Scheiben schneiden

2 Bund Frühlingszwiebeln (etwa 500 g) putzen, das dunkle Grün bis auf etwa 15 cm entfernen, das übrige Grün von den Zwiebeln schneiden, beiseite stellen, die Knollen evtl. abziehen, waschen, in Scheiben schneiden, in
kochendes Salzwasser geben, zum Kochen bringen, etwa 1 Minute kochen lassen, auf ein Sieb geben, mit kaltem Wasser übergießen, abtropfen lassen, das Grün der Frühlingszwiebeln waschen, in Ringe schneiden

1 Bund Radieschen (250 g mit Grün) putzen, waschen, in Scheiben schneiden
1 große Zwiebel abziehen, in Scheiben schneiden

für die Salatsauce
2 Eßl. Salatöl mit
2 Eßl. Kräuteressig
Salz
Pfeffer
Zucker verrühren, die Salatsauce mit den Salatzutaten vermengen, etwa 30 Minuten durchziehen lassen, den Salat evtl. nochmals mit Salz, Pfeffer abschmecken, auf einer Platte anrichten, die Fleischscheiben darauf geben

2 Eßl. (60 g) Crème fraîche
3 Eßl. saure Sahne (90 g) mit
1 – 2 Eßl. gehackten Kräutern (Petersilie, Schnittlauch,

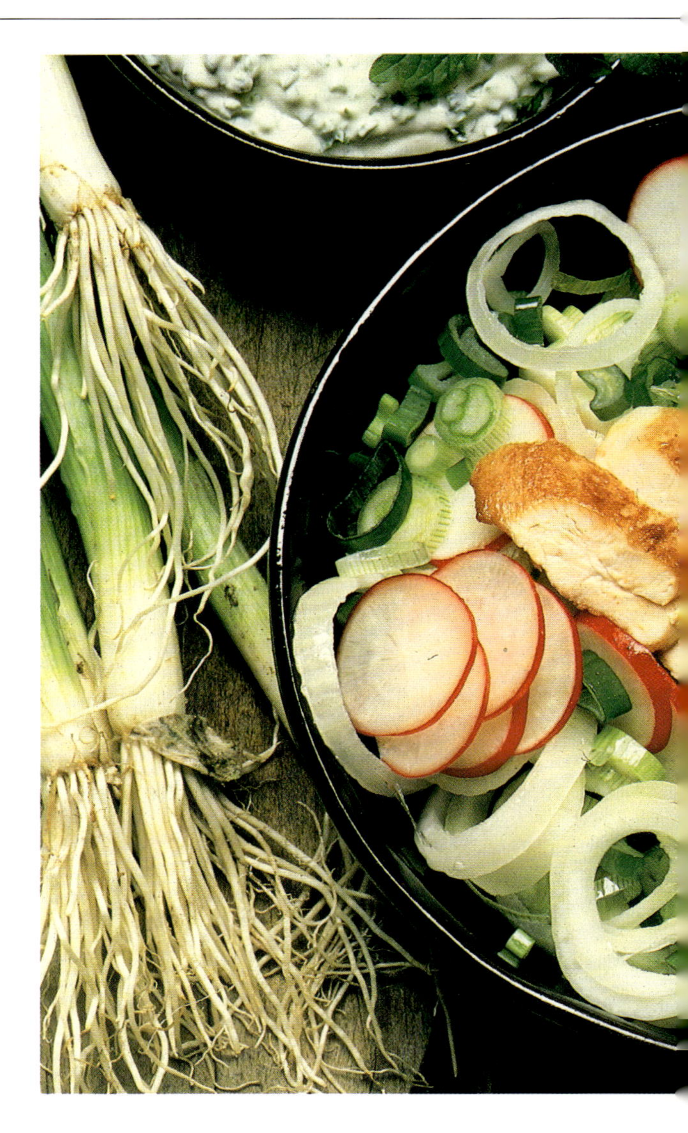

Estragon, Zitronenmelisse)
Salz
Pfeffer verrühren, zu dem Salat reichen.

Pro Portion: E: 14 g, F: 20 g, Kh: 11 g, kJ: 1200, kcal: 287

Wild-Salat

300 g gebratenes Wildfleisch (z. B. Reh) in Streifen oder Würfel schneiden
etwa 200 g gedünstete Pfifferlinge evtl. halbieren
2 Zwiebeln abziehen, in sehr dünne Scheiben schneiden, in
kochendes

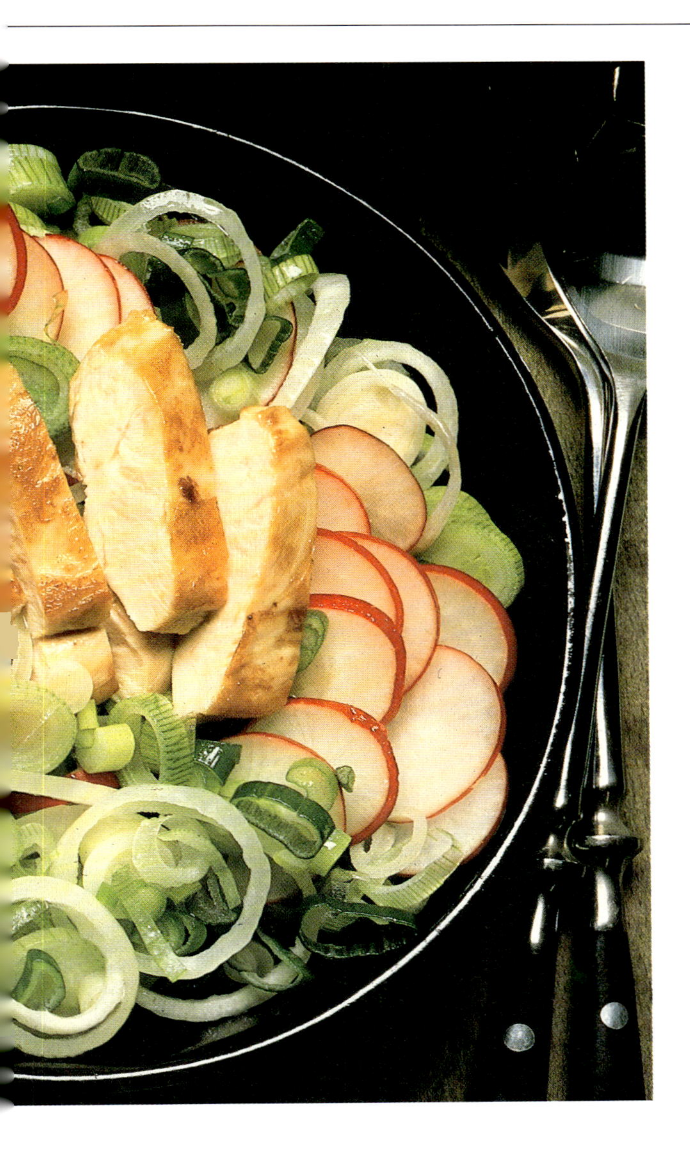

Salzwasser geben, zum Kochen bringen, etwa 5 Minuten kochen, abtropfen lassen

für die Salatsauce

3 Eßl. Salatöl mit
2 Eßl. Essig
2 – 3 Eßl. Sahne
2 Eßl. Preiselbeeren (aus dem Glas) verrühren, mit
Salz, Pfeffer
Zucker würzen, mit den Salatzutaten vermengen, den Salat gut durchziehen lassen, evtl. mit Salz, Pfeffer abschmecken.

Pro Portion: E: 18 g, F: 14 g, Kh: 6 g, kJ: 985, kcal: 235.

Korsischer Tomatensalat

6 große Fleischtomaten (900 g) waschen, die Stengelansätze herausschneiden, die Tomaten in Scheiben schneiden, auf einer Platte anrichten
2 Zwiebeln abziehen, fein würfeln
4 Knoblauchzehen abziehen, in dünne Scheiben schneiden
beide Zutaten mit
1 Bund gehackter glatter Petersilie
3 Eßl. Kapern
10 schwarzen Oliven
4 Eßl. kaltgepreßtem Olivenöl über die Tomatenscheiben geben, mit
Salz, Pfeffer würzen.

Pro Portion: E: 3 g, F: 13 g, Kh: 9 g, kJ: 705, kcal: 168 g.

Bunter Blattsalat

1 Knoblauchzehe
1 Schalotte beide Zutaten abziehen, zerdrücken, mit
3 Eßl. Weinessig
1 Teel. Senf verrühren
4 Eßl. Walnußöl unterschlagen, so daß eine cremige Sauce entsteht, mit
Salz
Pfeffer abschmecken
1 Radicchio
100 g Löwenzahn
1 Chicorée
1 kleinen Friséesalat (nur das Herzstück verwenden) den Salat verlesen, waschen, trockenschleudern, in mundgerechte Stücke zupfen
75 g Frühstücksspeck (Bacon) in sehr feine Streifen schneiden, bei schwacher Hitze knusprig braten, Salat und Sauce gut vermengen, den heißen Speck mit dem Fett darübergeben, den Salat sofort servieren, damit die Salatblätter nicht weich und unansehnlich werden.

Pro Portion: E: 4 g, F: 23 g, Kh: 3 g, kJ: 1022 g, kcal: 244.

Frisée-Salat mit Putenfleisch
(Foto)

200 g Putenbrustfilet unter fließendem kalten Wasser abspülen, mit Haushaltspapier trockentupfen, das Putenfleisch in Streifen schneiden

für die Marinade

125 ml (1/8 l) trockenen Sherry mit
1 Teel. Honig
1 Teel. Johannisbeergelee
1 Teel. Currypulver
1 Teel. Paprikapulver edelsüß
1 Messerspitze gemahlenem Ingwer
frisch gemahlenem weißen Pfeffer verrühren, das Putenfleisch hineingeben, etwa 30 Minuten darin ziehen lassen, herausnehmen, abtropfen lassen

1 Eßl. Butter in einer Pfanne zerlassen, das Putenfleisch darin goldgelb braten, herausnehmen, abtropfen lassen
den Bratensatz mit der Marinade ablöschen

125 ml (1/8 l) Schlagsahne hinzugießen, zum Kochen bringen, etwa 3 Minuten unter ständigem Rühren bei starker Hitzezufuhr einkochen lassen mit

Salz
Sherryessig abschmecken

1 Kopf Friséesalat
1 Kopf Radicchio beide Zutaten verlesen, gründlich waschen, gut abtropfen lassen, die Blätter eventuell zerpflücken

1 kleine Avocado halbieren, den Kern mit einem Löffel entfernen, die Avocado schälen, das Fruchtfleisch in Spalten schneiden

100 g frische Champignons putzen, waschen, abtropfen lassen, in dünne Scheiben schneiden

1 Eßl. Butter zerlassen, die Champignonscheiben kurz darin anbraten

5 g salzige Mandeln ohne Fett in einer Pfanne rösten, die Salatzutaten in einer Schüssel anrichten, dabei das Putenfleisch nach oben legen, die lauwarme Salatsauce getrennt dazu reichen.

Pro Portion: E: 17 g, F: 25 g, Kh: 6 g, kJ: 1521, kcal: 363.

Tip: Statt des Putenfleisches können Sie auch Hähnchenbrüste verwenden: Zwei Hähnchenbrüste enthäuten, mit einem scharfen Messer auslösen, im Ganzen marinieren, braten, erst vor dem Servieren in Scheiben schneiden.

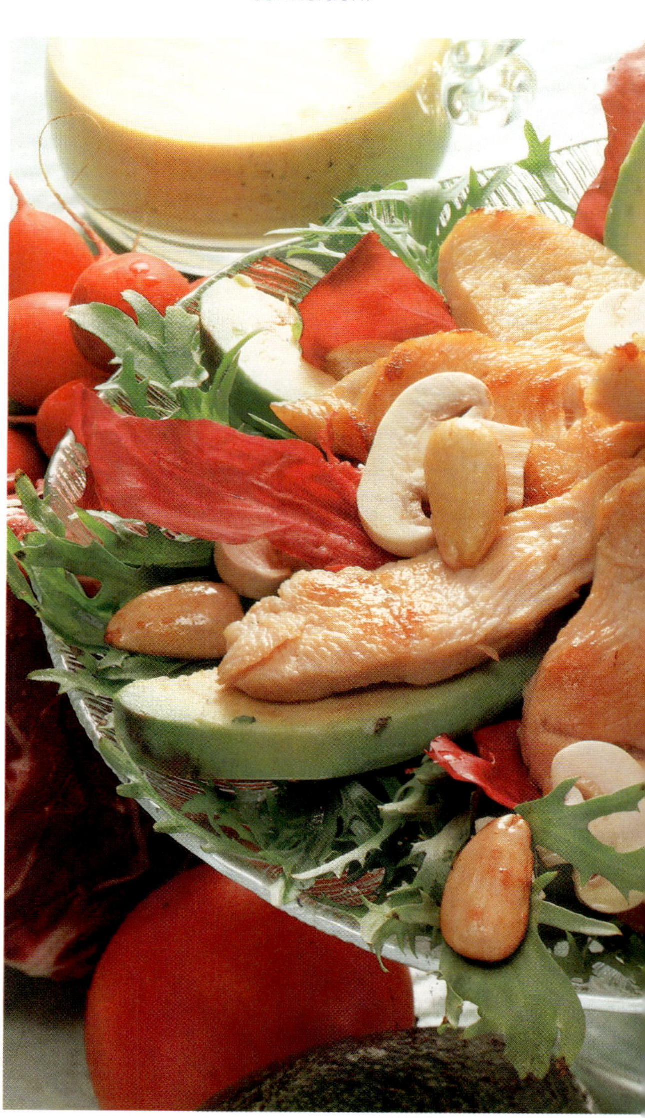

Sojasprossen-Salat

250 g Soja-bohnensprossen	mit kaltem Wasser abbrausen, gut abtropfen lassen
1 rote Zwiebel	abziehen, in Streifen schneiden
1 Birne (150 g)	waschen, das Kerngehäuse entfernen, die Birne in dünne Scheiben schneiden
1 Bund Schnittlauch	unter fließendem kalten Wasser abspülen, in Röllchen schneiden
150 g geräucherte Putenbrust	würfeln
	für die Salatsauce
2 Eßl. Weißwein-essig	mit
2 Eßl. trockenem Sherry Salz frisch gemahlenem Pfeffer 4 Eßl. Nußöl	verrühren, die Sauce mit den Salatzutaten vermengen, etwa 15 Minuten ziehen lassen
1 Eßl. Sesam-samen	in Öl hellbraun rösten, über den Salat streuen.

Pro Portion: E: 12 g, F: 12 g, Kh: 5, kJ: 837, kcal: 200.

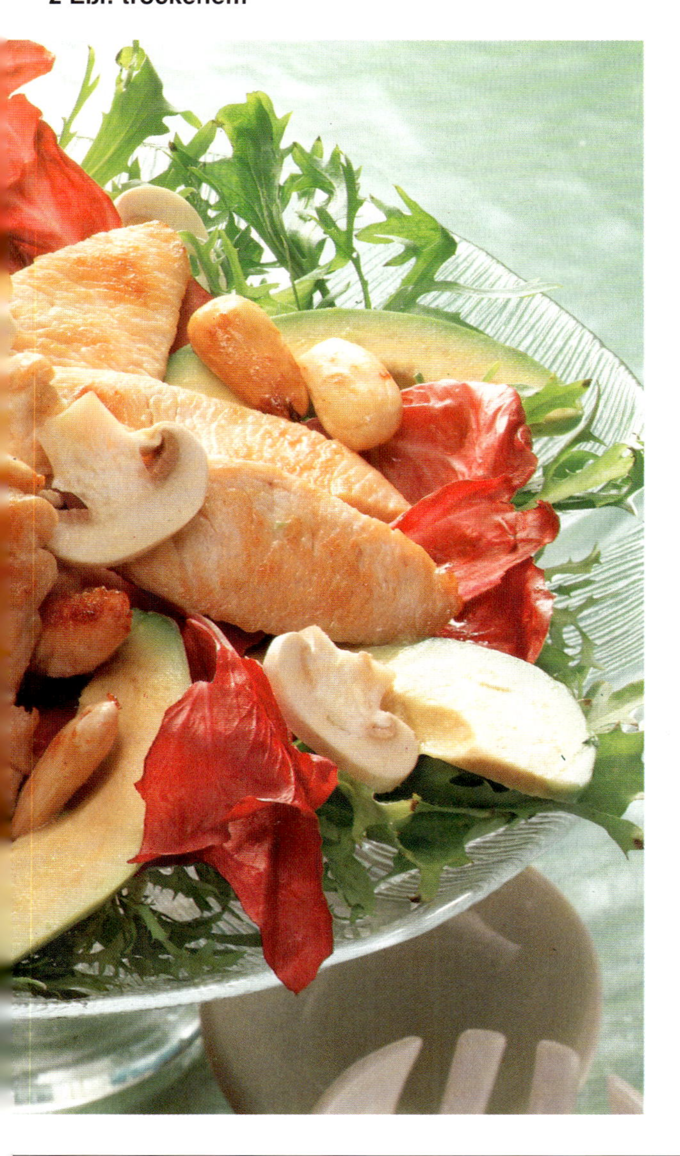

Nizza-Salat

500 g Tomaten	waschen, Stengelansatz entfernen, die Tomaten vierteln mit
Salz	bestreuen
1 mittelgroße Salatgurke (750 g)	schälen, in Scheiben schneiden
1 grüne Paprika-schote (200 g)	vierteln, entstielen, entkernen, die weißen Scheidewände entfernen, die Schote waschen, in dünne Ringe schneiden
2 Frühlings-zwiebeln	abziehen, in feine Ringe schneiden
3 Eier	8 Minuten kochen, abschrecken, pellen, achteln
4 Sardellenfilets	mit kaltem Wasser abspülen, halbieren, aufrollen
1 Dose große weiße Bohnen (Einwaage 220 g)	die weißen Bohnen auf einem Sieb abtropfen lassen, alle vorbereiteten Salatzutaten mit
75 g schwarzen Oliven 75 g grünen Oliven	auf einem großen Teller anordnen
4 Eßl. Olivenöl Salz frisch gemahlenen Pfeffer	über den Salat geben
frische Basilikumblätter	unter fließendem kalten Wasser abspülen, trockentupfen, in Streifen schneiden, über die Salatzutaten geben.

Pro Portion: E: 13 g, F: 15 g, Kh: 17 g, kJ: 1135, kcal: 271.

Kaninchen-Salat (Foto)

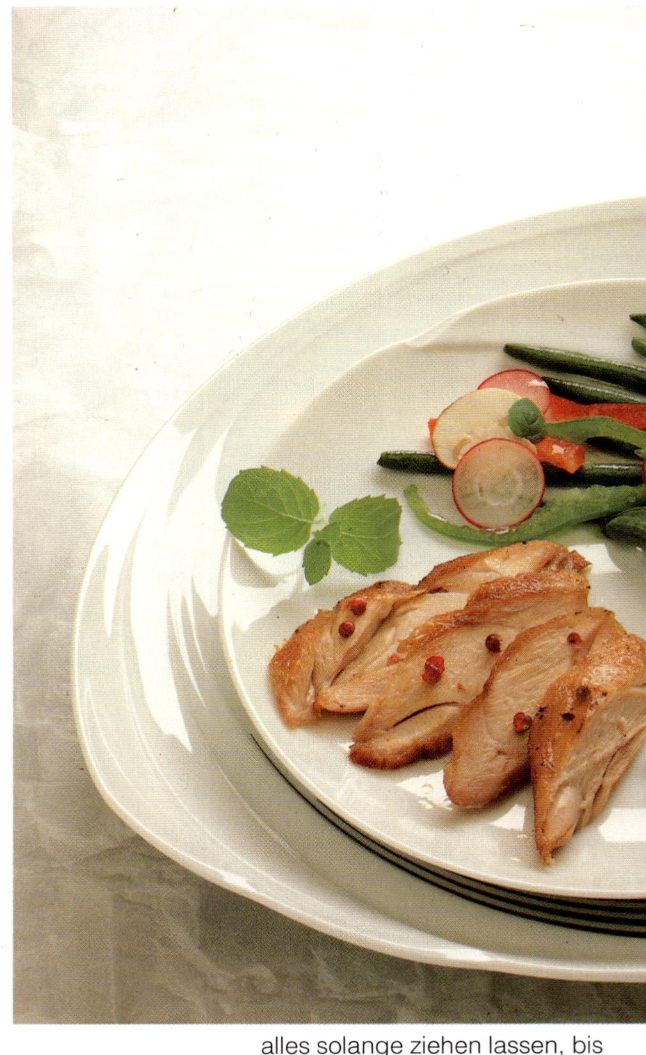

100 g Keniabohnen	in gesalzenem Wasser 1 Minute blanchieren, in Eiswasser abschrecken
je 1 rote und grüne Paprikaschote	vierteln, entstielen, entkernen, die weißen Scheidewände entfernen, die Schoten waschen, in ganz feine Streifen schneiden
1 Bund Radieschen 150 g rosa Champignons	beide Zutaten putzen, waschen, in Scheiben schneiden, zusammen mit den Bohnen in eine Schüssel geben, mit
2 Eßl. Sherry-Essig 4 Eßl. Walnußöl Salz, Pfeffer	etwa 15 Minuten marinieren, mit würzen
2 Kaninchenkeulen	unter kaltem Wasser abspülen, trockentupfen, mit
Salz, Pfeffer	einreiben
20 g becel Diät-Pflanzenfett	zerlassen, die Keulen darin von jeder Seite etwa 20 Minuten braten das Fleisch in dünne Scheiben schneiden, mit dem Salat,
frischen Basilikumblättern Pfefferkörnern	auf Portionstellern anrichten.

Pro Portion: E: 40, F: 26, Kh: 5 g, kJ: 1864, kcal: 445.

Kartoffelsalat

750 g kleine festkochende Kartoffeln	mit der Schale etwa 20 Minuten kochen, pellen, in Scheiben schneiden
1 Zwiebel	abziehen, würfeln, mit
125 ml (1/8 l) Fleischbrühe 4 Eßl. Essig 1 Teel. Zucker	aufkochen, den Sud mit
Salz Pfeffer	abschmecken, über die noch warmen Kartoffelscheiben gießen, vorsichtig vermengen
	alles solange ziehen lassen, bis die Marinade von den Kartoffeln vollkommen aufgenommen ist, ab und zu vorsichtig umrühren
1 Bund Radieschen (250 g mit Grün)	putzen, waschen, in Scheiben schneiden
150 g Maiskörner (aus der Dose)	abtropfen lassen, mit den Radieschenscheiben zu den Kartoffeln geben
1 – 2 Eßl. geriebenen Meerrettich 1 Eßl. Mayonnaise (50 %) 150 g saure Sahne 2 – 3 Eßl. Zitronensaft 1 Teel. Zucker	verrühren, unter den Salat mengen

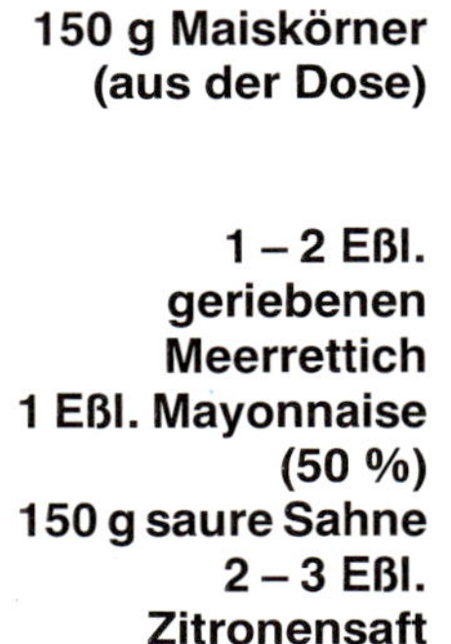

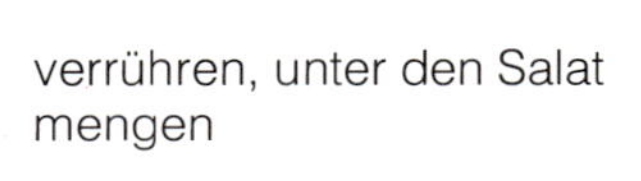

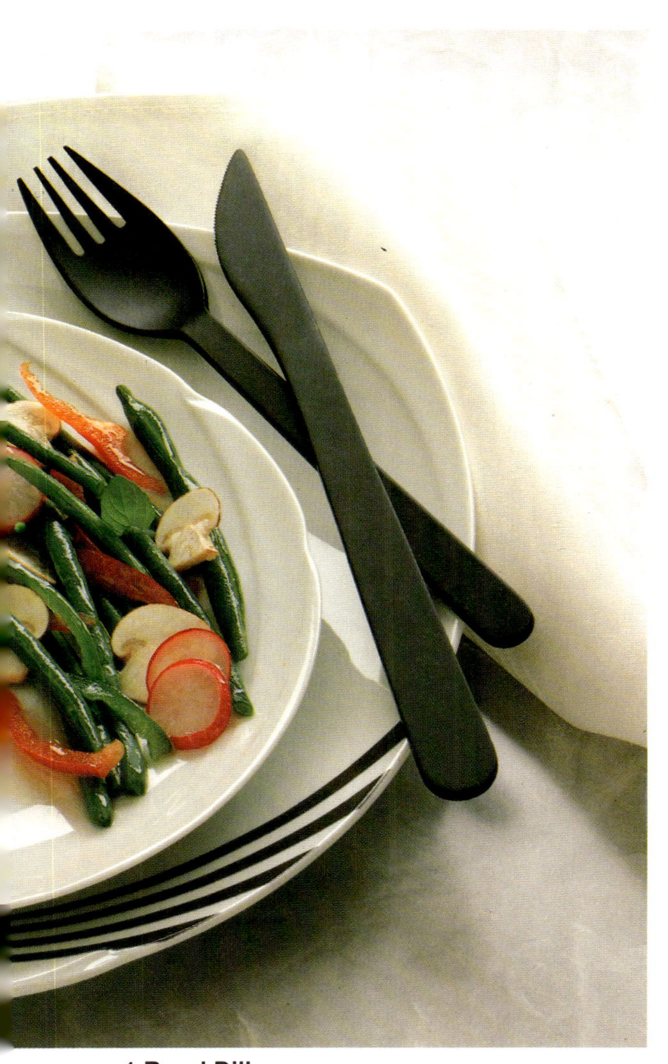

1 Bund Dill
2 Zweige Zitronenmelisse unter fließendem kalten Wasser abspülen, trockentupfen, hacken, die Kräuter kurz vor dem Servieren unter den Salat mengen.

Pro Portion: E: 7g, F: 10 g, Kh: 41 g, kJ: 1209, kcal: 289.

Birnen-Möhren-Puten-Salat

Den Saft von
1 Zitrone mit
1 Eßl. flüssigem Honig
1 Messerspitze Cayennepfeffer
2 Eßl. Sojasauce
4 Eßl. Sojaöl zu einer Salatsauce verrühren
2 kleine feste Birnen (200 g) waschen, halbieren, das Kerngehäuse entfernen, die Birnen in Stücke schneiden, sofort mit der Sauce vermengen
200 g Möhren schrappen, waschen, grob raspeln
200 g Chinakohl in feine Streifen schneiden, waschen, gut abtropfen lassen
250 g geräuchertes Putenbrustfleisch in Streifen schneiden, alle Zutaten vermengen
2 Eßl. Sesamsamen in
etwas Butter (5 g) anrösten
warm unter den Salat heben, sofort servieren.

Pro Portion: E: 18, F: 13, Kh: 12, kJ: 1031, kcal: 246.

Fisch-Reis-Salat

750 ml (3/4 l) Salzwasser zum Kochen bringen
75 g Langkornreis hineingeben, zum Kochen bringen, in etwa 20 Minuten ausquellen lassen, auf ein Sieb geben, mit kaltem Wasser übergießen, gut abtropfen lassen
250 g gekochtes Fischfilet (z. B. Kabeljau) zerpflücken
1 Apfel (150 g) schälen, vierteln, entkernen
1 Zwiebel abziehen
50 g Gouda-Käse
3 gekochte Selleriescheiben
die vier Zutaten in kleine Würfel schneiden

für die Salatsauce
3 Eßl. Salatöl mit
5 Eßl. Essig verrühren, mit
Salz
Currypulver würzen
mit den Salatzutaten vorsichtig vermengen, den Salat gut durchziehen lassen.

Pro Portion: E: 15 g, F: 11 g, Kh: 20 g, kJ: 1086, kcal: 260.

Tintenfisch-Salat
(Foto)

500 g Tintenfisch (tiefgekühlt)	auftauen lassen, in
Salzwasser	zum Kochen bringen, etwa 15 Minuten kochen lassen, abgießen, etwas abkühlen lassen, in Ringe schneiden
	für die Marinade
1 Knoblauchzehe	abziehen, zerdrücken, mit
Saft von 1 Zitrone	
1 Teel. Senf	verrühren, mit
Salz	
Pfeffer	würzen
4 Eßl. kaltgepreßtes Olivenöl	darunterschlagen, den noch warmen Tintenfisch in die Marinade geben, durchziehen lassen
2 enthäutete Fleischtomaten (300 g)	vierteln (die Stengelansätze herausschneiden)
1 rote Zwiebel	abziehen, in Scheiben schneiden beide Zutaten unter den Tintenfisch heben, den Salat auf Tellern anrichten, mit
100 g grünen Oliven	
glatter Petersilie	garnieren.

Pro Portion: E: 20 g, F: 14 g, Kh: 4 g, kJ: 939, kcal: 224.

Salat-Schüssel nach Fischer Art

200 g gepulte Shrimps	in die Mitte einer großen, flachen Schale häufen
4 hartgekochte Eier	pellen, längs halbieren, das Eiweiß grob hacken, das Eigelb durch ein Sieb streichen, beide Zutaten als Kranz um die Shrimps geben
1 Kästchen geschnittene, abgespülte Kresse	um das Ei streuen
300 g eingelegte Rote Bete	abtropfen lassen, als Kranz um die Kresse legen
	für die Dill-Sauce
2 Eßl. (60 g) Crème fraîche	
150 g Joghurt (3,5%)	mit
Salz	
Pfeffer	
Zucker	würzen
2 – 3 Eßl. gehackten Dill	unterrühren, die Dill-Sauce getrennt zu dem Salat reichen.

Pro Portion: E: 18 g, F: 13 g, Kh: 10 g, kJ: 982, kcal: 235.

Dänischer Salat

125 g kleine Nudeln (z. B. Muscheln)	in
1 l kochendes Salzwasser	geben, zum Kochen bringen, kurz umrühren, etwa 10 Minuten kochen lassen, auf ein Sieb geben, mit kaltem Wasser übergießen, abtropfen lassen
2 hartgekochte Eier	pellen
125 g mageren gekochten Schinken	
	beide Zutaten in Würfel schneiden
etwa 275 g gare feine Erbsen	
etwa 175 g Spargelstücke (aus der Dose)	
	das Gemüse abtropfen lassen, die Gemüseflüssigkeit auffangen
	für die Salat-Sauce
3 Eßl. Salatmayonnaise (50 %)	mit
2 Eßl. (60 g) Joghurt	
4 Eßl. Gemüseflüssigkeit	
3 – 4 Eßl. Essig	verrühren, mit
Salz	
frisch gemahlenem Pfeffer	
Zucker	abschmecken, mit den Salatzutaten vermengen, gut durchziehen lassen, den Salat evtl. mit Salz, Pfeffer, Zucker abschmecken.

Pro Portion: E: 18 g, F: 18 g, Kh: 30 g, kJ: 1582, kcal: 378.

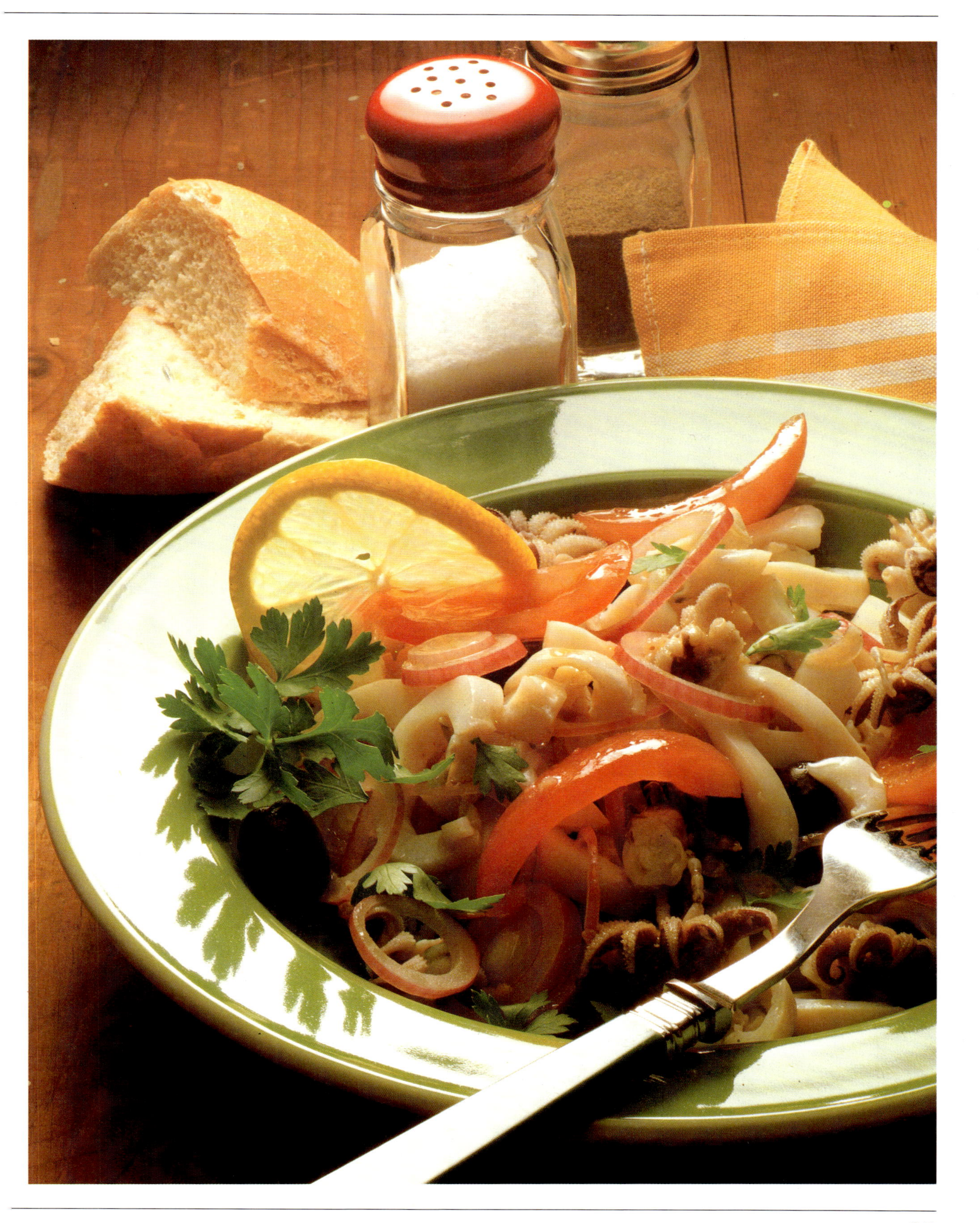

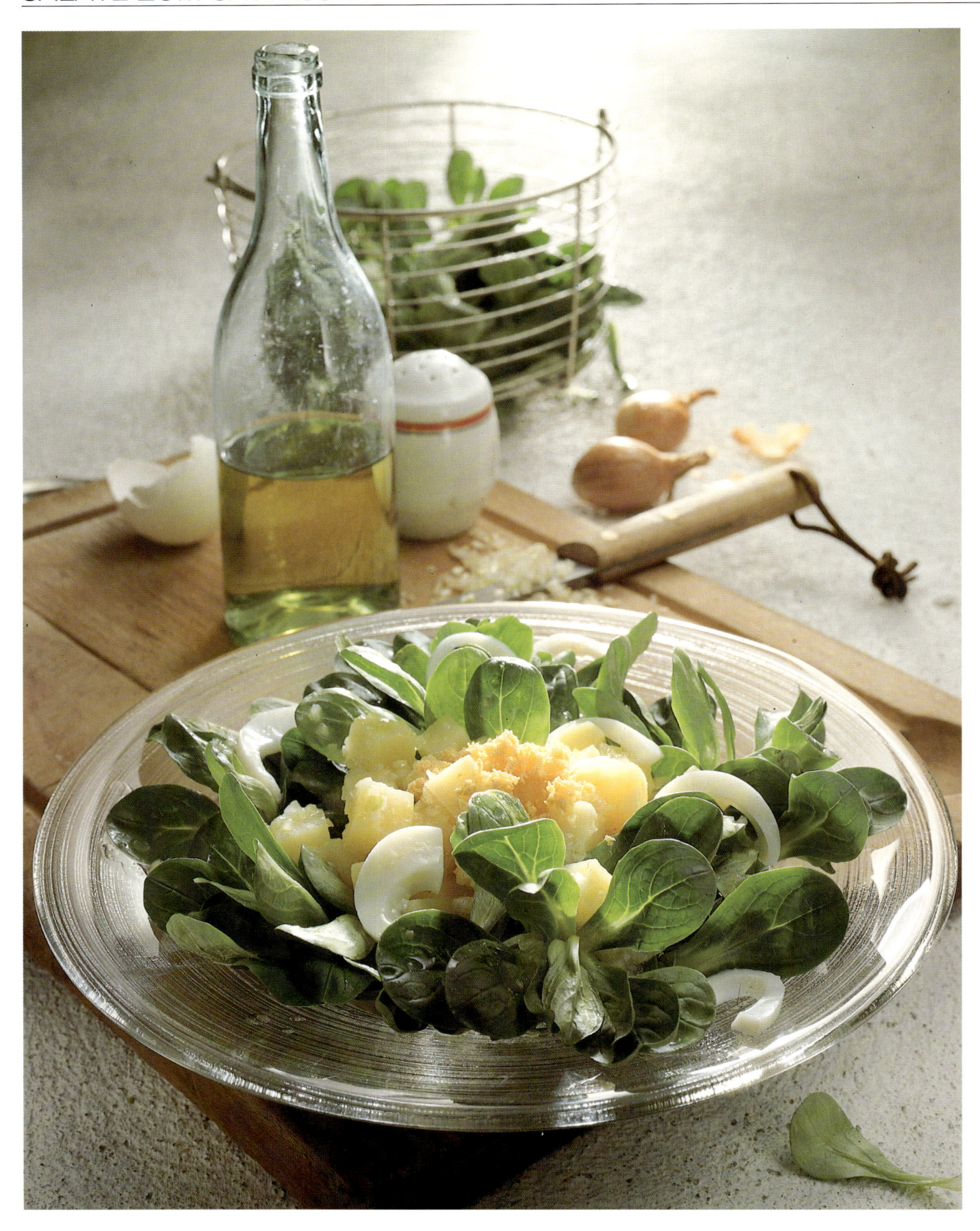

Kartoffel-Feldsalat à la Française
(großes Foto)

250 g Kartoffeln	kochen, abschrecken, pellen, würfeln
3 Schalotten	abziehen, fein hacken, beide Zutaten in eine Schüssel geben
125 ml (1/8 l) Fleischbrühe	mit
2 – 3 Eßl. Weinessig	erhitzen, über die Kartoffeln gießen, alles 20 Minuten durchziehen lassen, inzwischen von
150 g Feldsalat	die Wurzelenden abschneiden, welke Blätter entfernen, (größere Blätter teilen), den Salat gründlich waschen, gut abtropfen lassen
3 hartgekochte Eier	pellen, halbieren, Eigelb beiseitestellen, Eiweiß in feine Streifen schneiden
3 Eßl. Salatöl	zu den Kartoffeln geben, mit
Salz, Pfeffer	abschmecken, den Feldsalat und das Eiweiß unter die Kartoffeln heben, das Eigelb durch die Knoblauchpresse oder durch ein Sieb drücken, über den Salat geben, sofort servieren.

Pro Portion: E: 7 g, F: 17 g, Kh: 11 g, kJ: 966, kcal: 231.

Frisée-Salat „Grenoble" (kleines Foto)

3 Scheiben (60 g) Toastbrot	entrinden, würfeln, die Würfel in
20 g Butter	von jeder Seite goldbraun braten, beiseitestellen
1 Frisée-Salat	verlesen, die Blätter in Streifen schneiden, gründlich waschen, gut abtropfen lassen
1 Zwiebel	pellen, in dünne Ringe schneiden, den Salat mit den Zwiebelringen,
75 g Walnußkernen	mischen
2 Eßl. Weißweinessig	mit
Salz, Pfeffer	
4 Eßl. Walnußöl	verrühren, unter den Salat heben, den Salat mit den Brotwürfeln bestreuen.

Pro Portion: E: 8 g, F: 38 g, Kh: 14 g, kJ: 1892, kcal: 452.

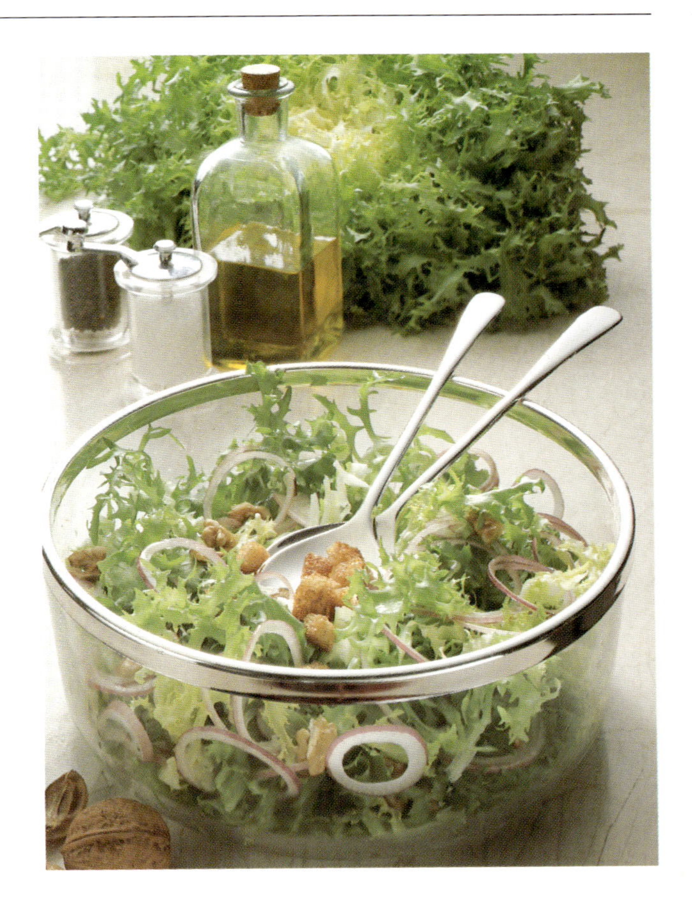

Radicchio mit Thunfisch

	Von
250 g Radicchio	die Blätter abzupfen, die geschälten Wurzeln in Scheiben schneiden, den Radicchio waschen, gut abtropfen lassen
etwa 200 g Thunfisch, in Wasser (aus der Dose)	abtropfen lassen, zerpflücken
3 hartgekochte Eier	pellen, in Scheiben schneiden
	für die Salatsauce
3 Eßl. becel Diät-Speiseöl	mit
2 – 3 Eßl. Essig	
Salz	
Pfeffer	
Zucker	verschlagen, Radicchio, Thunfisch und Eier mit der Sauce vermengen den Salat mit Essig, Salz, Zucker abschmecken.

Pro Portion: E: 15 g, F: 13 g, Kh: 1 g, kJ: 787, kcal: 188.

Schnell zubereitet: Leichte Mittagsgerichte

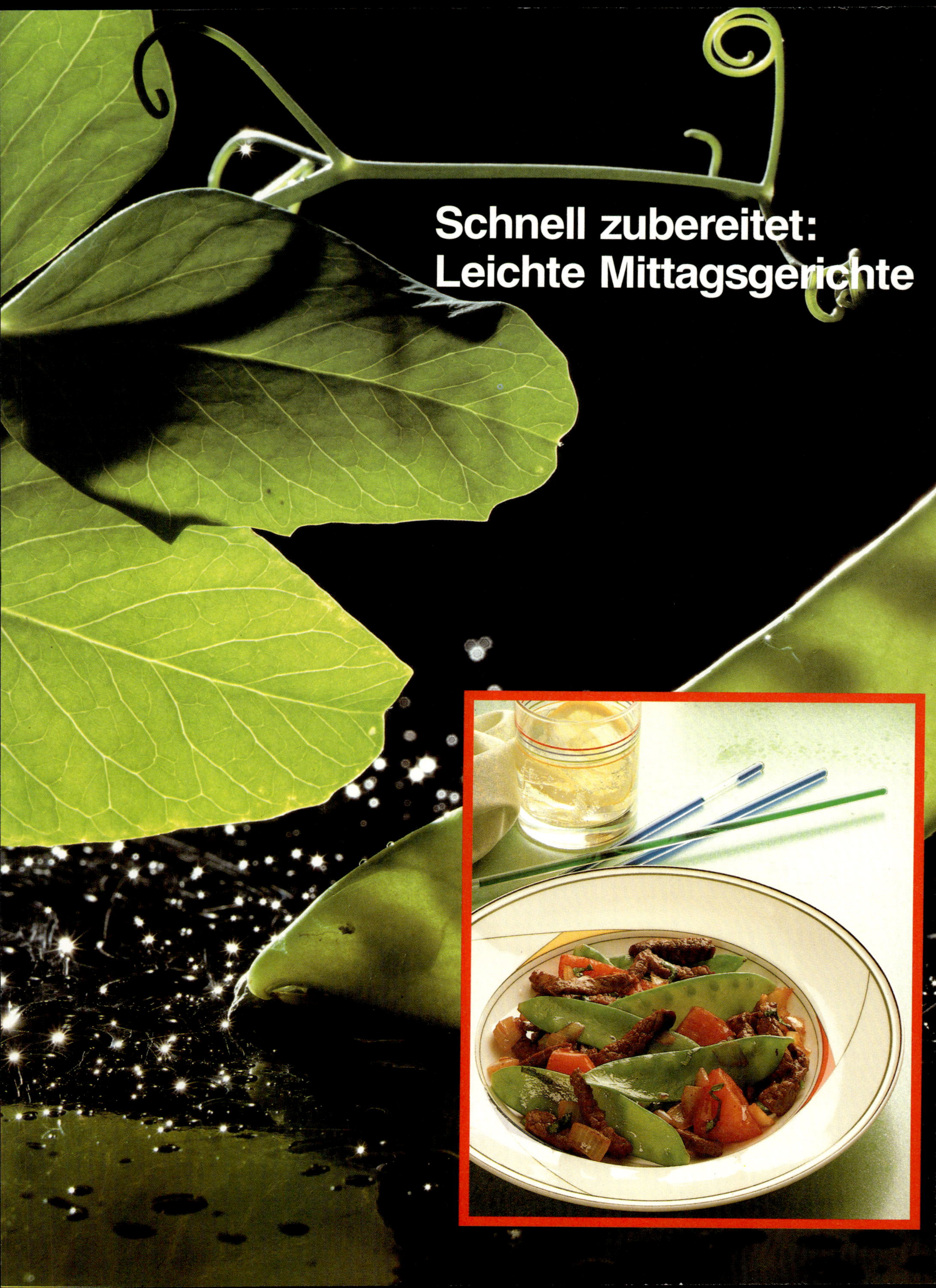

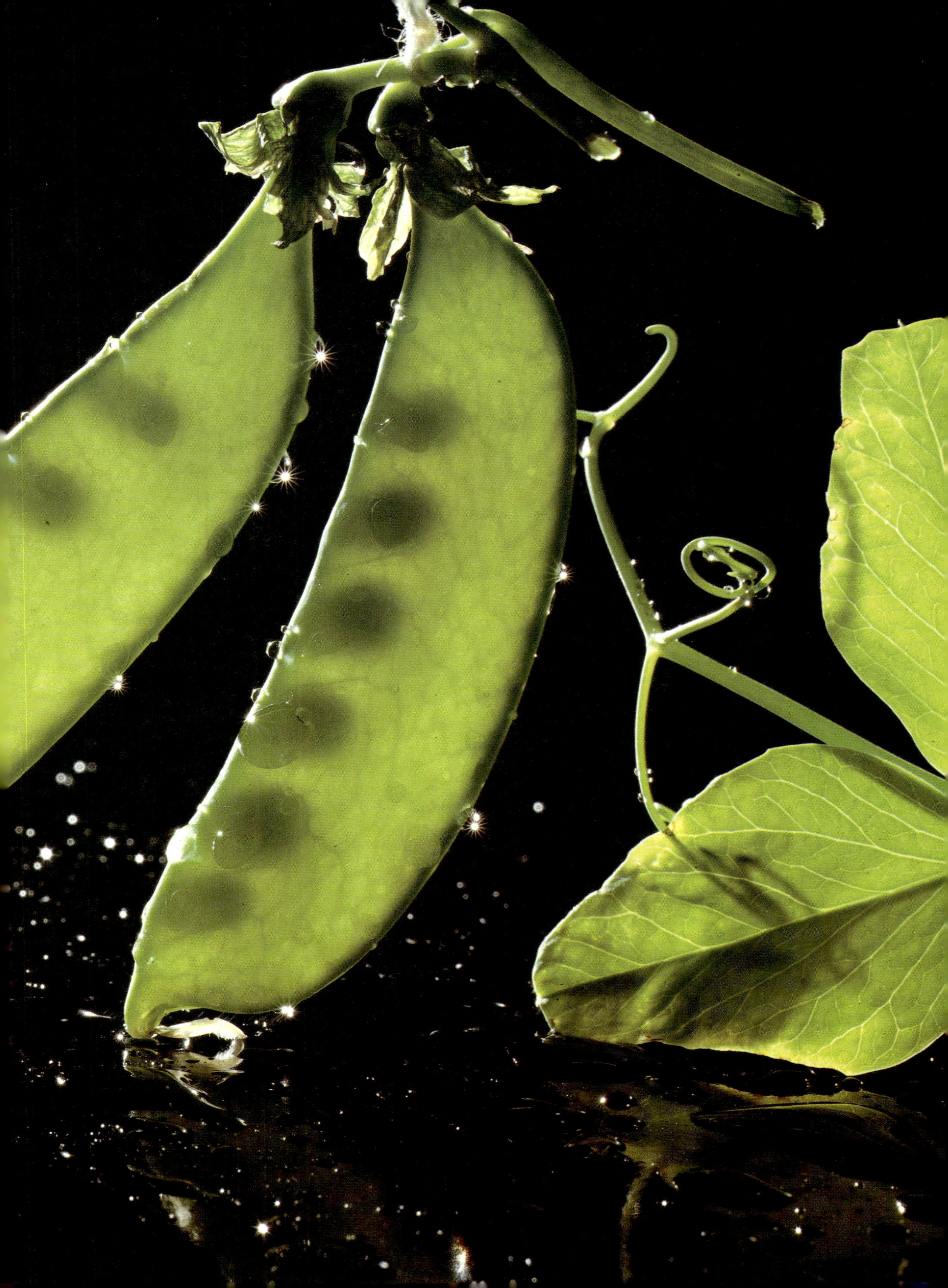

Zuckererbsentopf

(Foto S. 68/69)

400 g Roastbeef	unter fließendem kalten Wasser abspülen, trockentupfen, in feine Streifen schneiden
3 Eßl. Speiseöl	erhitzen, die Fleischstreifen unter Rühren etwa 3 Minuten darin braten, mit
Salz, Pfeffer	würzen, aus dem Topf nehmen
1 Eßl. Speiseöl	zu dem Bratfett geben
3 – 4 Zwiebeln	abziehen, würfeln, in dem Bratfett andünsten, von
375 g Zuckererbsen (Zuckerschoten)	die Enden abschneiden, die Schoten waschen, abtropfen lassen, zu den Zwiebelwürfeln geben
2 Basilikumzweige	vorsichtig abspülen, mit
125 ml (1/8 l) Wasser	
Salz, Pfeffer	hinzufügen, im geschlossenen Topf etwa 3 Minuten schmoren
2 Fleischtomaten (etwa 400 g)	kurze Zeit in kochendes Wasser legen (nicht kochen lassen), in kaltem Wasser abschrecken, enthäuten, die Stengelansätze herausschneiden, die Tomaten halbieren, in Würfel schneiden, zu den Zuckererbsen geben, etwa 3 Minuten mitschmoren lassen, das Fleisch,
3 Eßl. Sojasoße	unterrühren, den Zuckererbsentopf 2 – 3 Minuten durchschmoren lassen, mit Salz, Pfeffer abschmecken, sofort servieren
Schmorzeit:	Etwa 15 Minuten.

Pro Portion: E: 27 g, , F: 20 g, Kh: 27 g, kJ: 1769, kcal: 423.

Grüne Bohnen-Eintopf

500 g Rindfleisch	unter fließendem kalten Wasser abspülen, trockentupfen, in Würfel schneiden
1 kg Grüne Bohnen	evtl. abfädeln, waschen, in kleine Stücke brechen oder schneiden
500 g Kartoffeln	schälen, waschen, in Würfel schneiden
40 g Margarine	erhitzen, das Fleisch unter Wenden schwach darin bräunen lassen
1 mittelgroße Zwiebel	abziehen, würfeln kurz bevor das Fleisch genügend gebräunt ist, die Zwiebelwürfel hinzufügen, kurz miterhitzen
1 Stengel Bohnenkraut	abspülen das Fleisch mit
Salz, Pfeffer	würzen, Bohnenkraut, Bohnen, Kartoffeln,
500 ml (1/2 l) Wasser	hinzufügen, gar schmoren lassen den Eintopf mit Salz abschmecken
Garzeit:	Etwa 80 Minuten.

Pro Portion: E: 30 g, F: 11 g, Kh: 31 g kJ: 1556, kcal: 372.

Rotkohlsalat mit Hähnchenbrust

(Foto)

	Von
500 g Rotkohl	den Strunk und die äußeren Blätter entfernen, den Rotkohl waschen, in feine Streifen schneiden
Salzwasser	mit
2 Eßl. Essig	aufkochen, den Kohl darin etwa 1 Minute blanchieren, abgießen, gut abtropfen lassen
1 Teel. flüssigen Honig	mit
2 Eßl. Zitronensaft	
1 Eßl. Rotweinessig	
Pfeffer, Salz	verrühren, unter den noch warmen Salat mengen, alle Zutaten etwa 1 Stunde marinieren, dabei öfter umrühren
2 Hähnchenbrustfilets (etwa 300 g)	unter kaltem Wasser abspülen, trockentupfen, in 1 Teel. Butter bei milder Hitze von jeder Seite etwa 3 Minuten braten, mit Salz, Pfeffer würzen, den Rotkohlsalat auf 4 Teller verteilen, die Hähnchenbrüste in Scheiben schneiden
6 Walnußkernhälften	hacken, über den Salat streuen.

Pro Portion: E: 19 g, F: 3 g, Kh: 7 g, kJ: 591, kcal: 141.

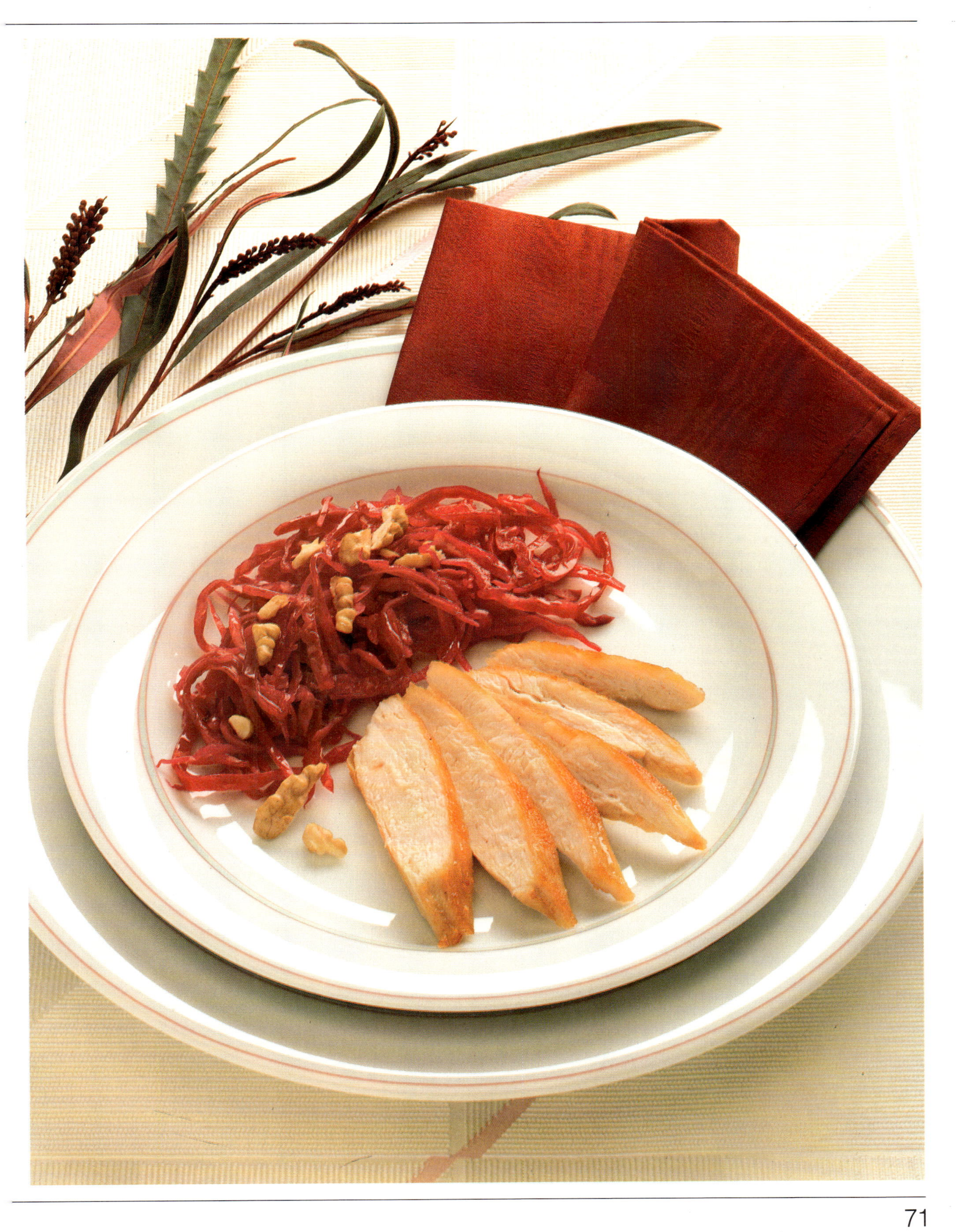

Blumenkohl mit Tomaten, gedünstet

(Foto)

1 Zwiebel
1 Knoblauchzehe beide Zutaten abziehen, würfeln
250 g Tomaten kurze Zeit in kochendes Wasser legen (nicht kochen lassen), in kaltem Wasser abschrecken, enthäuten, die Stengelansätze herausschneiden, die Tomaten in Würfel schneiden
40 g Butter zerlassen, Zwiebel- und Knoblauchwürfel darin andünsten, die Tomatenwürfel hinzufügen, kurz durchdünsten lassen
1 kg Blumenkohl putzen, ihn in Röschen teilen, den Strunk in Streifen schneiden, Blumenkohlröschen und Strunkstreifen gründlich waschen, abtropfen lassen, zu den Tomatenwürfeln geben, mit
Salz, Pfeffer
gemahlenem Koriander würzen, im geschlossenen Topf etwa 20 Minuten dünsten lassen
100 g mageren gekochten Schinken in Streifen schneiden, mit
1 Eßl. gehacktem Dill zu dem Gemüse geben, kurz erhitzen,
Dünstzeit: Etwa 20 Minuten.

> Pro Portion: E: 10 g, F: 12 g
> Kh: 7 g, kJ: 762, kcal: 182.

Tomatensuppe

800 g Tomaten (aus der Dose) durch ein Sieb streichen, mit Wasser auf 1 l auffüllen
2 mittelgroße Zwiebeln abziehen, würfeln
40 g Butter zerlassen, die Zwiebeln darin andünsten, mit
35 g Weizenmehl bestreuen, kurz miterhitzen, die Tomatenflüssigkeit,
2 Eßl. Tomatenmark hinzufügen, mit einem Schneebesen durchschlagen, darauf achten, daß keine Klumpen entstehen, die Suppe zum Kochen bringen, etwa 10 Minuten schwach kochen lassen, mit
Salz, Pfeffer
Zucker
gerebeltem Oregano abschmecken, mit
2 Eßl. gehackter
Petersilie bestreuen
Kochzeit: Etwa 15 Minuten.
Einlage: Reis oder Nudeln.

> Pro Portion: E: 4 g, F: 9 g,
> Kh: 17, kJ: 711, kcal: 170.

Gefüllte Zwiebeln

2 Gemüsezwiebeln (750 g) abziehen, in
Salzwasser zum Kochen bringen, halbgar

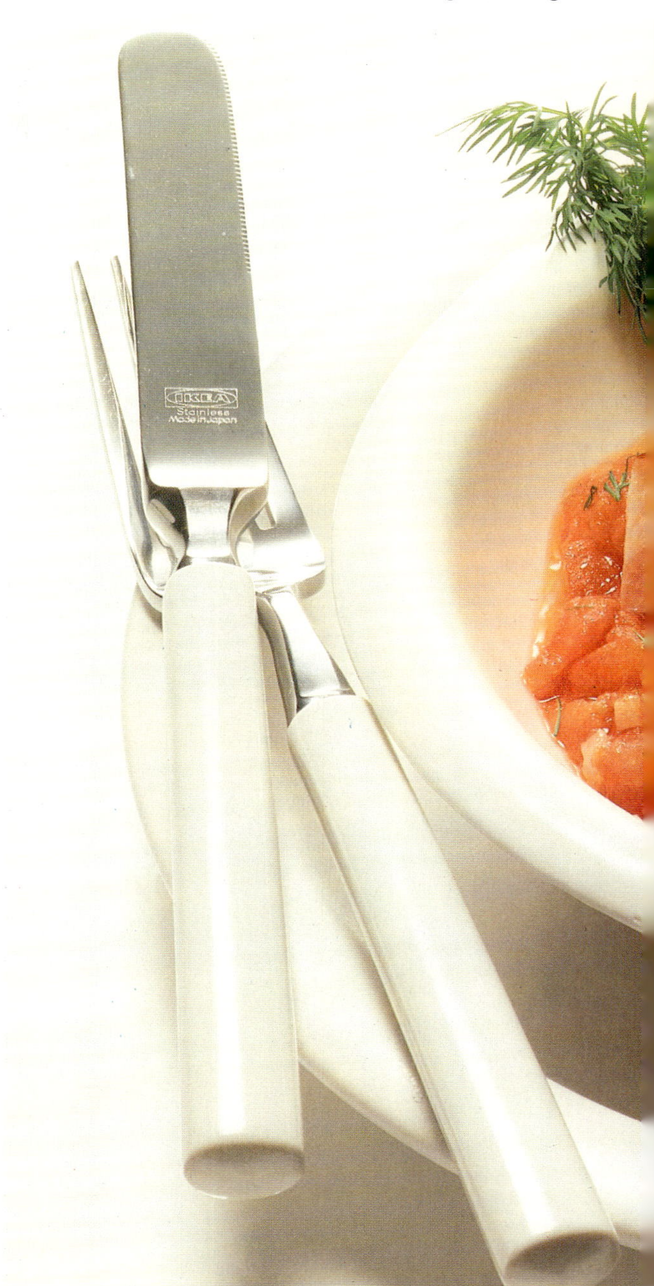

	kochen lassen, die Zwiebeln waagerecht halbieren, bis auf 3 – 4 Schichten aushöhlen, die Zwiebelstücke kleinschneiden
15 g Margarine	in einer feuerfesten Form zerlassen, die Zwiebelstücke darin andünsten
3 Eßl. Schlagsahne (30% Fett)	unterrühren, mit
Salz	würzen, die ausgehöhlten Zwiebelhälften darauf legen
375 g Rinderhack	mit
1 Eßl. gehackter Petersilie	vermengen, die Zwiebeln damit füllen, die Form auf dem Rost in den vorgeheizten Backofen schieben, das gare Gericht mit
1 Eßl. gehackter Petersilie	bestreuen
Strom:	200 – 225, Gas: 3 – 4
Backzeit:	Etwa 30 Minuten.

Pro Portion: E: 24 g, F: 19 g, Kh: 11 g, kJ: 1293, kcal: 309.

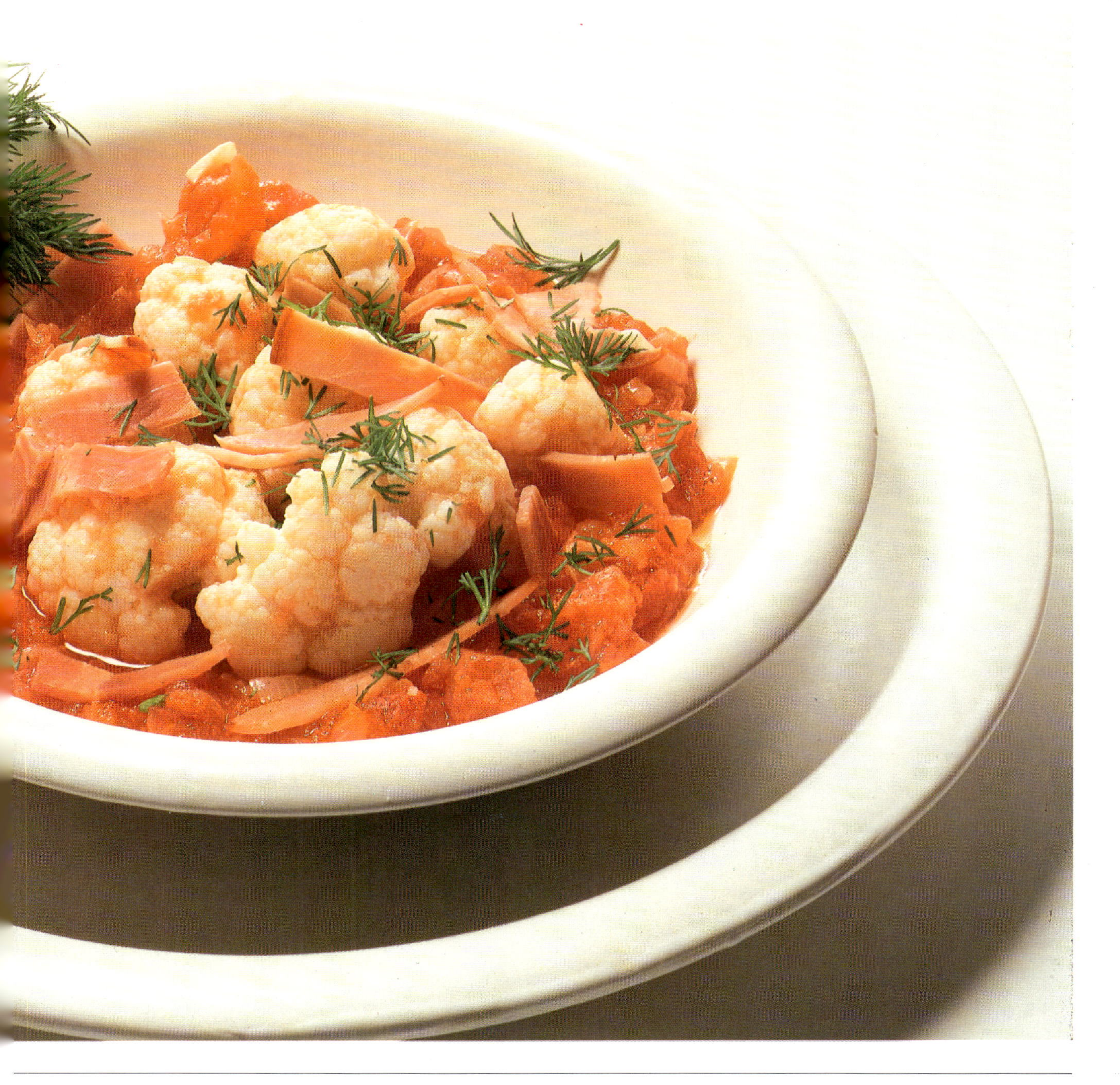

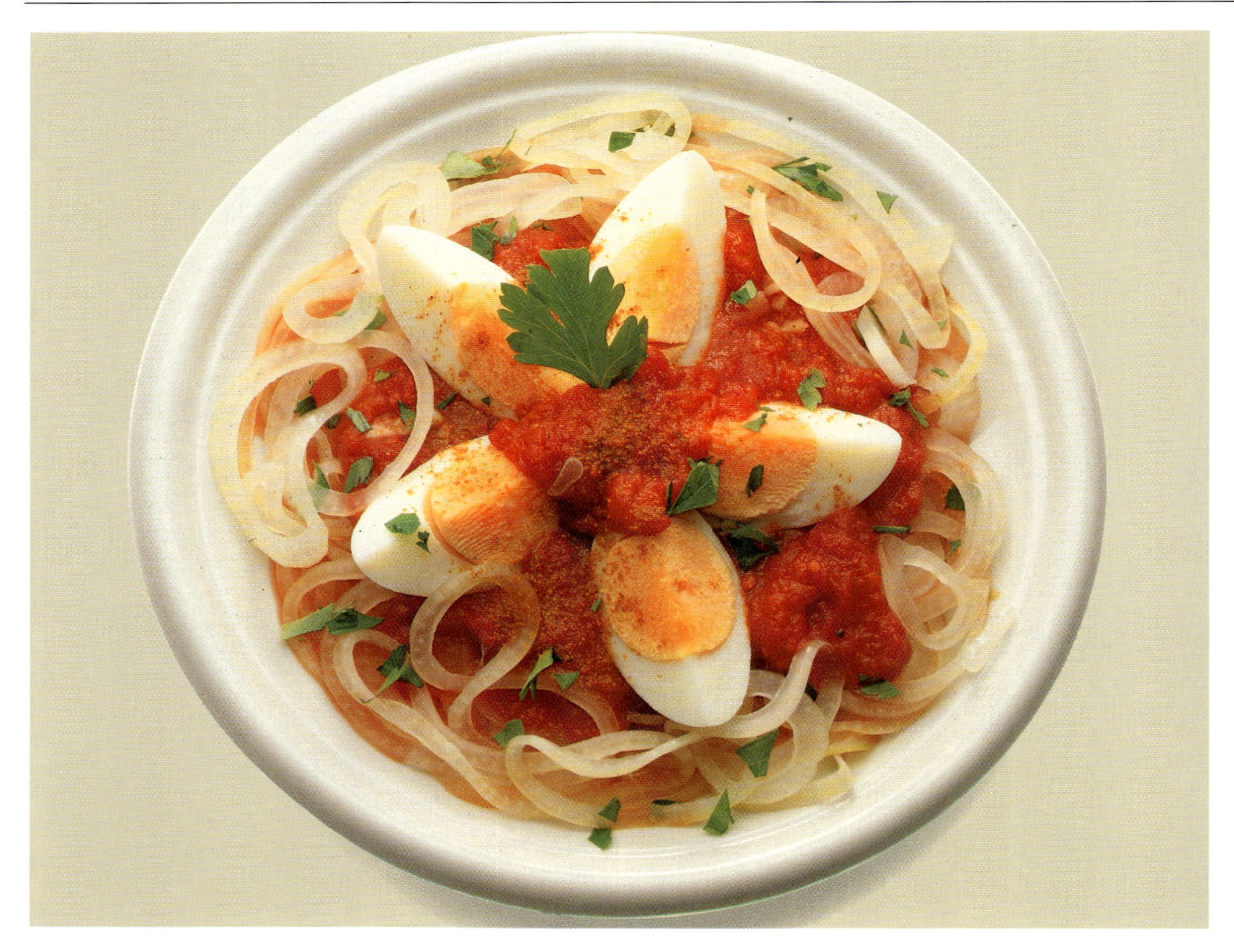

Indisches Eier-Curry
(Foto)

4 Eier	in 10 Minuten hart kochen, abschrecken, pellen
2 Zwiebeln	abziehen, in feine Ringe schneiden
2 Eßl. Butterschmalz	in einem breiten Topf erhitzen, Zwiebeln darin weich dünsten, herausnehmen, warm stellen
3 Knoblauchzehen	abziehen, durch die Presse drücken, in das Fett geben
1 Eßl. Curry 1/2 Teel. Kreuzkümmel 1 Messerspitze gemahlenen Kardamom 1 Messerspitze gemahlenen Koriander Salz, Pfeffer	hinzufügen, andünsten
3 Eßl. Tomatenmark	unterrühren, kurz mitdünsten
1 Dose geschälte Tomaten	mit dem Saft hinzufügen, alle Zutaten etwa 30 Minuten bei schwacher Hitze köcheln lassen, bis eine sämige Sauce entstanden ist, die Zwiebelringe auf den Teller geben, mit der Sauce übergießen, mit den Eiervierteln anrichten
2 Bund glatte Petersilie	unter fließendem kalten Wasser abspülen, trockentupfen, grob hacken, über das Eier-Curry geben.

Pro Portion: E: 9 g, F: 14 g, Kh: 9 g, kJ: 847, kcal: 202.

Beigabe: Reis, Salat.

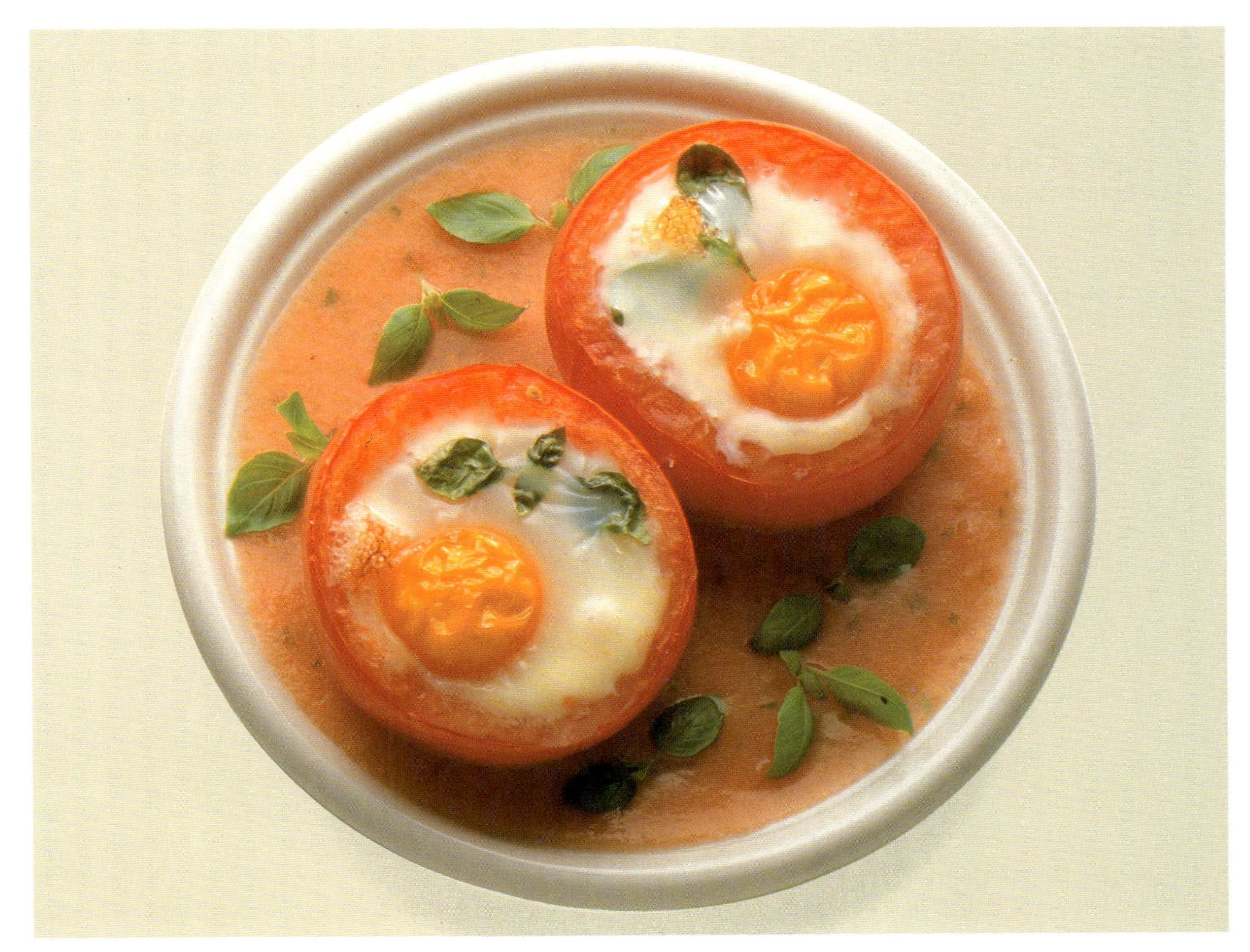

Eier im Tomatennest
(Foto)

4 große, reife Fleischtomaten (500 g) waschen, das obere Drittel als Deckel abschneiden, die Tomaten aushöhlen, innen mit

Salz
gemahlenem Pfeffer würzen

das Tomateninnere und die Deckel pürieren, durch ein Sieb streichen

1 Bund Basilikum unter fließendem kalten Wasser abspülen, trockentupfen, die Blättchen abzupfen, in jede Tomate ein Blättchen legen, die übrigen in Streifen schneiden, unter das Püree rühren, die Tomaten in eine feuerfeste Form setzen, in jede Tomate

1 aufgeschlagenes Ei geben

die Form auf dem Rost in den vorgeheizten Backofen schieben, die Eier stocken lassen

2 Teel. Balsamessig
1 Eßl. Olivenöl unter das Tomatenpüree rühren, mit

Salz
Pfeffer abschmecken, die Tomaten aus dem Ofen nehmen, auf vier Teller geben, mit dem Püree umgießen.

Strom: 175 Grad
Gas: Stufe 2
Garzeit: Etwa 20 Minuten.

Pro Portion: E: 8 g, F: 8 g, Kh: 4 g, kJ: 559, kcal: 134.

Beigabe: Kartoffelpüree.

Zuckererbsen mit Mandelbutter
(Foto)

	Von
600 g Zuckererbsen (Zuckerschoten)	die Enden abschneiden, die Schoten waschen, abtropfen lassen in
kochendes Salzwasser	geben, zum Kochen bringen, etwa 5 Minuten kochen, abtropfen lassen
30 g Butter	zerlassen, etwas bräunen lassen
20 g abgezogene, gehobelte Mandeln	darin unter Rühren leicht bräunen lassen, die Zuckererbsen hinzufügen, gut durchschwenken mit
Salz Pfeffer	würzen, sofort servieren.

Pro Portion: E: 4 g, F: 8 g, Kh: 8 g, kJ: 523, kcal: 125.

Tip: Zuckererbsen mit Mandelbutter zu kurzgebratenem Fleisch, z. B. Filetsteaks reichen.

Spargel-Schinken-Omelett

100 g gekochten Brechspargel	abtropfen lassen, in etwa 3 cm lange Stücke schneiden
50 g mageren gekochten Schinken	in Würfel schneiden
10 g Butter oder Margarine	zerlassen, Spargel und Schinken darin erhitzen
4 Eier	mit
4 Eßl. Milch Salz	verschlagen
Butter oder Margarine	in einer Stielpfanne erhitzen, die Eier hineingeben (Pfanne mit einem Deckel schließen), die Eiermasse langsam gerinnen lassen wenn die untere Seite des Omeletts bräunlich gebacken ist (die obere muß weich bleiben), die Spargel-Schinkenmasse auf eine Hälfte des Omeletts geben, die andere Hälfte darüber schlagen, das Omelett auf eine vorgewärmte Platte gleiten lassen, mit
gehackter Petersilie	bestreuen
Backzeit:	Etwa 15 Minuten.

Pro Portion: E: 10 g, F: 11 g, Kh: 2 g, kJ640, kcal: 153.

Nudelragout mit Broccoli

250 g Schleifennudeln	in
3 – 4 l kochendes Salzwasser	geben
1 Eßl. Speiseöl	hinzufügen, zum Kochen bringen, ab und zu umrühren, in

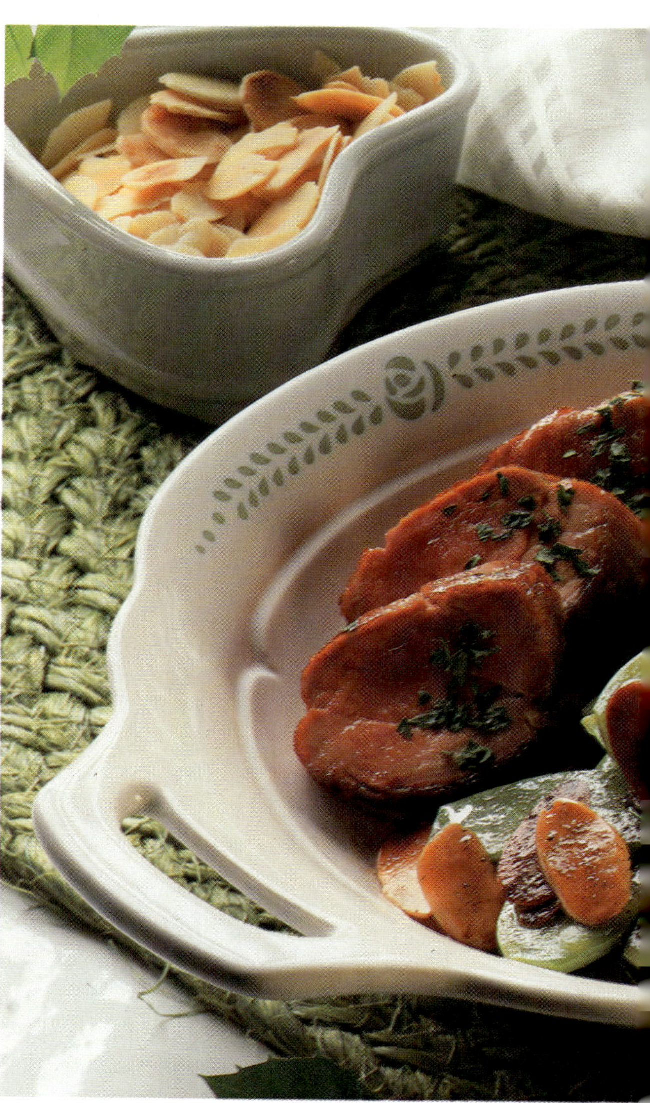

etwa 10 Minuten gar kochen lassen, die Nudeln auf ein Sieb geben, mit kaltem Wasser übergießen, abtropfen lassen, warm stellen

500 ml (1/2 l) Wasser mit
1/2 Eßl. Butter (5 g)
Salz
Zucker zum Kochen bringen
300 g tiefgekühlten Broccoli hineingeben, zum Kochen bringen, in 5 – 7 Minuten gar kochen, abtropfen lassen (Broccoliflüssigkeit auffangen) die Broccoliröschen 1 – 2 mal durchschneiden, vorsichtig mit den Nudeln vermengen, warm stellen

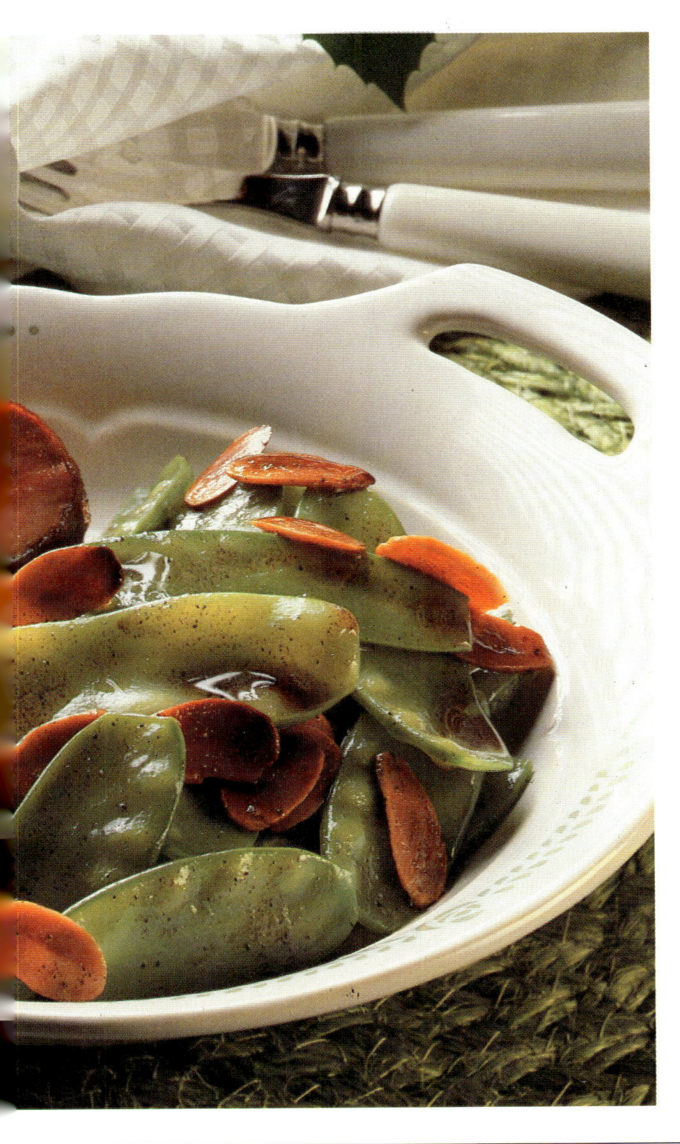

125 ml (1/8 l) Broccoliflüssigkeit abmessen, mit
100 g Crème fraîche
100 g saurer Sahne verrühren, zum Kochen bringen, einkochen lassen
1 Eigelb unterrühren (nicht mehr kochen lassen), die Sauce mit
frisch geschrotetem Pfeffer
geriebener Muskatnuß kräftig würzen, über die Broccoli-Nudeln geben, sofort servieren.

Pro Portion: E: 12 g, F: 20 g, Kh: 48 g, kJ: 1761, kcal: 421.

Beilage: Magerer roher oder gekochter Schinken.

Geflügel-Geschnetzeltes in Sahne-Sauce

500 g Hähnchenbrustfilet unter fließendem kalten Wasser abspülen, trockentupfen, in dünne Scheiben schneiden, mit
Salz
Pfeffer
Paprika, edelsüß bestreuen
20 g becel-Diät-Pflanzenfett erhitzen, das Fleisch in etwa 7 Minuten darin goldbraun braten
30 g Weizenmehl darüberstäuben, unter Rühren durchdünsten lassen
150 g Champignons (aus der Dose) abtropfen lassen, in Scheiben schneiden, die Flüssigkeit auffangen, mit Wasser auf 250 ml (1/4 l) ergänzen, zu dem Fleisch geben, unter Rühren aufkochen lassen, die Champignonscheiben,
125 ml (1/8 l) Schlagsahne dazugeben, zum Kochen bringen, 5 Minuten kochen lassen, kräftig mit Salz, Pfeffer, Paprika abschmecken

Garzeit: 15 – 20 Minuten.

Pro Portion: E: 31 g, F: 15 g, Kh: 7 g, kJ: 1296, kcal: 310.

Beilage: Reis, Salat.

Rotbarschröllchen mit Kresseschaum
(Foto)

600 g Rotbarschfilets (mindestens 20 cm lang) abspülen, trockentupfen, in 4 – 5 cm breite Längsstreifen schneiden, mit
2 Eßl. Zitronensaft beträufeln, mit
½ Teel. Salz bestreuen
250 g Kartoffeln waschen, in wenig Wasser in etwa 20 Minuten gar kochen, pellen, durch die Kartoffelpresse drücken, mit
3 Eßl. Crème fraîche (90 g)
1 Eigelb verrühren
2 Kästchen Kresse abspülen, Blättchen abschneiden, unterrühren, mit
Salz, Pfeffer abschmecken
1 Eiweiß steif schlagen, unterziehen, eine flache Auflaufform mit
1 Teel. Butter ausfetten, Fischfilets mit Kartoffelmasse bestreichen, locker zusammenrollen, dicht an dicht mit der Breitseite in die Auflaufform setzen, mit Alufolie abdecken, auf dem Rost in den vorgeheizten Backofen schieben
Strom: Etwa 200, **Gas:** 2 – 3
Bratzeit: Etwa 20 Minuten.

Pro Portion: E: 30 g, F: 16 g, Kh: 10 g, kJ: 1306, kcal: 312.

Gemüse-Fisch-Eintopf

500 g Kabeljaufilet unter fließendem kalten Wasser abspülen, trockentupfen, mit
Zitronensaft beträufeln, etwas stehenlassen, trockentupfen, mit
Salz bestreuen, in nicht zu kleine Stücke schneiden
250 g Champignons putzen, waschen, in Scheiben schneiden
250 g Grüne Bohnen abfädeln, waschen, in Stücke brechen oder schneiden
375 g Kartoffeln schälen, waschen, in Würfel schneiden
2 große Zwiebeln abziehen, in Scheiben schneiden
50 g Margarine zerlassen, die Zwiebeln darin andünsten, Champignons, Bohnen, Kartoffeln hinzufügen, kurze Zeit mitdünsten lassen, mit
Salz
Pfeffer würzen
250 ml (¼ l) Wasser hinzugießen, dünsten lassen nach etwa 25 Minuten Dünstzeit den Fisch,
125 ml (⅛ l) trockenen Weißwein hinzufügen, gar dünsten lassen den Eintopf mit Salz, Pfeffer,
Suppenwürze
Fisch-Gewürz abschmecken, mit
2 Eßl. gehackter Petersilie bestreuen
Dünstzeit: Etwa 40 Minuten.

Pro Portion: E: 26 g, F: 11 g, Kh: 18 g, kJ: 1299, kcal: 310.

Fischfilet mit Knoblauchcreme

1 Zwiebel abziehen, in Ringe schneiden
1 Möhre putzen, schrappen, waschen
1 Zitrone waschen
die beiden Zutaten in Scheiben schneiden, mit den Zwiebelringen,
1 Lorbeerblatt
500 ml (½ l) Salzwasser zum Kochen bringen, etwa 5 Minuten schwach kochen lassen, durch ein Sieb geben
4 Seelachsfilets (je 200 g) unter fließendem kalten Wasser abspülen, in den Sud geben, etwa 10 Minuten pochieren, herausnehmen, abtropfen lassen

für die Knoblauchcreme
1 Eigelb mit
1 Teel. Senf
1 Eßl. Zitronensaft verschlagen
4 Knoblauchzehen abziehen, fein würfeln, hinzugeben
4 Eßl. Olivenöl
250 g Magerquark unterrühren, die Knoblauchcreme mit
Salz
Pfeffer abschmecken.

Pro Portion: E: 46 g, F: 13 g, Kh: 5 g, kJ: 1461, kcal: 349.

Beilage: Petersilienkartoffeln, grüner Salat.

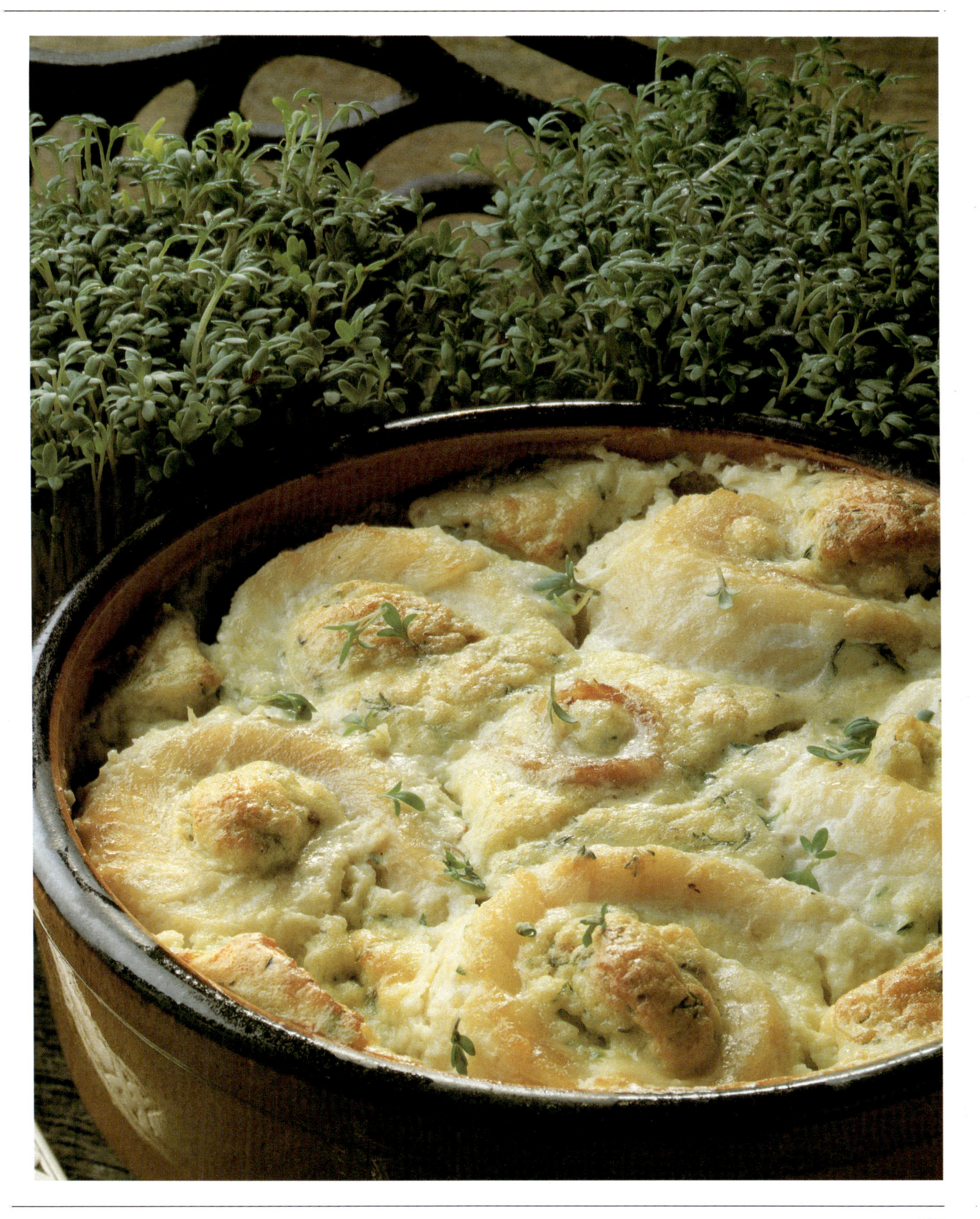

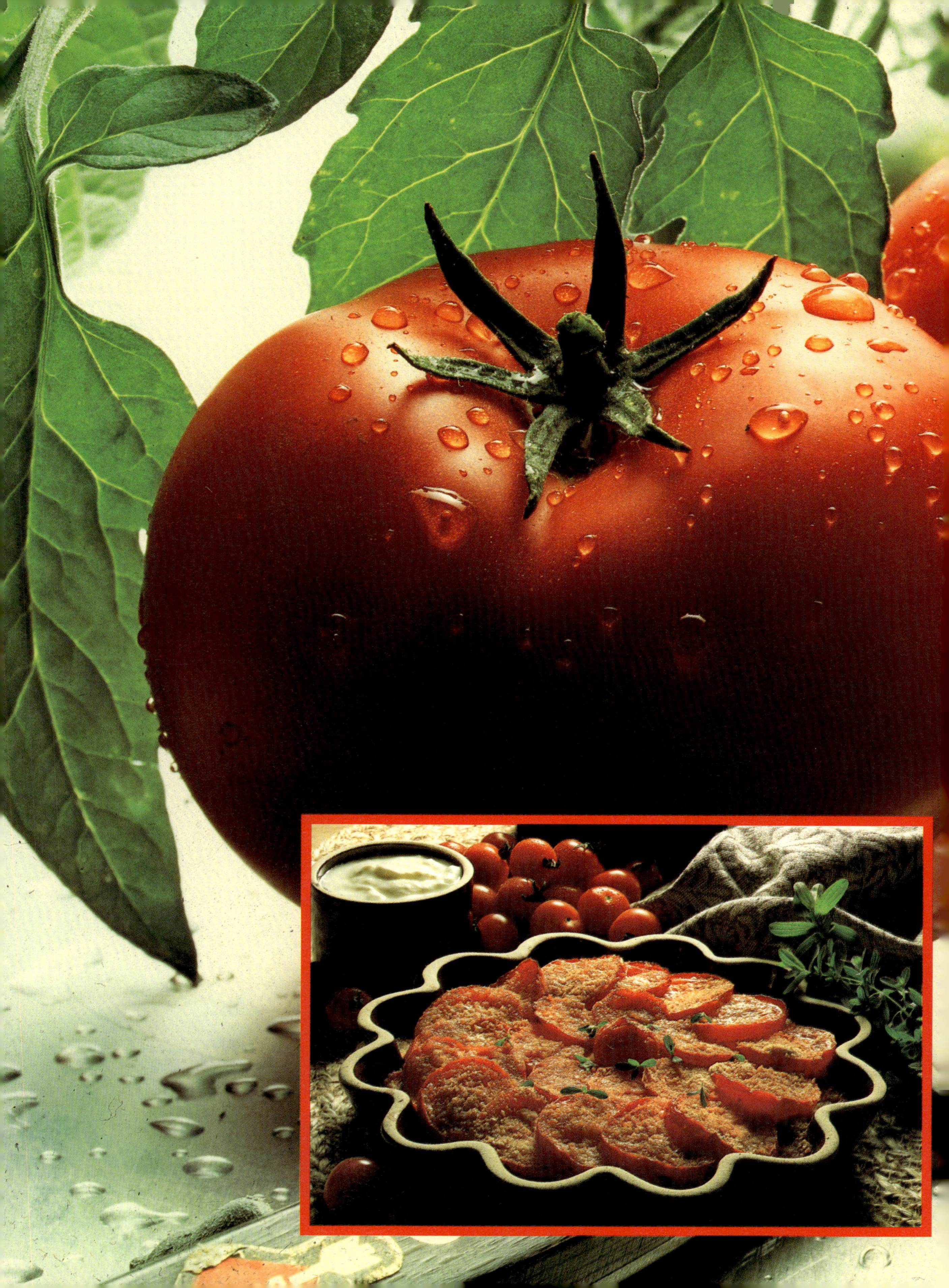

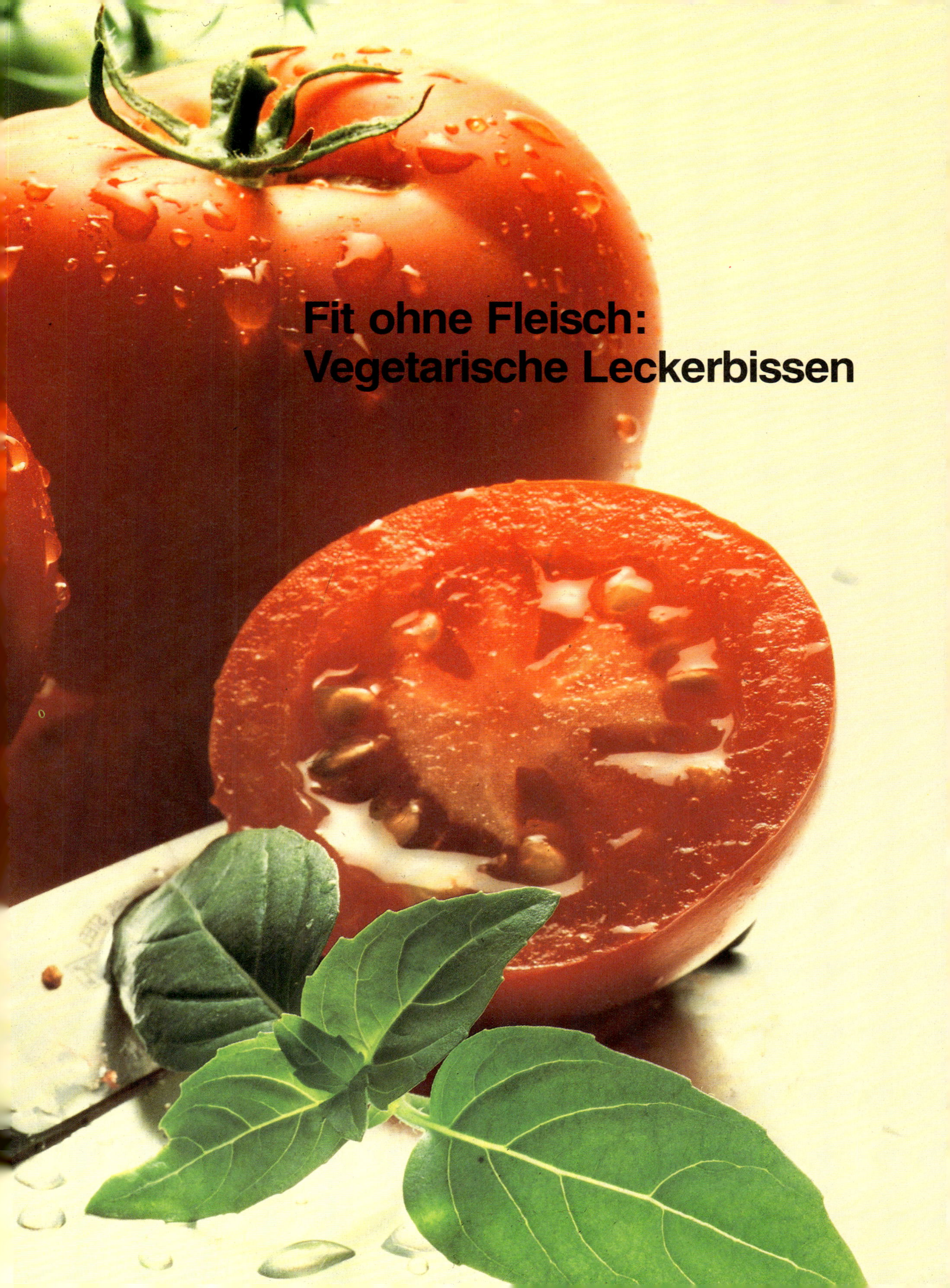

Fit ohne Fleisch: Vegetarische Leckerbissen

Tomaten-Tarte (Foto S. 80/81)

750 ml (3/4 l) Gemüsebrühe	zum Kochen bringen, mit
150 g Maisgrieß	verrühren, aufkochen, bei schwacher Hitze in 15 Minuten ausquellen lassen
2 rote Paprikaschoten (400 g)	waschen, halbieren, Kerne und weiße Scheidewände entfernen, Schoten fein würfeln
1 Zwiebel	abziehen, in Würfel schneiden
1 Stange Porree (200 g)	putzen, gründlich waschen, in Ringe schneiden
1 Knoblauchzehe	abziehen, fein hacken
3 Eßl. Olivenöl	erhitzen, Paprika, Zwiebel, Porree, Knoblauch darin anbraten, mit
1 Teel. Paprika edelsüß **1/2 Teel. Majoran**	würzen, etwa 10 Minuten dünsten lassen, mit
300 g Magerquark	unter den Maisbrei rühren, eine Tarte-Form aus Keramik ausfetten, Maisbrei hineindrücken
1 kg Fleischtomaten	waschen, Stengelansätze entfernen, Tomaten in Scheiben schneiden, Tarte damit belegen
40 g Vollkornbrotbrösel	auf die Tomaten streuen, mit
2 Eßl. Olivenöl	beträufeln, Form auf dem Rost in den vorgeheizten Backofen schieben
Strom:	Etwa 240, **Gas:** 4 – 5
Backzeit:	Etwa 20 Minuten die Tomaten-Tarte mit
saurer Sahne	servieren.

Pro Portion: E: 18 g, F: 14 g, Kh: 47 g, kJ: 1659, kcal: 396.

Vegetarischer Eintopf

375 g Möhren	putzen, schrappen
375 g Kartoffeln	schälen, beide Zutaten waschen, in Würfel schneiden
375 g Grüne Bohnen	evtl. abfädeln, waschen, in Stücke brechen oder schneiden
250 g Tomaten	kurze Zeit in kochendes Wasser legen (nicht kochen lassen), in kaltem Wasser abschrecken, enthäuten, die Stengelansätze herausschneiden, die Tomaten in Viertel schneiden
250 g Blumenkohl	putzen, waschen, in Röschen teilen
2 mittelgroße Zwiebeln	abziehen, würfeln
50 g Margarine	zerlassen, Zwiebeln, Kartoffeln und Bohnen etwa 5 Minuten unter Wenden darin andünsten, mit
Salz **Pfeffer** **2 gestrichenen Eßl. Tartex mit Kräutern (vegetabile Paste)** **1 Teel. gehackten Basilikumblättchen**	würzen
500 ml (1/2 l) Wasser	hinzugießen, dünsten lassen nach etwa 20 Minuten Dünstzeit Möhren, Tomaten und Blumenkohl hinzufügen, gar dünsten lassen, den Eintopf mit Salz, Pfeffer abschmecken, mit
2 Eßl. gehackter Petersilie	bestreuen
Garzeit:	Etwa 50 Minuten.

Pro Portion: E: 6 g, F: 12 g, Kh: 31 g kJ: 1107, kcal: 264.

Kartoffel-Knoblauch-Pfanne
(Foto)

500 g sehr kleine, neue Kartoffeln	waschen, die Schale mit einer Bürste abschaben
1 Bund Frühlingszwiebeln	putzen, das dunkle Grün abschneiden, die Zwiebel waschen, längs halbieren
2 Eßl. Olivenöl	in einer Pfanne erhitzen, die Kartoffeln hineingeben, von allen Seiten anbraten die Frühlingszwiebeln,
etwa 10 junge Knoblauchzehen	ungeschält hinzufügen, etwa 5 Minuten mitbraten lassen, mit
Salz **Pfeffer** **gehackten Thymianblättchen**	bestreuen
etwas Wasser	hinzugießen, die Kartoffel-Knoblauch-Pfanne in 10 – 15 Minuten gar dünsten lassen.

Pro Portion: E: 2 g, F: 5 g, Kh: 18 g, kJ: 536, kcal: 128.

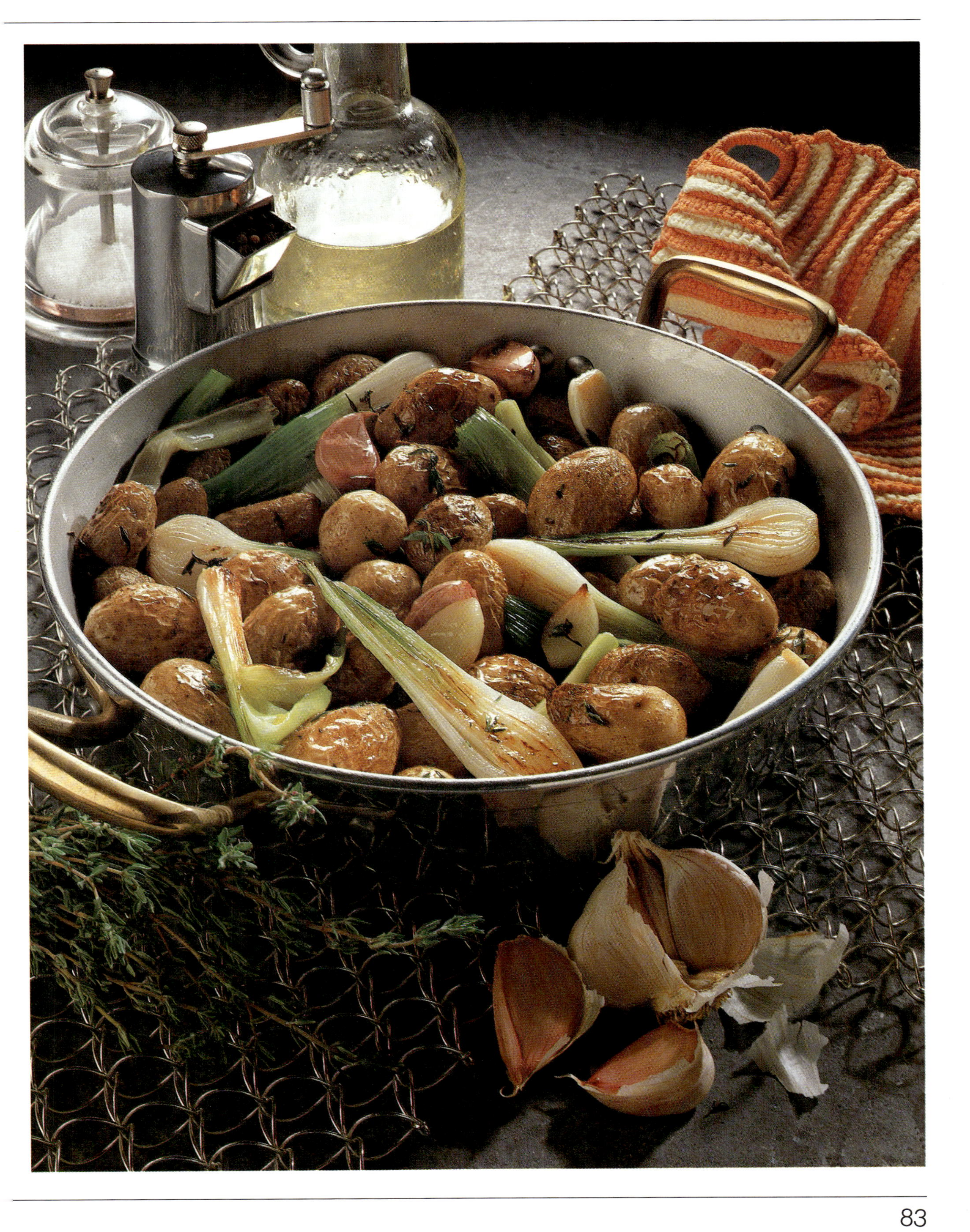

Frühlingsgemüse mit Kräuter-Dip

(Foto)

1 Salatgurke (600 g) waschen, erst in etwa 10 cm lange Stücke, dann in Stifte schneiden
von
250 g jungen Möhren
250 g weißen Radieschen (Eiszapfen)
das Grün bis auf 2 cm abschneiden, Möhren, Radieschen waschen, schälen
250 g Tomaten waschen, in Achtel schneiden, entkernen
250 g Staudensellerie putzen, waschen, harte Fäden von der Außenseite abziehen, in Stücke schneiden
von
2 Bund Radieschen (500 g mit Grün) das Grün bis auf den Ansatz und die Wurzeln abschneiden, Radieschen waschen
alle Zutaten auf einer Platte anrichten

für den Kräuter-Dip
3 Sardellenfilets evtl. wässern, trockentupfen
1 Eßl. Kapern
10 grüne, spanische Oliven, mit Paprika gefüllt
die drei Zutaten sehr fein hacken
mit
3 Eigelb
1 Teel. Senf
1 Eßl. Obstessig verrühren, mit
Salz
frisch gemahlenem weißen Pfeffer würzen
75 ml Maiskeimöl eßlöffelweise unterrühren
4 – 5 Eßl. gemischte, gehackte Kräuter unterrühren
2 enthäutete Tomaten halbieren, die Stengelansätze herausschneiden, die Tomaten entkernen, in Stücke schneiden, über den Dip geben.

Pro Portion: E: 7 g, F: 26 g, Kh: 11 g, kJ: 1349, kcal: 322.

Vegetarisches Couscous

6 Zwiebeln abziehen, in Achtel schneiden
1 Aubergine (200 g) waschen, Stengelansatz entfernen, Aubergine in Würfel schneiden
250 g grüne Bohnen waschen, putzen
12 grüne, entsteinte Oliven hacken
2 Knoblauchzehen abziehen, hacken
2 Peperonischoten halbieren, waschen, entkernen, in feine Würfel schneiden
3 Eßl. Olivenöl erhitzen, Zwiebeln darin an-

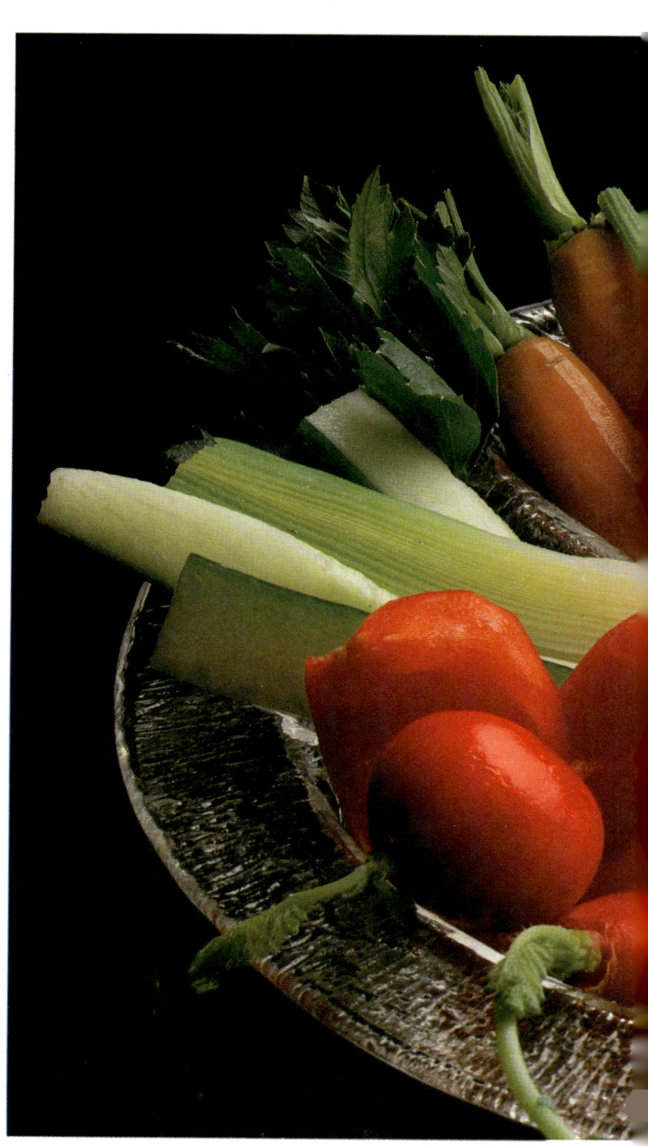

braten, Aubergine, Bohnen, Oliven, Knoblauch, Peperoni,

1 Teel. Salz
2 Eßl. Tomatenmark
1 Tasse Kichererbsenkeime
1 l Gemüsebrühe zugeben, mit
frisch gemahlenem Pfeffer
Paprika edelsüß würzen, zum Kochen bringen
ein Sieb mit einem Mulltuch auslegen, mit
300 g angefeuchtetem Couscous-Grieß füllen, in den Topf hängen, den Deckel auflegen, Gemüse und Grieß etwa 45 Minuten kochen bzw. dämpfen lassen
500 g Tomaten waschen, halbieren, Stengelansätze entfernen, Tomaten zum Gemüse geben
Grieß auf eine flache, große Schüssel türmen, Gemüse darauf anrichten
mit restlicher Brühe,
Harissa-Butter servieren.

Pro Portion: E: 20 g, F: 11 g, Kh: 94 g, kJ: 2375, kcal: 568.

Tip: Harissa, eine scharfe, nordafrikanische Würzpaste kann durch Tabasco ersetzt werden.

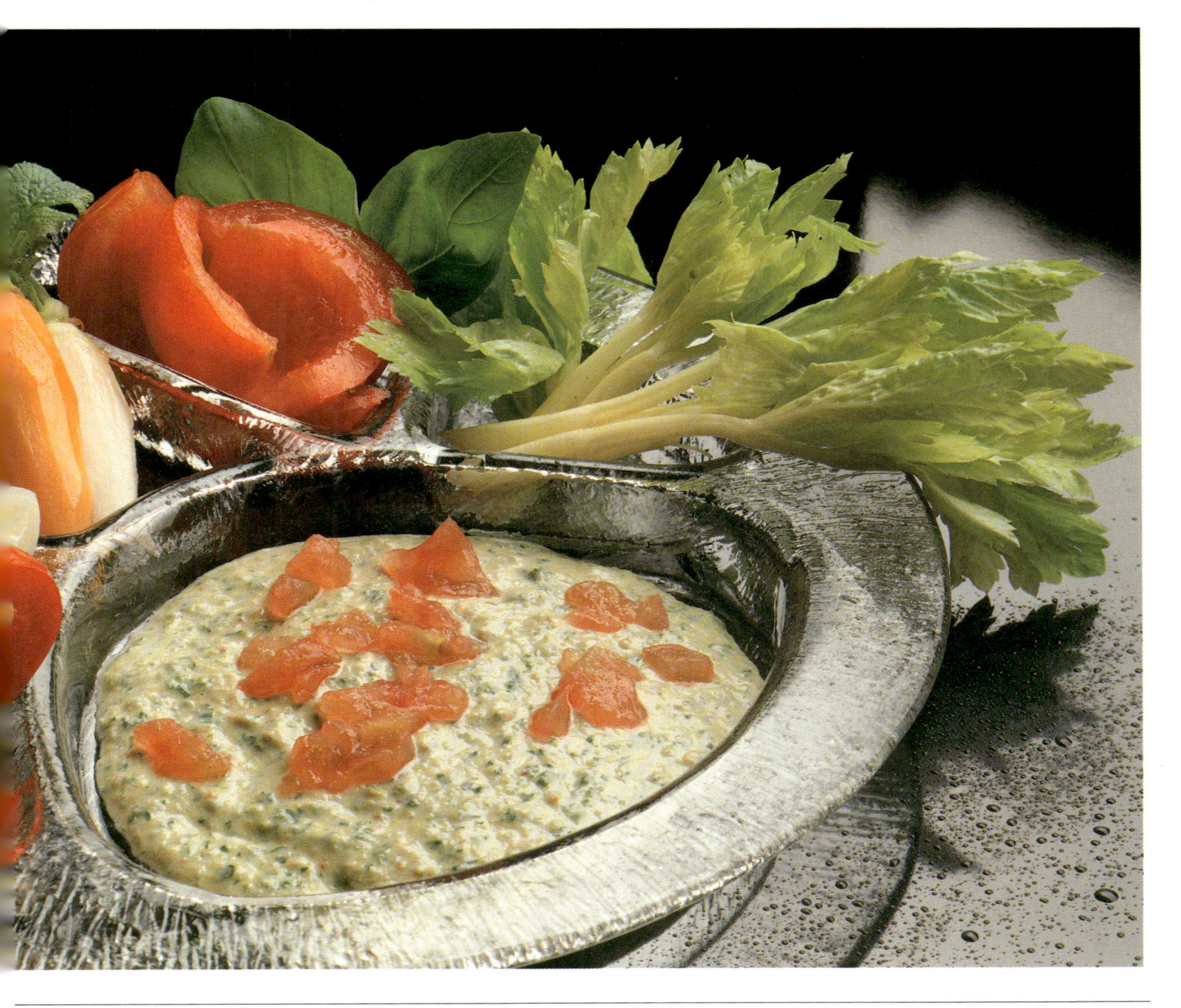

Gemüse-Topf mit Quarkguß

(Foto)

1 Gemüsezwiebel (200 g)	abziehen, in Scheiben schneiden von
4 Zucchini (400 g)	die Enden abschneiden, die Zucchini waschen, abtrocknen, in Scheiben schneiden
2 Paprikaschoten (rot und grün/ je 200 g)	halbieren, entstielen, entkernen, die weißen Scheidewände entfernen, die Schoten waschen, in Stücke schneiden
2 große Tomaten (200 g)	waschen, abtrocknen, die Stengelansätze herausschneiden, die Tomaten in Scheiben schneiden die vier Zutaten in einen breiten, flachen Kochtopf schichten, dabei jede Schicht mit
Salz Pfeffer Kräutern der Provence	bestreuen
6 Eßl. Obst-Essig	mit
5 Eßl. Olivenöl	darüber geben, das Gemüse zugedeckt bei sehr schwacher Hitze in etwa 40 Minuten gar dünsten lassen (dabei nicht umrühren)
1 Packung (200 g) Knoblauch-Quark	mit
2 Eiern	gut verrühren, mit
Salz Pfeffer	würzen, etwa 5 Minuten vor Beendigung der Garzeit über das Gemüse geben, zugedeckt stocken lassen
2 Eßl. gehackte Petersilie	darüber streuen.
	Pro Portion: E: 13 g, F: 19 g, Kh: 10 g, kJ: 1163, kcal: 278.
Beigabe:	Fladenbrot.

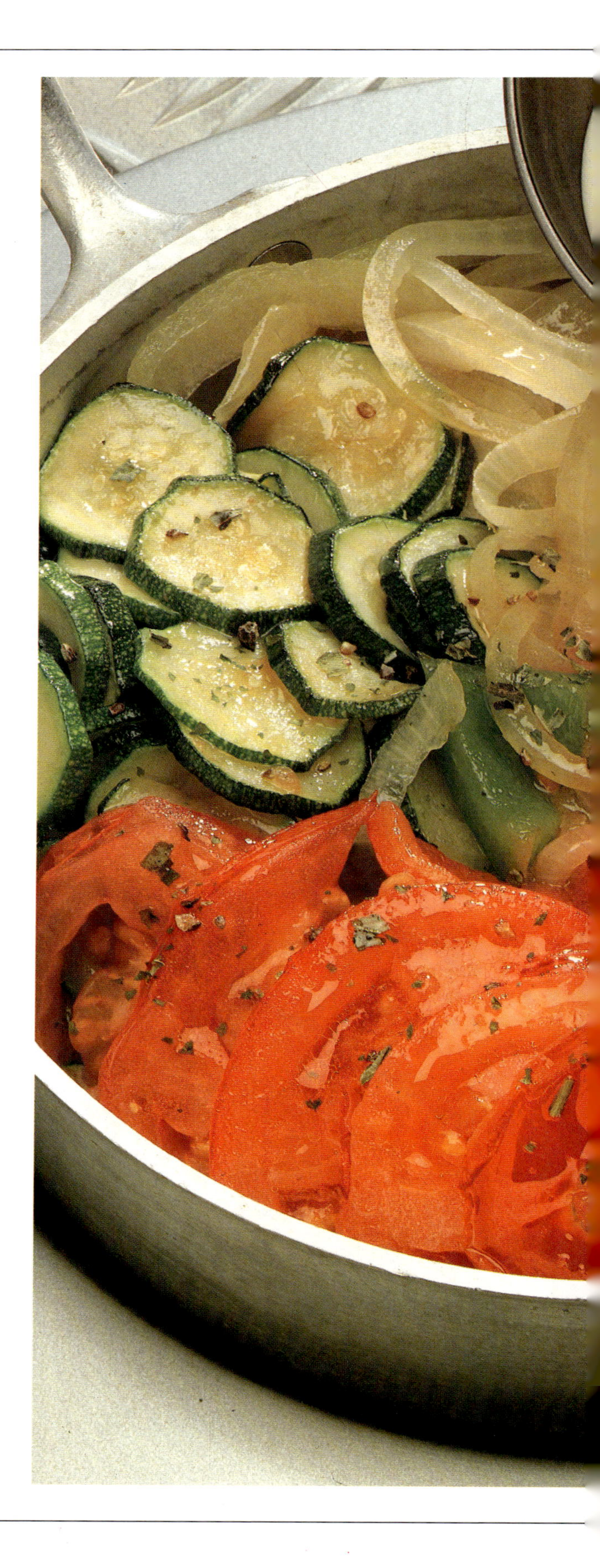

Kartoffelpuffer

1 kg Kartoffeln	schälen
1 Zwiebel	abziehen, beide Zutaten waschen, reiben mit
2 Eigelb 6 gehäuften Eßl. Haferflocken	

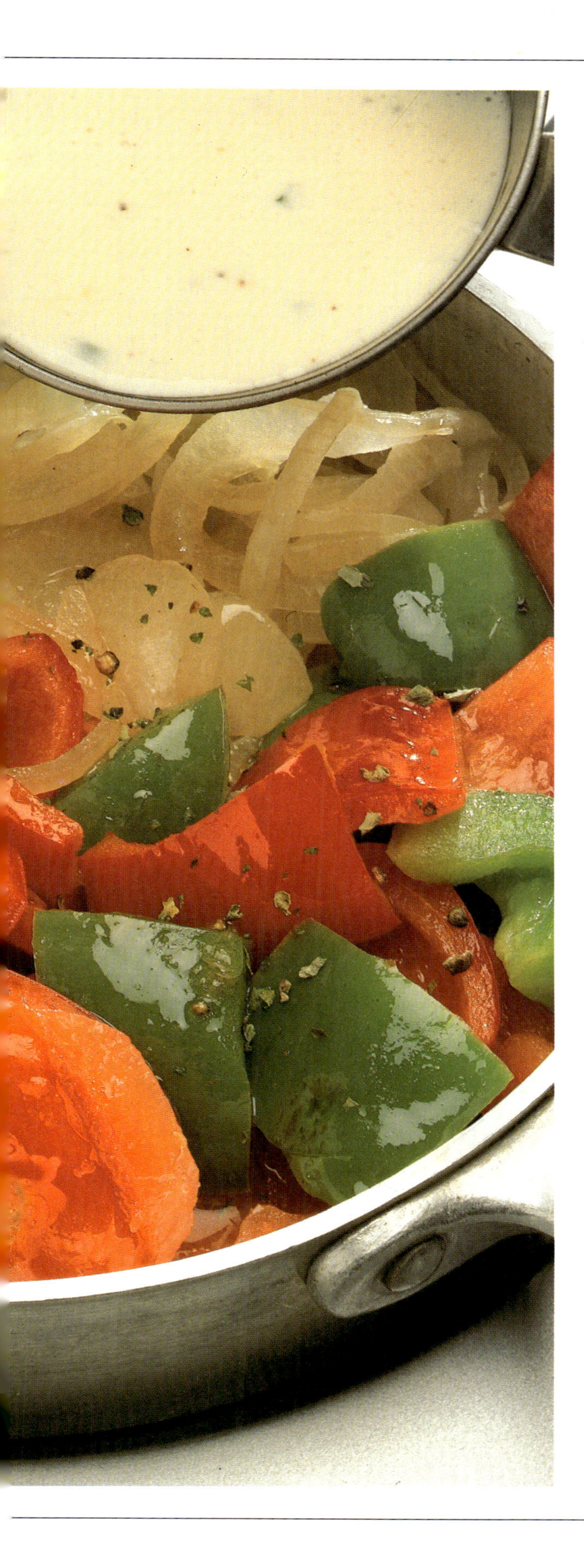

1 gestrichenem Teel. Salz verrühren
2 Eiweiß steif schlagen, unterziehen
Margarine in einer Pfanne zerlassen, den Teig eßlöffelweise hineingeben, flachdrücken, von beiden Seiten knusprig braun backen.

Pro Portion: E: 9 g, F: 6 g, Kh: 42 g, kJ: 1090, kcal: 261.

Beigabe: Apfelmus.

Borschtsch (Rote-Bete-Suppe)

30 g getrocknete Pilze mit
500 ml (1/2 l) Wasser zum Kochen bringen, 1 Stunde kochen lassen, Pilze herausnehmen, Brühe mit
1 Eßl. Soja-Sauce würzen
10 rote Bete mit Grün (etwa 500 g) putzen, waschen, Grün in Streifen, Knollen in dünne Scheiben, Stiele in kleine Stücke schneiden
1 große Möhre (150 g) waschen, schälen, in Würfel schneiden, mit den Rote-Bete-Stielen und -Knollen in die Pilzbrühe geben, zum Kochen bringen, etwa 15 Minuten kochen lassen
200 g Zucchini waschen, Enden abschneiden, Zucchini in Scheiben schneiden
200 g Tomaten waschen, Stengelansätze entfernen, Tomaten vierteln, hacken
200 g Kartoffeln waschen, schälen, in kleine Würfel schneiden
75 g Schnittlauch unter fließendem kalten Wasser abspülen, in Röllchen schneiden
1 Stengel Staudenselleriegrün unter fließendem kalten Wasser abspülen, hacken
Gemüse, Kräuter,
1 Lorbeerblatt
2 Nelken
1/4 Teel. Salz in die Brühe geben, etwa 25 Minuten kochen lassen, Lorbeerblatt, Nelken entfernen
Borschtsch mit
200 g saurer Sahne servieren.

Pro Portion: E: 8 g, F: 10 g, Kh: 25 g, kJ: 934, kcal: 223.

Kräuter-Pfannkuchen mit Quark-Creme (Foto)

Für die Quark-Creme

250 g Magerquark mit
etwa 4 Eßl. Sahne gut verrühren
1 Teel. geriebenen Meerrettich (aus dem Glas)
3 Eßl. Instant Haferflocken
1 – 2 Eßl. feingeschnittenen Schnittlauch unterrühren, die Quark-Creme mit
Salz würzen

für die Kräuter-Pfannkuchen

150 g Weizenmehl in eine Schüssel sieben, mit
2 Eßl. (20 g) Kernigen Haferflocken mischen, in die Mitte eine Vertiefung eindrücken
3 Eier mit
250 ml (1/4 l) Mineralwasser verschlagen, etwas davon in die Vertiefung geben, von der Mitte aus Eier-Flüssigkeit und Mehl-Haferflocken-Mischung verrühren, nach und nach die übrige Eier-Flüssigkeit dazugeben, darauf achten, daß keine Klumpen entstehen, etwa 1 Stunde quellen lassen
50 g geriebenen Käse
2 Eßl. gemischte, gehackte Kräuter unter den Teig rühren
1 Zwiebel abziehen, fein würfeln, hinzufügen, den Teig mit
Salz würzen, etwas von
4 Eßl. Speiseöl in einer Pfanne erhitzen, eine dünne Teiglage darin von beiden Seiten goldgelb backen
bevor der Pfannkuchen gewendet wird, etwas Speiseöl in die Pfanne geben
den fertigen Pfannkuchen warm stellen, den restlichen Teig auf die gleiche Weise verarbeiten, die Pfannkuchen mit der Quark-Creme servieren, mit
Brunnenkresse garnieren.

Pro Portion: E: 24 g, F: 19 g, Kh: 40 g, kJ: 1886, kcal: 451.

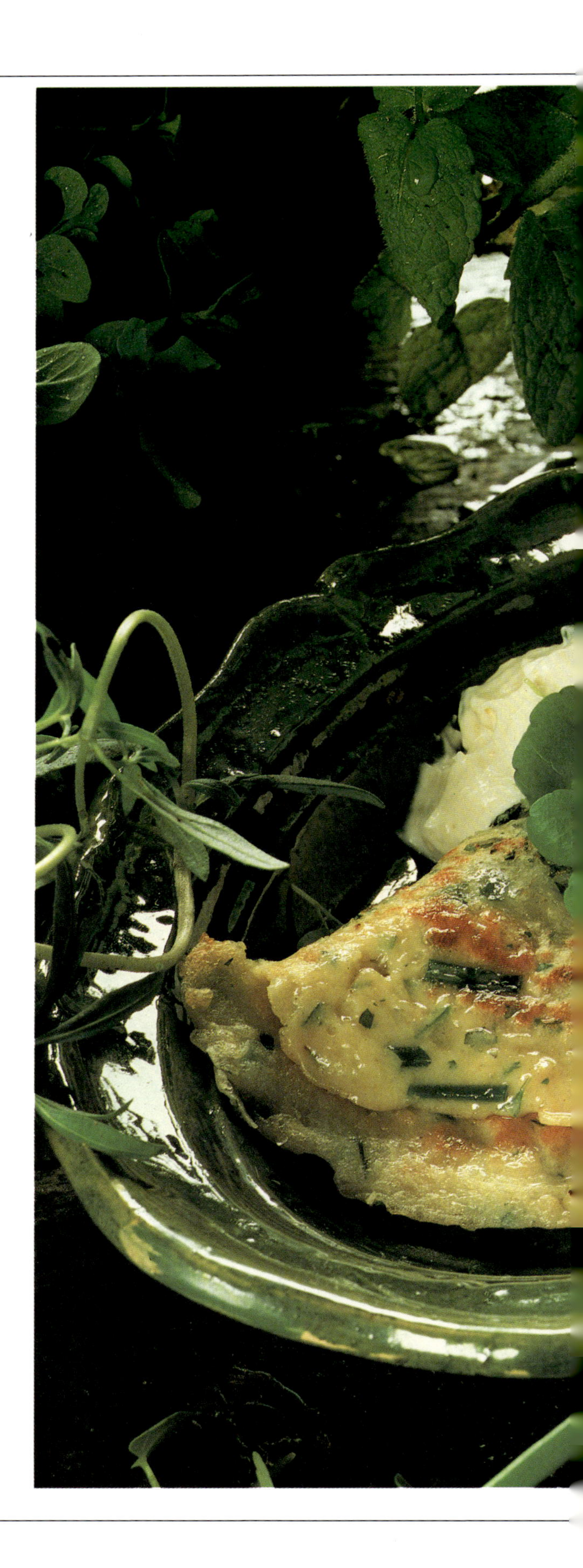

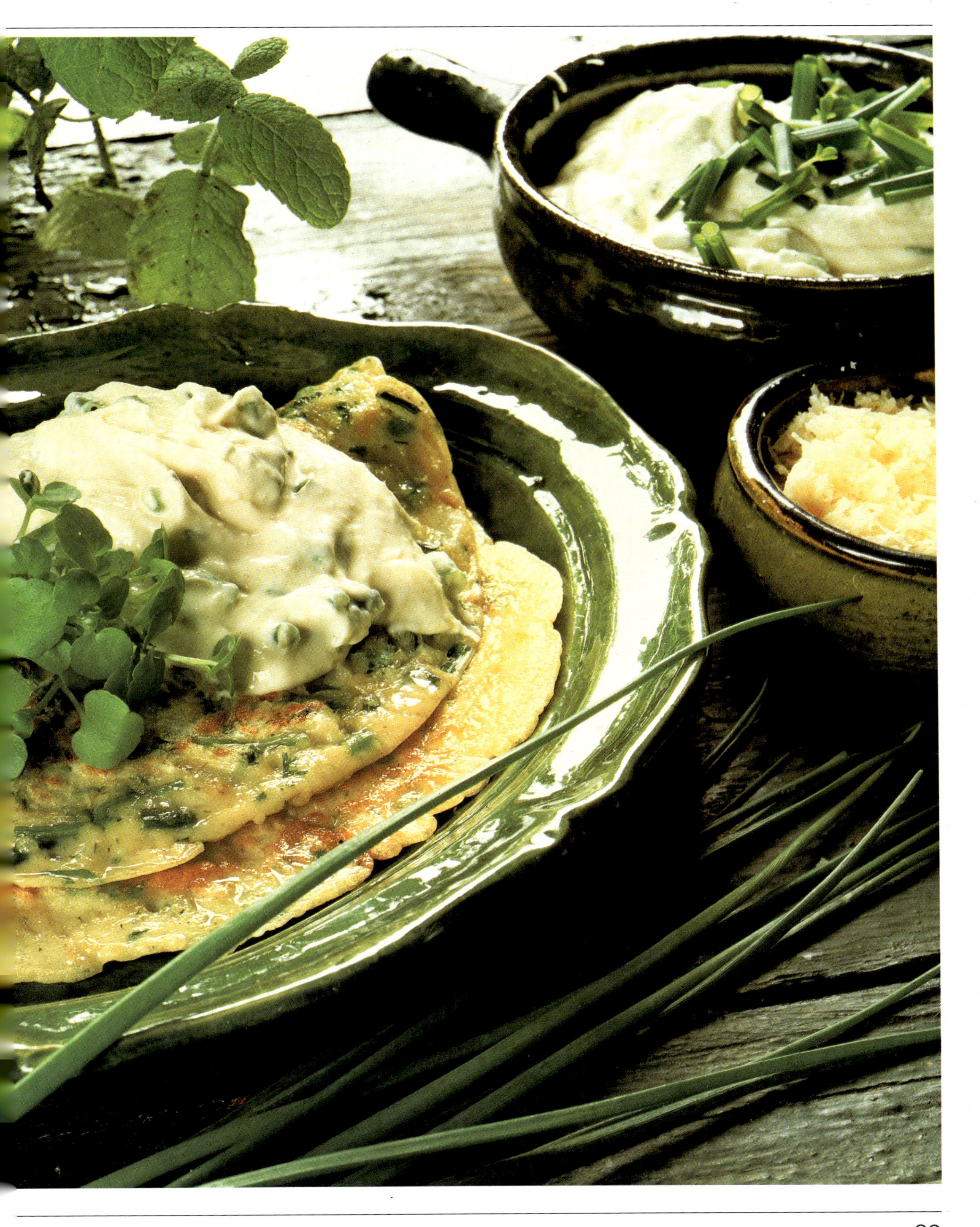

Gemischter Rote-Bete-Salat (Foto)

250 g Rote Bete	
250 g Sellerie	
250 g Kartoffeln	alle drei Zutaten waschen, getrennt mit der Schale etwa 20 Minuten kochen, schälen Rote Bete in Stifte schneiden, Sellerie und Kartoffeln würfeln, in einer Salatschüssel
1 Teel. geriebenen Meerrettich	mit
1 Teel. flüssigem Honig	
3 Eßl. Obstessig	
Salz	
Pfeffer	verrühren
5 Eßl. Sojaöl	
4 Eßl. saure Sahne	unterschlagen, die Sauce mit den Salatzutaten vermengen, alles etwa 1 Stunde durchziehen lassen
1 Kästchen Kresse	abspülen, die Blättchen abschneiden, mit dem Salat in einer Schüssel anrichten
100 g Sonnenblumenkerne	in einer Pfanne rösten, über den Rote-Bete-Salat geben.

Pro Portion: E: 28 g, F: 27 g, Kh: 24 g, kJ: 1908, kcal: 456.

Kohlrabi-Möhren-Flan

500 g Möhren	
500 g Kohlrabi	beide Zutaten putzen, waschen, schrappen (schälen), in dünne Scheiben hobeln, das Gemüse mit
Sojasauce	
Pfeffer	würzen
1 Stange Porree (200 g)	putzen, waschen, in dünne Ringe schneiden
2 Knoblauchzehen	abziehen, fein würfeln, Porree, Knoblauch mit
500 g Magerquark	
200 g Schmand	
3 Eßl. gehackter Petersilie	
6 Eßl. Sesamsamen	
1/2 Teel. Kräutersalz	verrühren, mit
Pfeffer	würzen in eine gefettete Auflaufform die Hälfte der Möhren und des Kohlrabi legen, die Hälfte der Quarkcreme darauf verstreichen, mit der zweiten Hälfte genauso verfahren, den Auflauf mit
250 ml (1/4 l) fettarmer Milch	begießen, mit
4 Eßl. Sesamsamen	bestreuen, die Auflaufform in den vorgeheizten Backofen schieben.
Strom:	200 Grad
Gas:	Stufe 3
Garzeit:	75 Minuten.

Pro Portion: E : 27 g, F: 22 g, Kh: 17 g, kJ: 1568, kcal: 375.

Reis-Sauerkraut-Auflauf

1 Zwiebel	abziehen, in Würfel schneiden
500 g Champignons	putzen, waschen, in Scheiben schneiden
1 Eßl. Margarine (aus dem Reformhaus)	zerlassen, Zwiebelwürfel und Champignons darin andünsten
300 g ungeschälten Langkornreis	unterrühren, etwa 2 Minuten weiterdünsten
500 ml (1/2 l) heißes Wasser	hinzugießen, mit
Sojasauce	würzen, zum Kochen bringen, den Topf schließen, Reis bei schwacher Hitze in etwa 40 Minuten ausquellen lassen, mit
3 Eßl. gehackter Petersilie	vermengen
500 g Sauerkraut	kleinschneiden in eine gefettete Auflaufform etwa 1/3 Pilzreis füllen, 1/3 Sauerkraut daraufgeben, so fortfahren, bis alle Zutaten verbraucht sind Form auf dem Rost in den vorgeheizten Backofen schieben
Strom:	220 – 240, **Gas:** Etwa 4
Backzeit:	Etwa 40 Minuten Reis-Sauerkraut-Auflauf mit
125 ml (1/8 l) Schlagsahne	begießen.

Pro Portion: E: 11 g, F: 4 g, Kh: 60 g, kJ: 1346, kcal: 322.

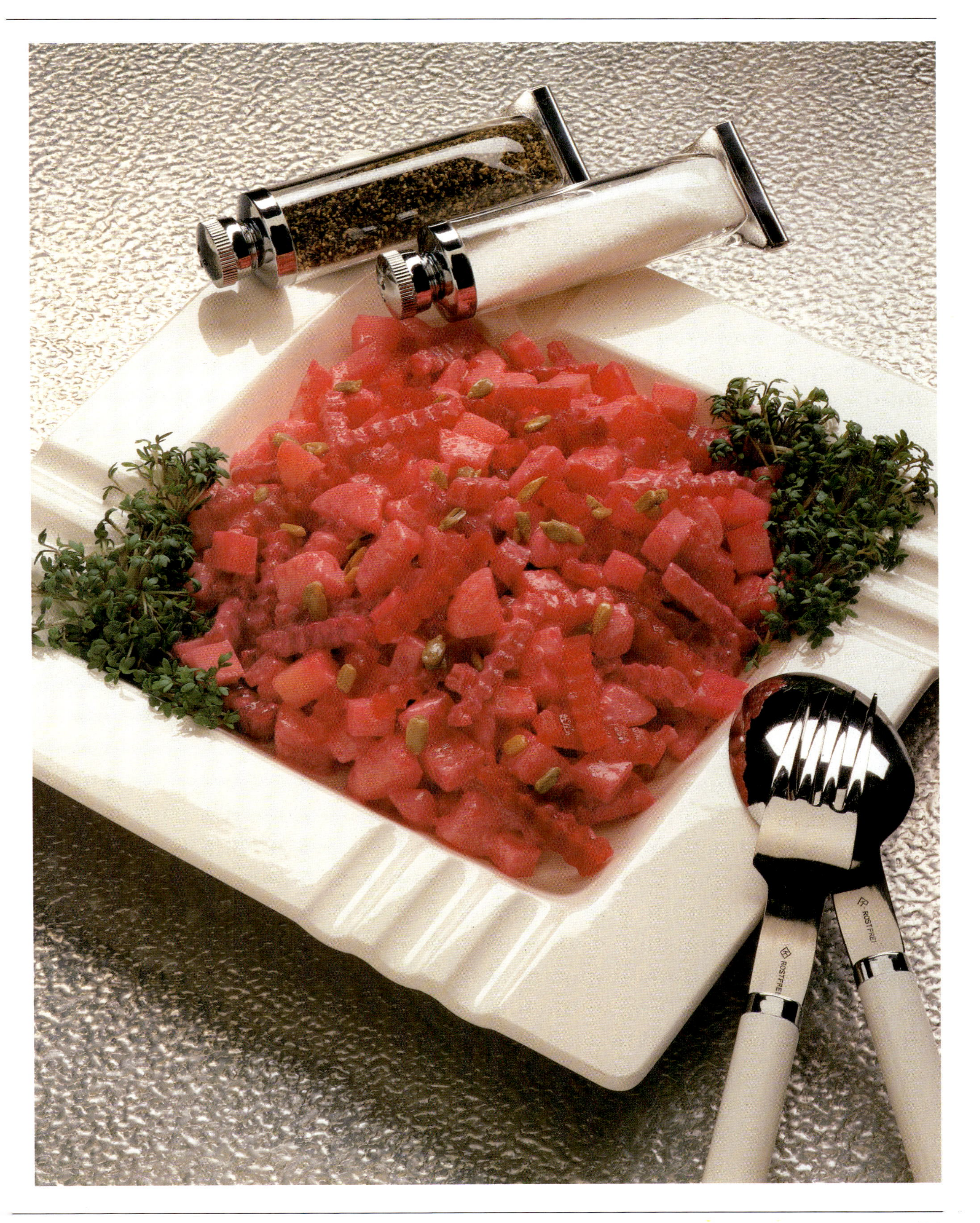
ROSTFREI
ROSTFREI

Gefüllter Kürbis
(6 Portionen, Foto)

1 Kürbis (etwa 3 kg mit weicher Schale)	waschen, einen Deckel abschneiden, Kerne und Fasern aus dem Inneren entfernen
3 Eßl. Sojasauce	mit
2 Eßl. Zitronensaft	
1 Eßl. Worcestersauce	
1 Teel. Honig	verrühren
1 Knoblauchzehe	abziehen, zerdrücken, unterrühren, mit
Pfeffer	abschmecken, Kürbis damit innen bepinseln, 1 Stunde einziehen lassen
1 rote, 1 grüne und 1 gelbe Paprikaschote (je 200 g)	waschen, halbieren, Kerne und weiße Scheidewände entfernen, Schoten in kleine Würfel schneiden
2 Eßl. Butter	zerlassen, Paprikawürfel,
200 g ungeschälten Langkornreis	darin andünsten
500 ml ($^1/_2$ l) Gemüsebrühe	hinzugießen, aufkochen, etwa 15 Minuten dünsten lassen
1 kleine, frische Ananas (750 g)	schälen, vierteln, harten Strunk entfernen, Fruchtfleisch in Würfel schneiden
6 Frühlingszwiebeln	putzen, waschen, in Ringe schneiden
200 g Mozzarellakäse	in Würfel schneiden, mit Ananas, Zwiebeln,
1 Tasse (250 ml) Sojabohnenkeimen	
$^1/_2$ Teel. abgeriebener Zitronenschale (unbehandelt)	unter den Reis mengen
1 Knoblauchzehe	abziehen, zerdrücken, unterrühren, mit Pfeffer,
Sojasauce	abschmecken, Masse mit der Kochflüssigkeit in den Kürbis füllen, Deckel auflegen, auf die Fettpfanne setzen, in den vorgeheizten Backofen schieben
Strom:	Etwa 220
Gas:	3 – 4
Backzeit:	Etwa 2 Stunden, bis die Kürbisschale blasig wird, dabei ab und zu 1 Tasse Wasser in die Fettpfanne gießen.

Pro Portion: E: 19 g, F: 14 g, Kh: 52 g, kJ: 1700, kcal: 420.

Zucchini-Zwiebel-Tomaten-Gemüse

250 g Gemüsezwiebeln	abziehen, halbieren
250 g Zucchini	waschen, halbieren beide Zutaten in Scheiben schneiden

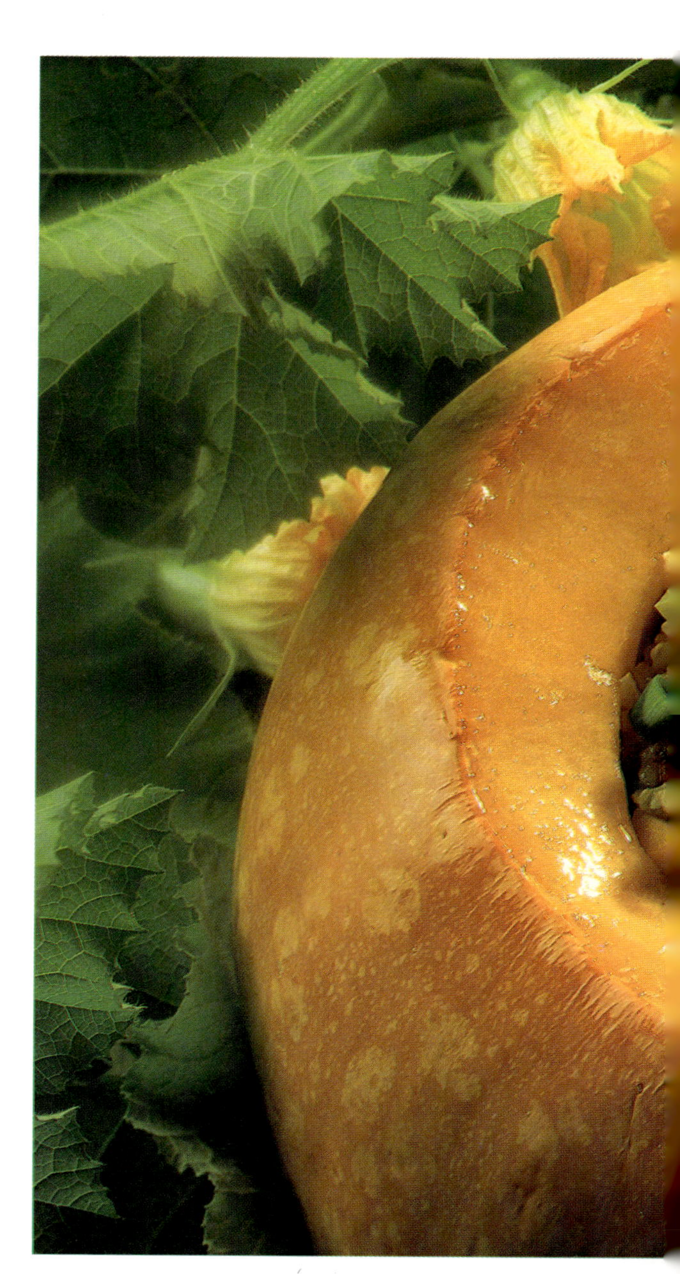

250 g Tomaten waschen, die Stengelansätze herausschneiden, die Tomaten in Achtel schneiden

3 Eßl. Speiseöl erhitzen, die Zwiebelscheiben darin andünsten, die Zucchinischeiben hinzufügen, etwa 5 Minuten mitdünsten lassen Tomatenachtel,

Salz
frisch gemahlenen Pfeffer
Zucker hinzufügen, gar dünsten lassen, das Gemüse mit Salz, Pfeffer, Zucker abschmecken mit

gehackten Oreganoblättchen
gehackten Basilikumblättchen bestreuen

Dünstzeit: Etwa 15 Minuten.

Pro Portion: E: 2 g, F: 11 g, Kh: 11 g kJ: 640, kcal: 153.

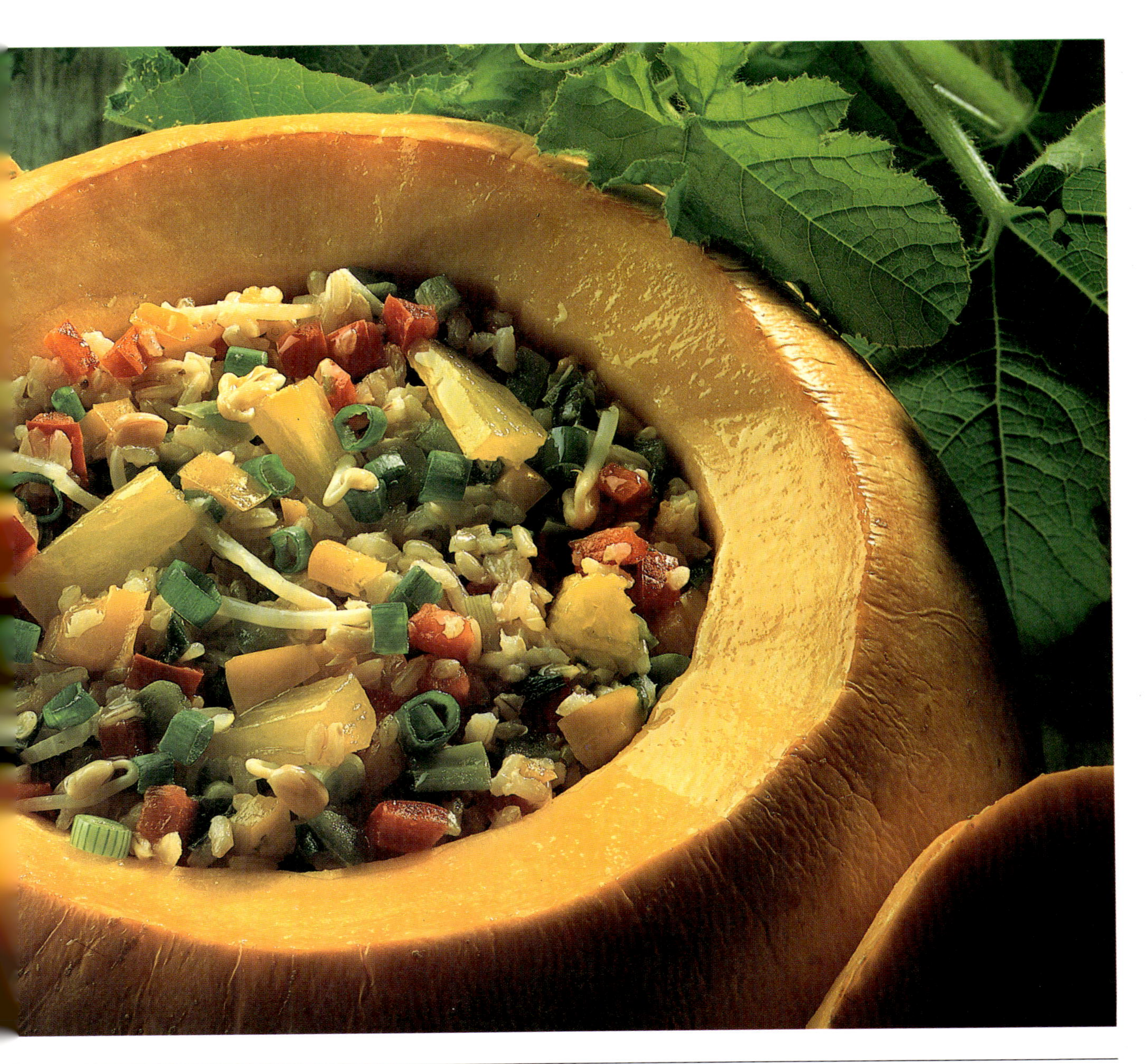

Ratatouille mit Brotwürfeln
(Foto)

1 Aubergine (etwa 200 g)	waschen, Stielansatz entfernen, Aubergine in Würfel schneiden
1 Gemüsezwiebel (etwa 200 g)	abziehen, in Würfel schneiden
2 grüne Paprikaschoten (400 g)	waschen, halbieren, entstielen, Kerne und weiße Scheidewände entfernen, Schoten in Würfel schneiden
1 Eßl. Olivenöl	erhitzen, das Gemüse darin anbraten mit
1 Eßl. mildem Paprikapulver 1 Teel. Salz 1 Teel. Kräutern der Provence frisch gemahlenem weißen Pfeffer	würzen, etwa 10 Minuten dünsten
2 Zucchini (etwa 200 g)	waschen, Enden abschneiden, Zucchini in Scheiben schneiden
2 große Fleischtomaten (etwa 500 g)	kurze Zeit in heißes Wasser legen (nicht kochen lassen), enthäuten, Stengelansätze entfernen, Tomaten in Stücke schneiden, mit den Zucchini zum übrigen Gemüse geben, zum Kochen bringen, etwa 10 Minuten garen
250 g Weizenschrotbrot	in Scheiben schneiden
2 Knoblauchzehen	abziehen, zerdrücken mit
50 g geriebenem Parmesankäse 4 – 6 Eßl. Olivenöl 1 Prise Salz	zu einer Paste verrühren, auf die Brotscheiben streichen, auf dem Backblech in den vorgeheizten Backofen schieben
Strom:	Etwa 220, **Gas:** 3 – 4
Backzeit:	Etwa 10 Minuten, Brot in Würfel schneiden, auf die Teller verteilen, das Ratatouille darübergeben.

Pro Portion: E: 12 g, F: 19 g, Kh: 37 g, kJ: 1607, kcal: 384.

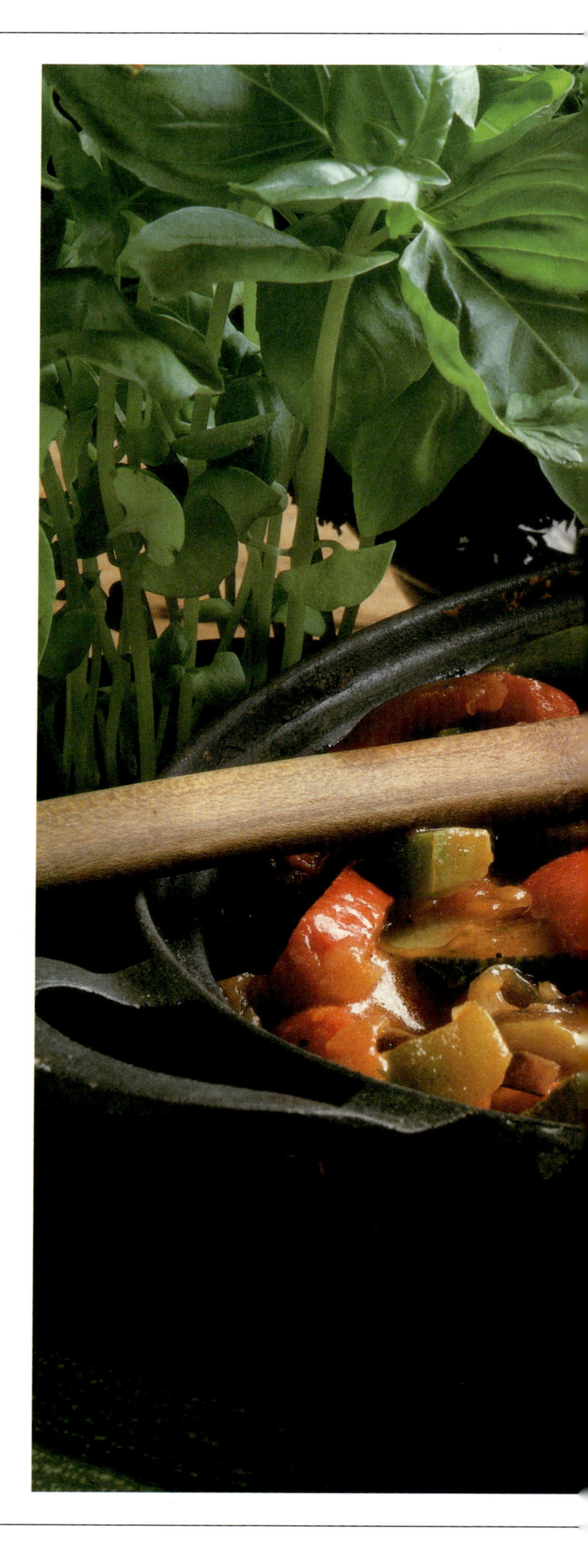

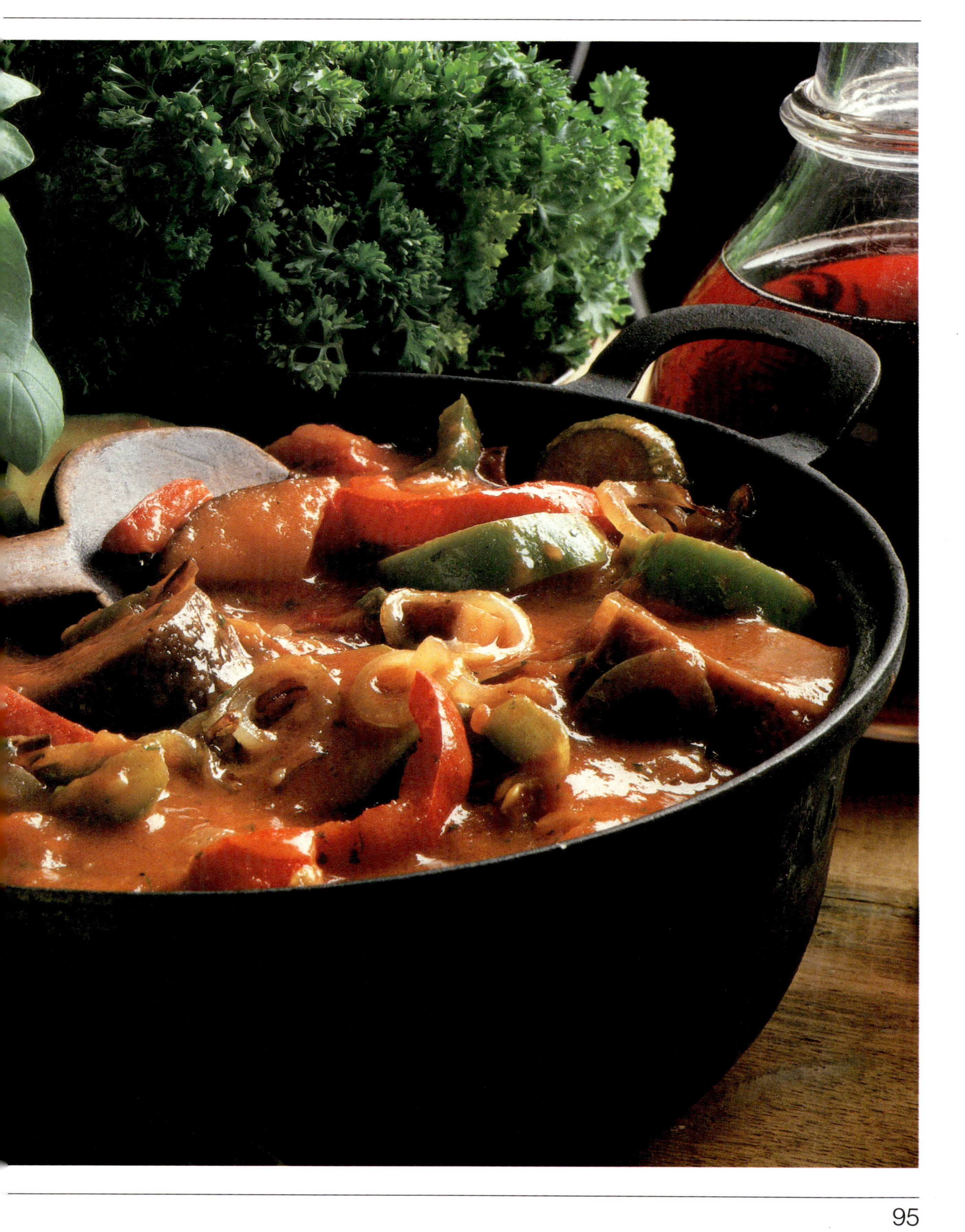

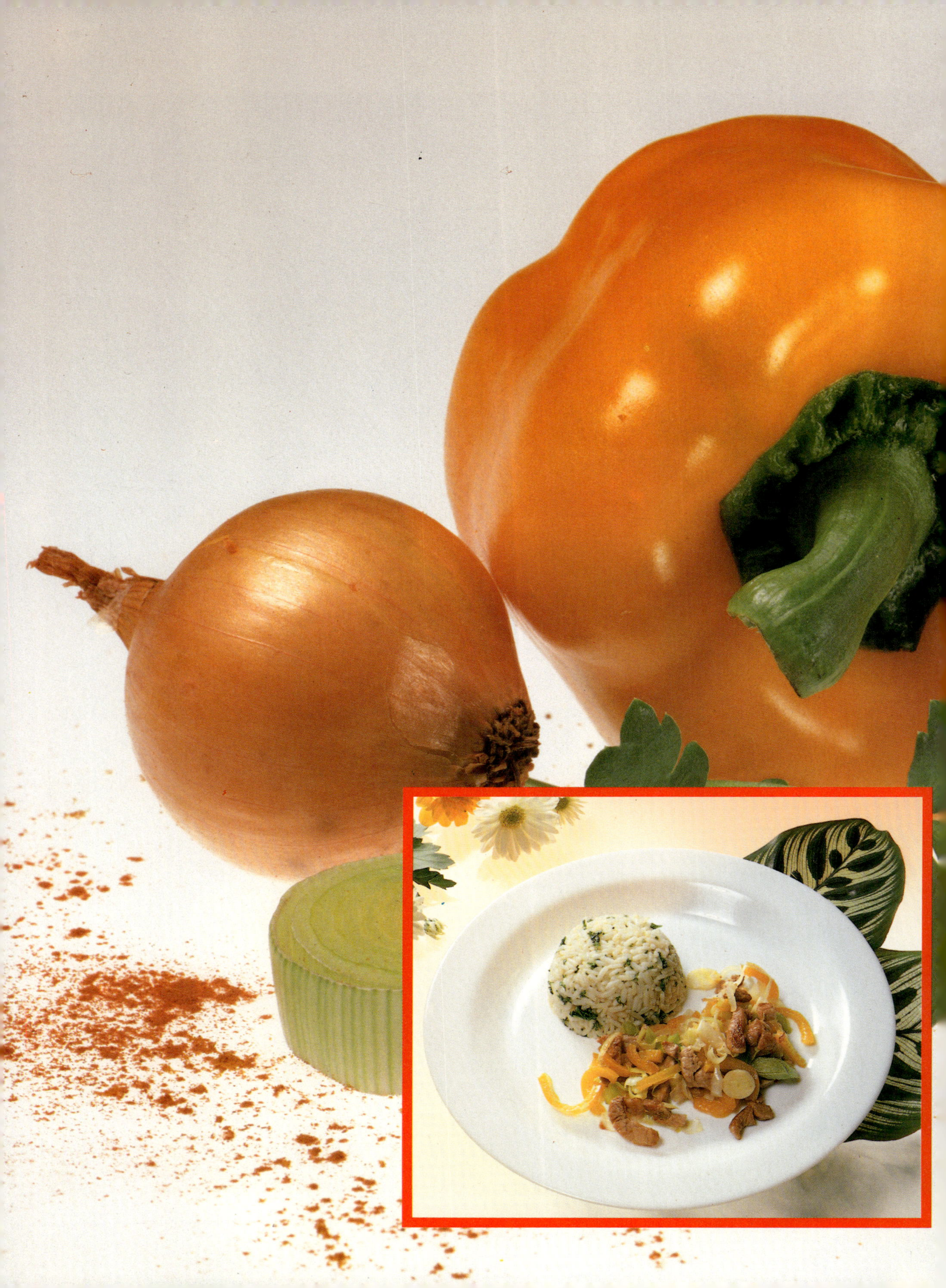

Schlemmen mit Vernunft: Schmackhafte Sonntagsgerichte

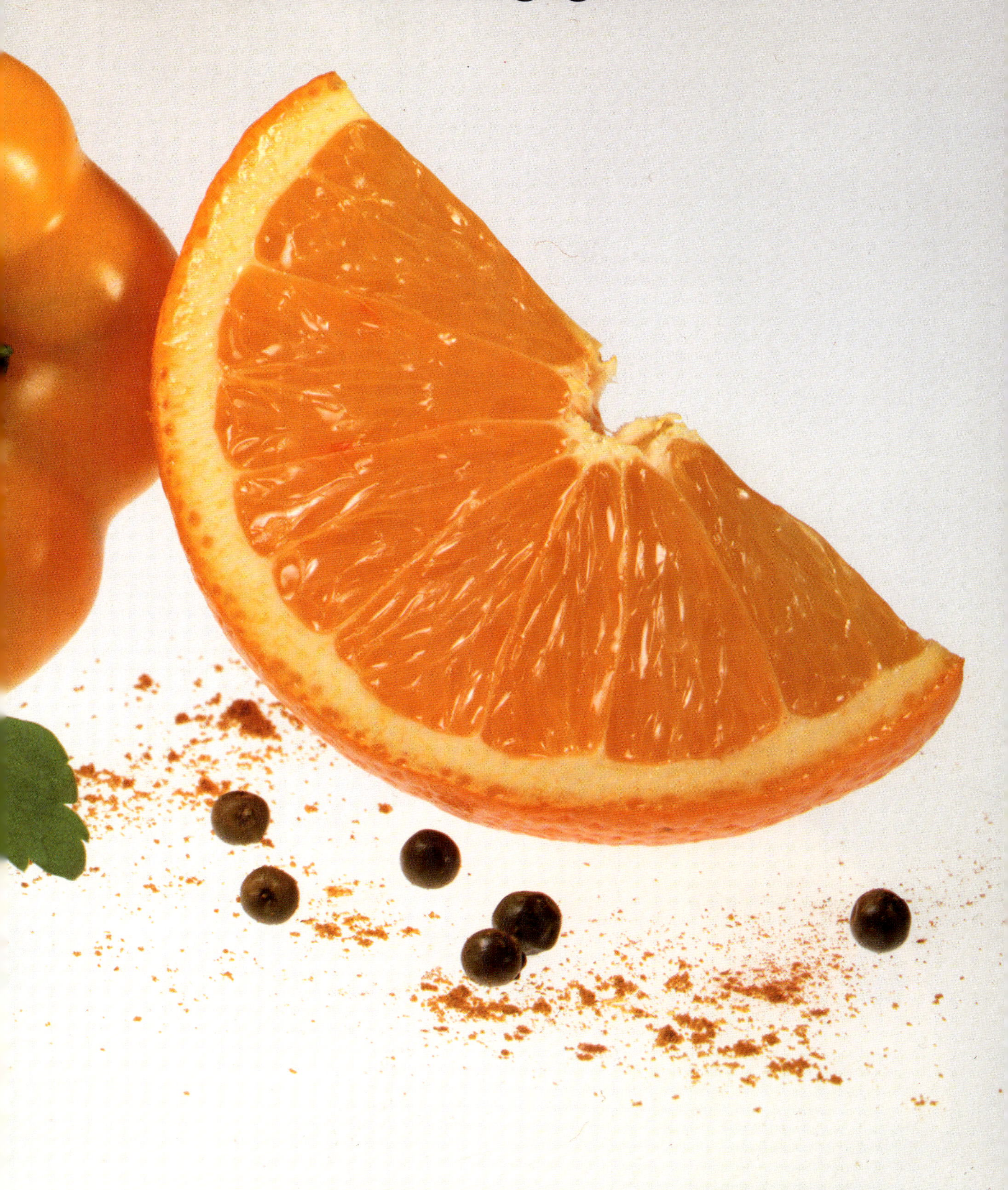

Schweinecurry mit Porree

(Foto S. 96/97)

500 g Schweinefilet abspülen, trockentupfen, in Streifen schneiden

2 – 3 Zwiebeln (etwa 125 g) abziehen, halbieren, in Scheiben schneiden

1 gelbe Paprikaschote (200 g) halbieren, entstielen, entkernen, die weißen Scheidewände entfernen, die Schoten waschen, in Streifen schneiden

1 kg Porree (etwa 10 Stangen) putzen, das dunkle Grün bis auf etwa 10 cm entfernen, den Porree in Scheiben schneiden, gründlich waschen

4 Eßl. Speiseöl in einer großen Pfanne erhitzen, Filetstreifen und Zwiebelscheiben darin unter Wenden anbraten

1 gehäuften Eßl. Currypulver unterrühren, kurz durchbraten lassen (Currypulver darf nicht zu dunkel werden), mit

Salz würzen

etwa 7 Eßl. Apfelsinensaft hinzufügen

2 Knoblauchzehen abziehen

2 Scheiben frische Ingwerwurzel schälen, beide Zutaten würfeln, zu dem Fleisch geben, etwa 5 Minuten mitschmoren lassen, Paprikastreifen und Porreescheiben hinzufügen, das Schweinecurry in etwa 5 Minuten garschmoren lassen, mit Salz abschmecken.

Pro Portion: E: 28 g, F: 23 g, Kh: 13 g, kJ: 1612, kcal: 385.

Beilage: Reis

Kalbfleisch, mariniert (Foto)

1 kg Kalbfleisch (Nuß) unter fließendem kalten Wasser abspülen

1 Bund Suppengrün putzen, waschen, grob zerkleinern, mit

1 1/2 l Wasser zum Kochen bringen, das Kalbfleisch,

1 Teel. Pfefferkörner hinzufügen, zum Kochen bringen, abschäumen, bei schwacher Hitze etwa 40 Minuten kochen lassen, das Fleisch herausnehmen, abkühlen lassen, die Brühe durch ein Sieb gießen, nach Belieben als Suppe verwenden

für die Marinade

2 Knoblauchzehen abziehen, durchpressen, mit

5 Eßl. Weinesssig
1 Teel. Dijon-Senf
Salz, Pfeffer
1/4 Teel. Zucker verrühren

2 Frühlingszwiebeln abziehen, das Grün entfernen, das weiße Lauch kleinschneiden

200 g Cornichons (aus dem Glas) abtropfen lassen, kleinschneiden

1 – 2 Teel. Kapern

die drei Zutaten in die Marinade geben

6 Eßl. kaltgepreßtes Olivenöl unterrühren

Basilikumblättchen fein schneiden, hinzufügen, das Kalbfleisch in dünne Scheiben schneiden, auf einer Platte anrichten, die Marinade darübergeben, etwas ziehen lassen.

Pro Portion: E: 41 g, F: 18 h, Kh: 5 g, kJ: 1592, kcal: 380.

Filetsteaks mit Zucchini

4 Zucchini (800 g) waschen, die Enden abschneiden, Zucchini in 2 cm breite Streifen schneiden

20 g Butter zerlassen, die Zucchini darin etwa 5 Minuten dünsten

3 Eßl. Schlagsahne hinzufügen, aufkochen, mit

Salz
Pfeffer abschmecken

4 Rinderfiletsteaks (je etwa 200 g) abspülen, trockentupfen

4 Eßl. Speiseöl in einer Pfanne erhitzen, die Steaks darin von jeder Seite etwa 2 Minuten braten, mit Salz und Pfeffer würzen, mit den Zucchini anrichten.

Pro Portion: E: 41 g, F: 27 g, Kh: 4 g, kJ: 1880, kcal: 449.

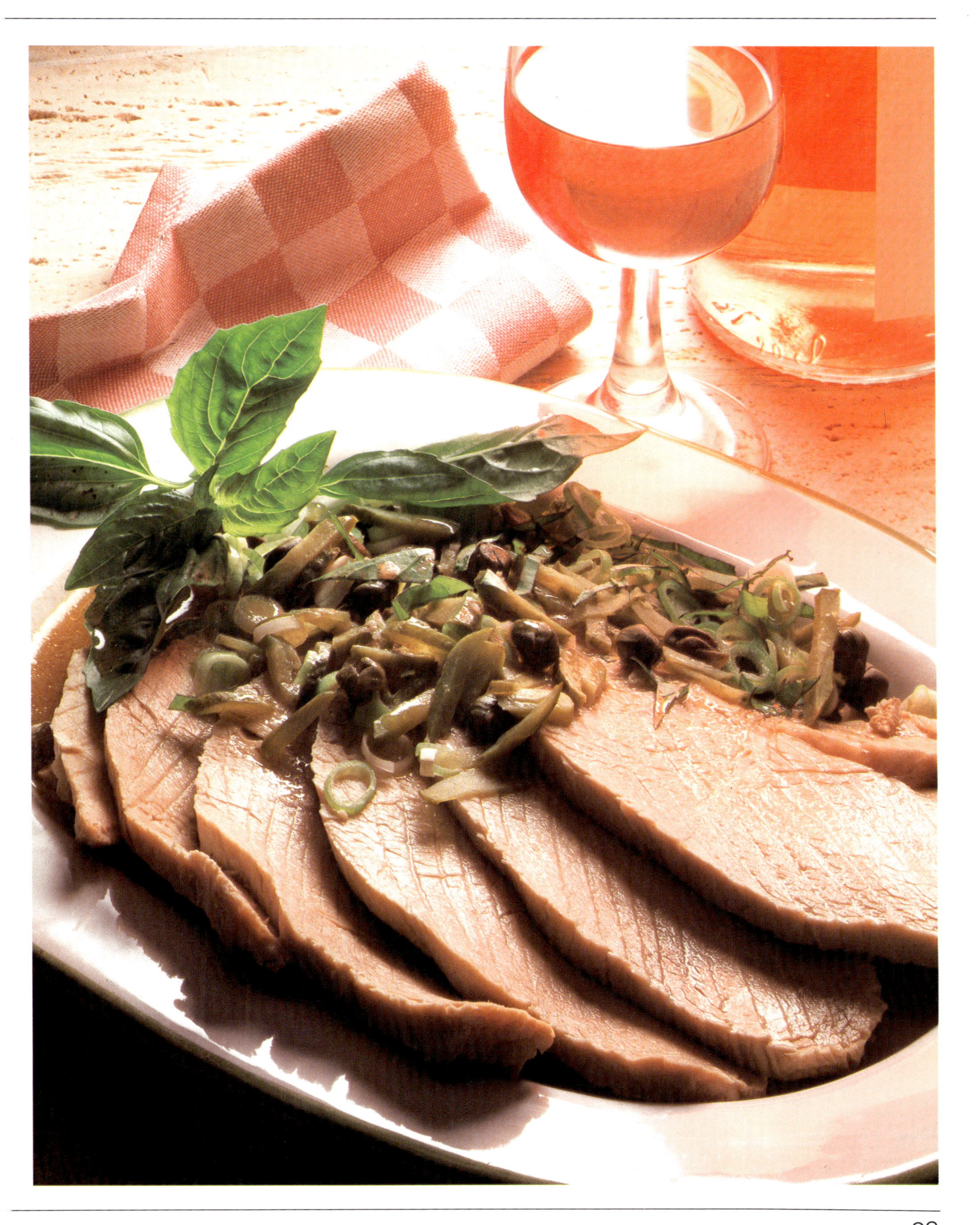

Pfeffersteaks
(Foto)

4 Rinderfiletsteaks (je etwa 200 g)	leicht flachklopfen, so daß sie noch etwa 2 cm dick sind
4 gestrichene Teel. schwarze Pfefferkörner	zerdrücken, die Steaks damit einreiben, auf dem heißen Grillrost unter den vorgeheizten Grill schieben, von beiden Seiten grillen, ab und zu mit
etwas Speiseöl	bestreichen
Grillzeit Strom:	Jede Seite etwa 7 Minuten
Gas:	Jede Seite etwa 4 Minuten.

Pro Portion: E: 38 g, F: 9 g, Kh: 0, kJ: 1055, kcal: 252.

Tip: Die Pfeffersteaks nach Belieben mit gegrilltem Obst servieren.

Kalbssteaks mit Bananen

2 Bananen (je 175 g)	schälen, der Länge nach halbieren
20 g Butter	zerlassen, mit
½ gestrichenen Teel. Currypulver ½ gestrichenen Teel. Paprika edelsüß	verrühren, einen Grilltoast mit Alufolie belegen, die Bananenhälften mit der Hälfte der zerlassenen Butter bestreichen, unter den vorgeheizten Grill schieben, von jeder Seite grillen, nach dem Umdrehen die Bananen mit der restlichen Butter bestreichen, die gegrillten Bananen warm stellen
4 Kalbssteaks (je etwa 125 g, gut 2 cm dick)	unter fließendem kalten Wasser abspülen, trockentupfen, leicht flachdrücken, die Steaks auf den heißen Grillrost legen, unter den vorgeheizten Grill schieben
1 Eßl. Speiseöl	mit
1 Messerspitze Paprika edelsüß	verrühren, die Steaks jeweils nach 1 Minute damit bestreichen die garen Steaks mit
Salz	bestreuen, mit den Bananenhälften auf einer vorgewärmten Platte anrichten

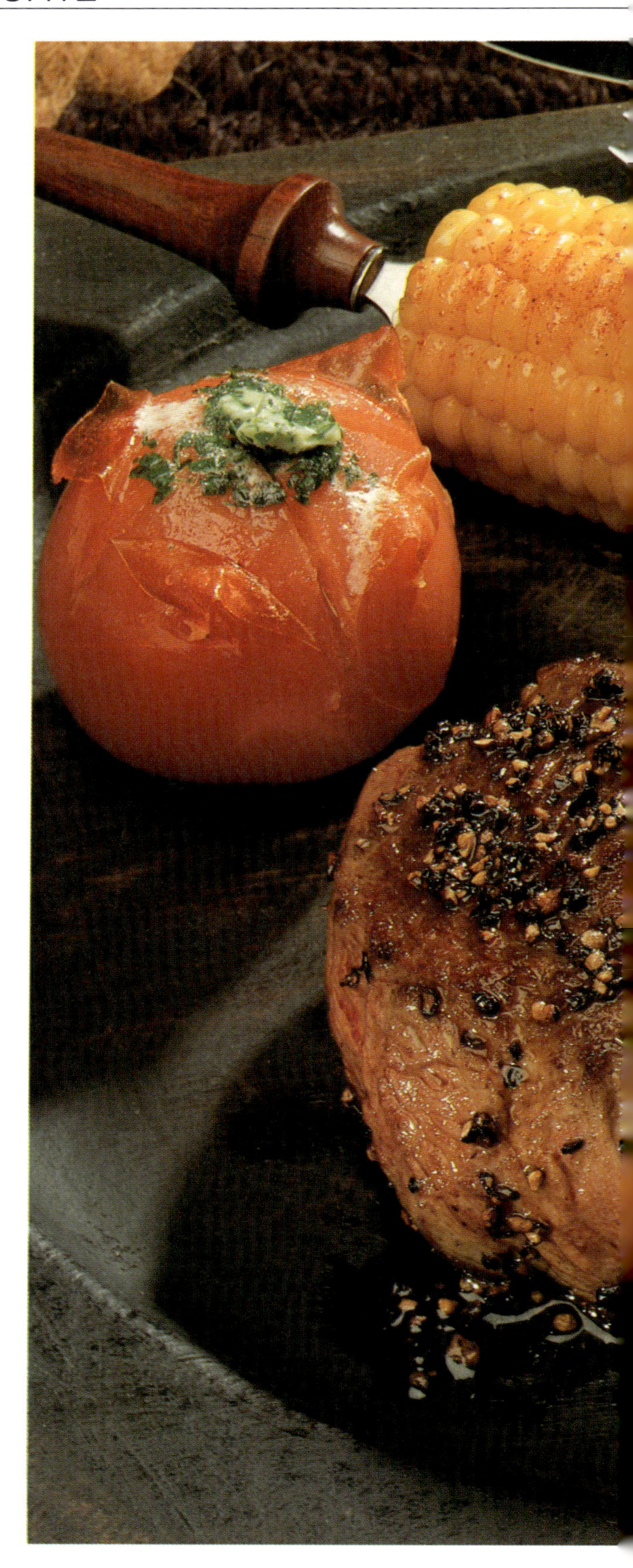

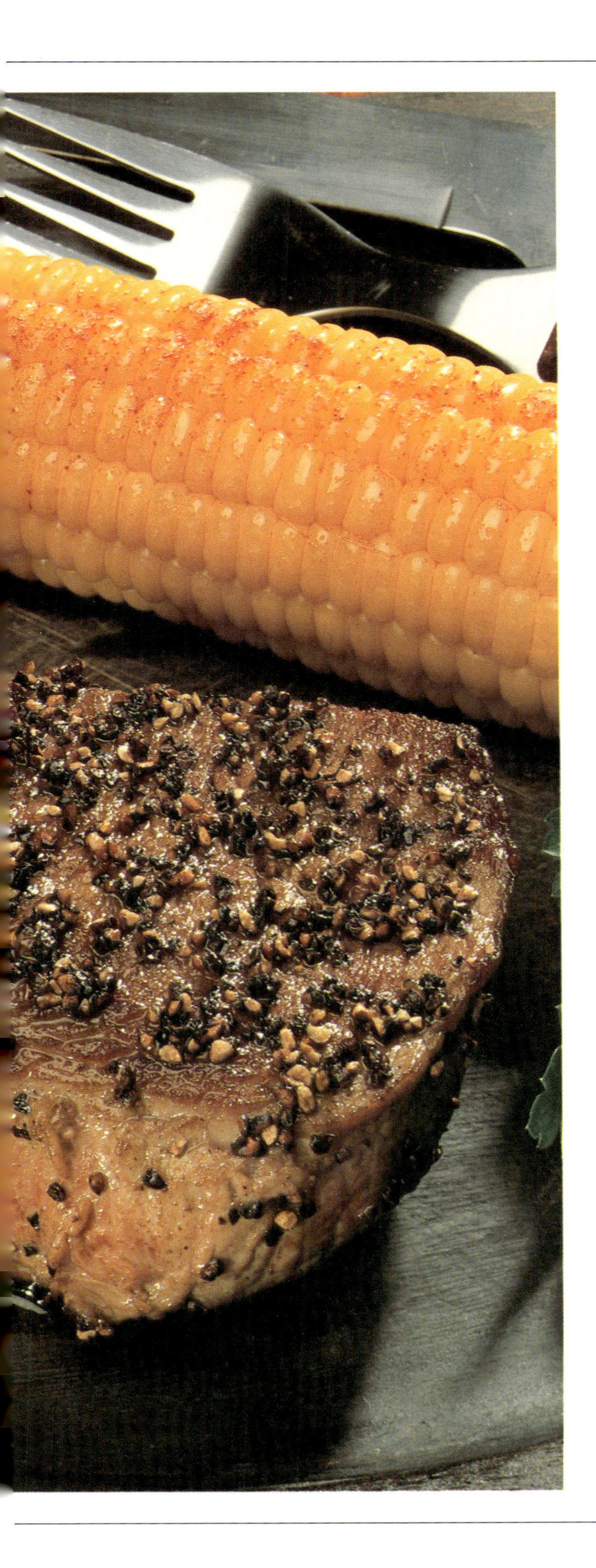

Grillzeit für die Bananen:	Von jeder Seite etwa 2 Minuten
Grillzeit für die Steaks:	Von jeder Seite etwa 4 Minuten.

Pro Portion: E: 27 g, F: 9 g, Kh: 11 g, kJ: 1012, kcal: 242.

Marinierte Ananas-Steaks

	Von
1 Ananas (etwa 200 g)	Blattkrone und Stielende abschneiden die Ananas längs vierteln, das Fruchtfleisch aus der Schale lösen, die Hälfte des Fruchtfleisches in Scheiben schneiden, das restliche Fruchtfleisch im Mixer pürieren
2 Knoblauchzehen	abziehen, durch die Presse drücken, mit dem Ananaspüree verrühren mit
1 Teel. gemahlenem Koriander Chilipfeffer	würzen
4 Rinderfiletsteaks (je etwa 150 g)	abspülen, trockentupfen, in das Ananaspüree geben, zugedeckt über Nacht im Kühlschrank marinieren, die Steaks herausnehmen, trockentupfen
4 Eßl. Speiseöl	erhitzen, die Steaks darin von jeder Seite 2 – 3 Minuten braten, mit
Salz frisch gemahlenem schwarzen Pfeffer	bestreuen, auf eine vorgewärmte Platte geben, mit Alufolie bedecken, warm stellen, nachziehen lassen die Ananasscheiben im Bratfett von beiden Seiten braten die Ananasmarinade etwa 5 Minuten köcheln lassen, mit
2 Eßl. (60 g) Crème fraîche	verrühren, die Steaks mit den Ananasscheiben und der Sauce servieren.

Pro Portion: E: 29 g, F: 22 g, Kh: 5 g, kJ: 1435, kcal: 343.

Gekräutertes Roastbeef

(6 Portionen, Foto)

1, 5 kg Roastbeef (ohne Knochen)	unter fließendem kalten Wasser abspülen, trockentupfen das Fleisch etwas einritzen, mit
Salz frisch gemahlenem weißen Pfeffer	würzen
1 Knoblauchzehe	abziehen, fein hacken
30 g Rindermark	pürieren, mit dem Knoblauch,
4 Eßl. gemischten gehackten Kräutern (Thymian, Rosmarin, Salbei, Majoran)	vermengen, das Roastbeef damit bestreichen und über Nacht abgedeckt kühl stellen, das Fleisch in eine Fettpfanne legen und mit
2 Eßl. Semmelmehl	bestreuen, die Pfanne auf dem Rost in den vorgeheizten Backofen schieben, das Roastbeef etwa 40 Minuten braten
Strom:	Etwa 250
Gas:	5 – 6.

Pro Portion: E: 48 g, F: 23 g, Kh: 5 g, kJ: 1914, kcal: 457.

Tip: Als Beilage Kartoffeln, Bohnen und Salat reichen.

Bunter Gulaschtopf

(2 Portionen)

300 g Rindfleisch (aus der Keule)	abspülen, trockentupfen, in Würfel schneiden
2 Eßl. Speiseöl	erhitzen, die Fleischwürfel darin anbraten, mit
Salz frisch gemahlenem Pfeffer Paprika edelsüß	würzen
125 ml (1/8 l) heißes Wasser 125 ml (1/8 l) Rotwein	hinzugießen, das Fleisch schmoren lassen, verdampfte Flüssigkeit durch
heißes Wasser	ersetzen, so daß das Fleisch immer knapp mit Flüssigkeit bedeckt ist
4 kleine rote und grüne Paprikaschoten (600 g)	halbieren, entstielen, entkernen, die weißen Scheidewände entfernen, die Schoten waschen
2 große Zwiebeln (200 g)	abziehen beide Zutaten in Streifen schneiden, wenn das Fleisch etwa 45 Minuten geschmort hat, das Gemüse hinzufügen, etwa 30 Minuten mitschmoren lassen
100 g gedünstete Champignons 100 g gedünstete Schwarzwurzelstücke	zu dem Gulasch geben, miterhitzen, die Schmorflüssigkeit einkochen lassen, bis eine sämige Sauce entstanden ist, den Gulaschtopf mit Salz, Pfeffer, Paprika abschmecken, mit
frischer gehackter Petersilie	bestreuen.

Pro Portion: E: 32 g, F: 20 g, Kh: 18 g, kJ: 1843, kcal: 440.

Filetsteaks mit Zwiebeln

4 Rinderfiletsteaks (je etwa 200 g)	abspülen, trockentupfen mit
grob gemahlenem schwarzen Pfeffer	bestreuen
4 Eßl. Speiseöl	in einer Pfanne erhitzen, die Steaks darin von jeder Seite etwa 20 Minuten braten, mit
Salz	bestreuen, auf eine vorgewärmte Platte legen, mit Alufolie bedecken, warm stellen, nachziehen lassen
4 mittelgroße Zwiebeln	abziehen, in Scheiben schneiden, im Bratfett goldbraun braten, über die Steaks geben.

Pro Portion: E: 39 g, F: 19 g, Kh: 3 g, kJ: 1510, kcal: 361.

Tip: Steaks mit gedünsteten Champignons und Petersilienkartoffeln servieren.

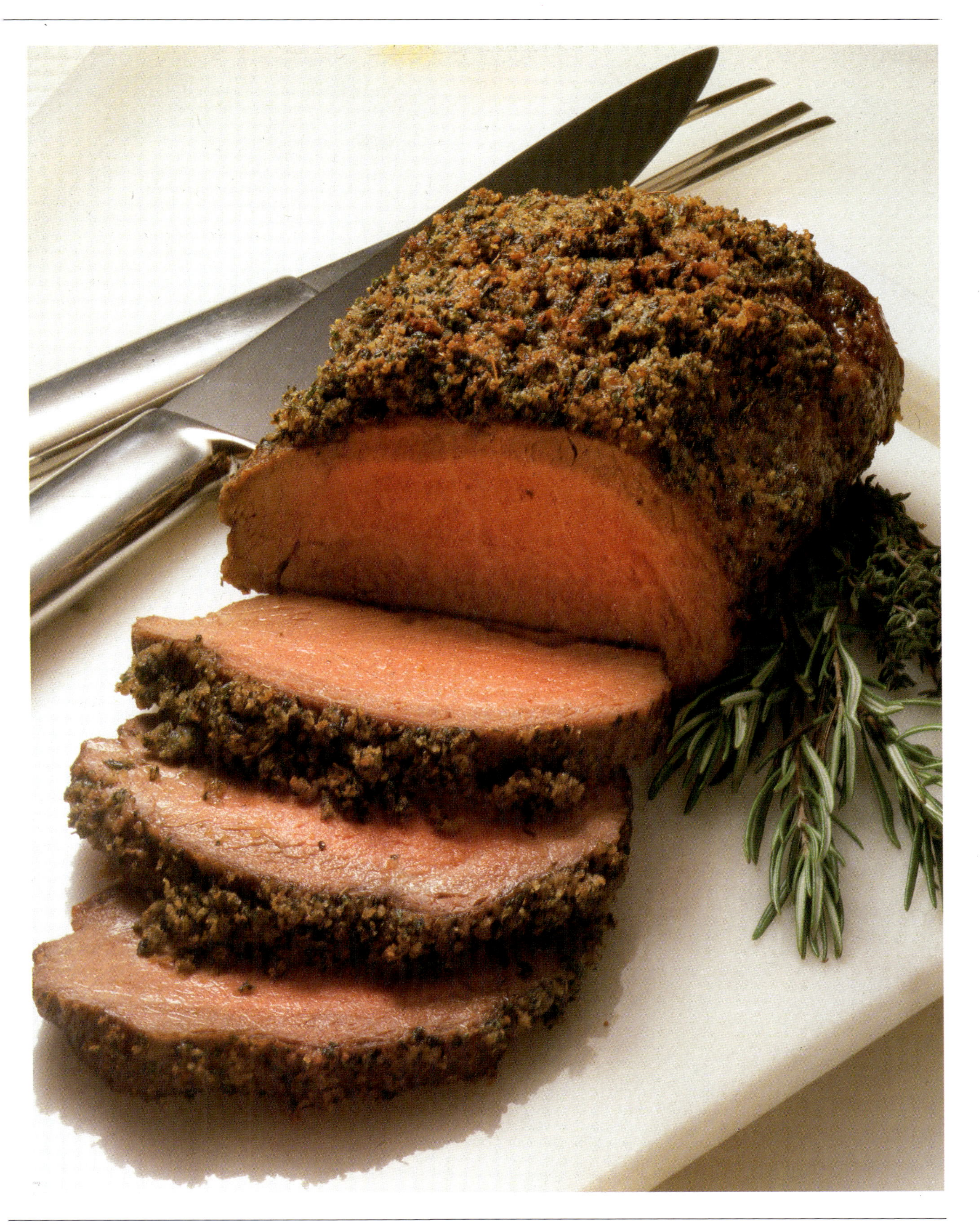

Hähnchen-Kebab
(Foto)

1 kg Hähnchenbrustfilet unter fließendem kalten Wasser abspülen, trockentupfen, in mundgerechte Stücke schneiden

für die Marinade

2 Zwiebeln
2 Knoblauchzehen Zutaten abziehen, fein hacken, mit
4 Eßl. zerlassener Butter (40 g)
4 Eßl. Soja-Sauce
2 Eßl. Zitronensaft
2 Teel. braunem Zucker
4 Teel. gerebeltem Koriander
Salz
frisch gemahlenem Pfeffer verrühren, Hähnchenfleisch mit der Marinade vermengen und etwa 7 Stunden im Kühlschrank durchziehen lassen, die Hähnchenstücke auf Spieße stecken, unter den Grill schieben und etwa 10 Minuten grillen.

Pro Portion: E: 59 g, F: 11 g, Kh: 8 g, kJ: 1655, kcal: 396.

Tip: Als Beilage Reis reichen.

Poularde im Gemüsebeet

1 Poularde (etwa 1200 g) unter fließendem kalten Wasser abspülen, trockentupfen, mit
1 Eßl. Zitronensaft
Soja-Sauce bepinseln
etwa 350 g kleine Möhren putzen, schälen, waschen
etwa 350 g Kohlrabi putzen, waschen, Knollen in Viertel, größere in Achtel schneiden
etwa 350 g kleine Kartoffeln waschen, schälen
etwa 350 g zarte, grüne Bohnen putzen, waschen, Enden abschneiden, Fäden abziehen, jede Gemüsesorte einzeln mit
Salz

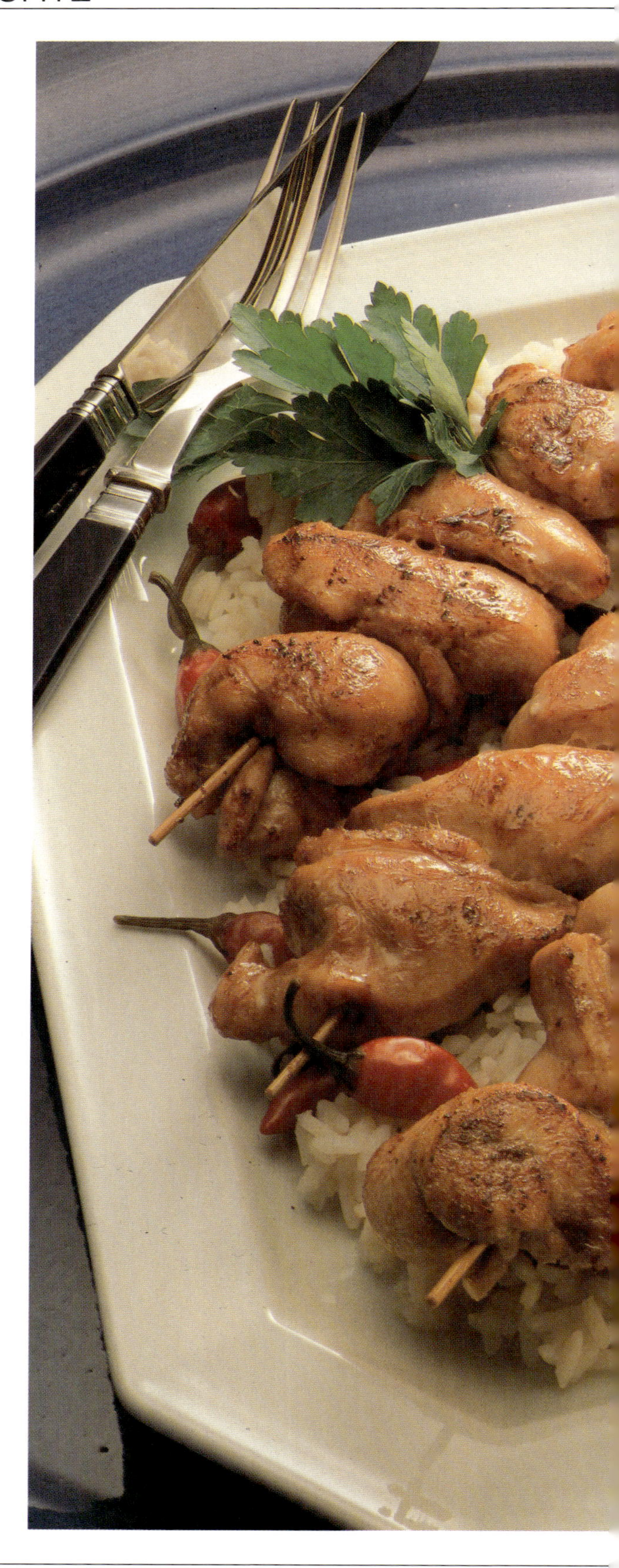

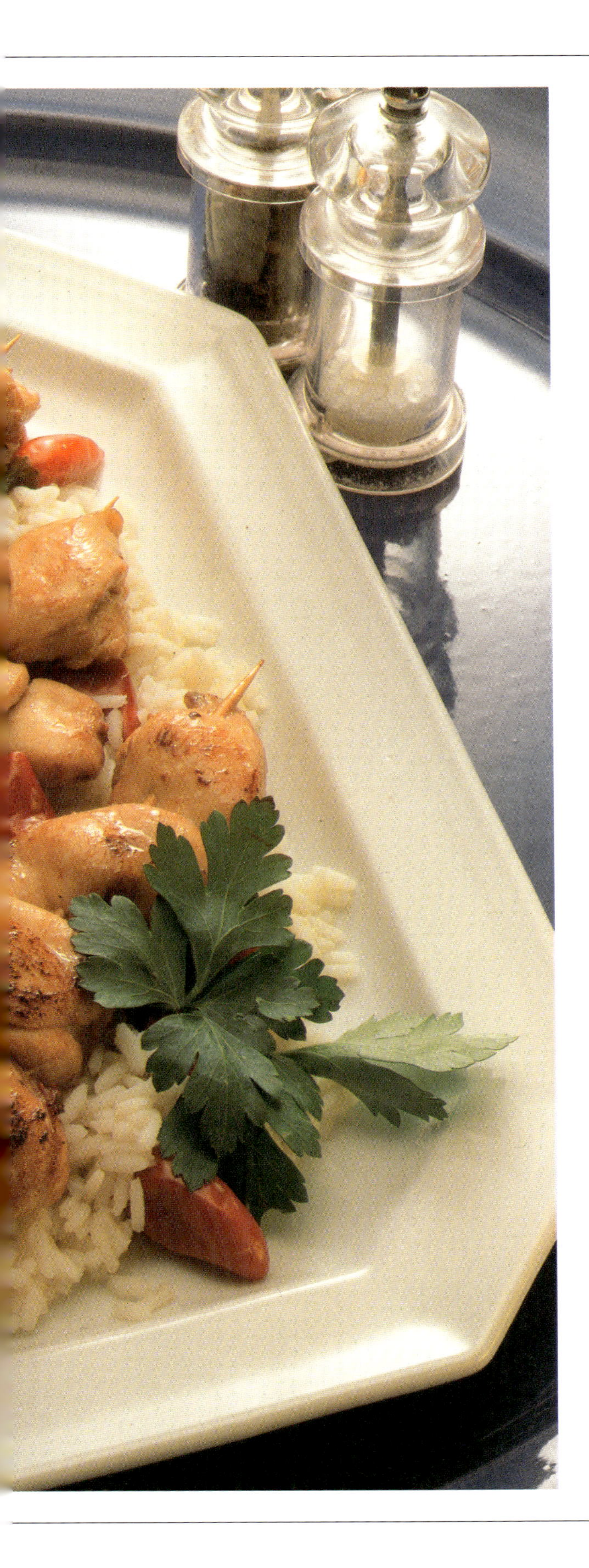

frisch gemahlenem weißen Pfeffer	bestreuen, Möhren, Kartoffeln getrennt nebeneinander in einen gewässerte Römertopf geben, die Poularde darauf legen, zur Hälfte mit Bohnen, zur anderen Hälfte mit Kohlrabi um- und belegen, den Topf schließen, auf dem Rost in den vorgeheizten Backofen schieben
Strom:	Etwa 220, **Gas:** 3 – 4
Backzeit:	Etwa 50 Minuten Poularde herausnehmen, tranchieren, Gemüse nach Sorten getrennt auf einer Platte anrichten, mit
2 Eßl. gehackter Petersilie	bestreuen, mit
20 g Butterflöckchen	belegen, Poularde darauf anrichten.

Pro Portion: E: 51 g, F: 17 g, Kh: 22 g, kJ: 1987, kcal: 475.

Huhn nach Art der Normandie

1 küchenfertige Poularde (1250 g)	unter fließendem kalten Wasser abspülen, trockentupfen, innen und außen mit
Salz, Pfeffer	einreiben
1 Zweig oder etwas gerebelten Estragon	in die Bauchhöhle geben
4 säuerliche Äpfel (500 g)	schälen, halbieren, entkernen
125 ml (1/8 l) Apfelwein	in eine feuerfeste Form gießen, das Huhn mit der Brust nach unten hineinlegen, die Äpfel darum legen, Huhn und Äpfel mit etwa der Hälfte von
30 g zerlassener Butter	beträufeln, die Form ohne Deckel in den vorgeheizten Backofen stellen, etwa 30 Minuten vor Beendigung der Bratzeit das Huhn wenden, mit der restlichen Butter beträufeln, das gare Huhn in Portionsstücke teilen, mit den Äpfeln anrichten
Strom:	Etwa 225, **Gas:** 4 – 5
Bratzeit:	Etwa 1 Stunde.

Pro Portion: E: 48 g, F: 20 g, Kh: 14 g, kJ: 1948, kcal: 465.

Fisch Stroganoff

(2 Portionen, Foto)

400 g Fischfilet (z. B. Kabeljau oder Schellfisch)	unter fließendem kalten Wasser abspülen, trockentupfen, mit
Zitronensaft	beträufeln, etwa 15 Minuten stehenlassen
1 große Zwiebel	abziehen, fein würfeln, mit
1 Teel. Kapern	in
250 ml (1/4 l) heiße Instant-Fleischbrühe	geben, zum Kochen bringen, etwa 5 Minuten kochen lassen
1 Eßl. Speisestärke	mit
2 Eßl. kaltem Wasser	anrühren, die Brühe damit binden, mit
Tomatenmark Senf Salz frisch gemahlenem Pfeffer Paprika edelsüß Zitronensaft	würzen
2 Gewürzgurken	in feine Streifen schneiden, in die Sauce rühren, die Sauce einmal aufkochen das Fischfilet in Würfel schneiden, in die Sauce geben, in 10 – 15 Minuten garziehen lassen, den Fisch Stroganoff in eine vorgewärmte Schüssel geben mit
frischer gehackter Petersilie	bestreuen
Garzeit:	25 – 30 Minuten.

Pro Portion: E: 36 g, F: 2 g, Kh: 13 g, kJ: 969, kcal: 232.

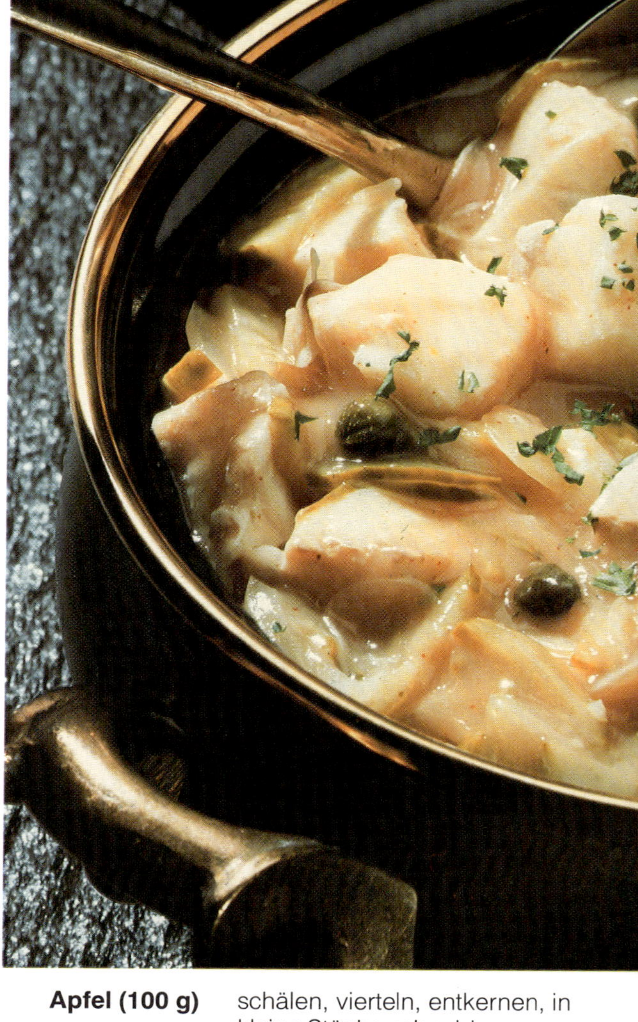

Fisch-Curry

Etwa 800 g Rotbarschfilet	unter fließendem kalten Wasser abspülen, trockentupfen, in etwa 2 X 2 cm große Würfel schneiden
1 – 2 Teel. Curry 1 Teel. Salz 1 Messerspitze Paprika edelsüß	vermengen, die Fischwürfel damit würzen
1 kleinen Apfel (100 g)	schälen, vierteln, entkernen, in kleine Stücke schneiden
2 mittelgroße Bananen (300 g)	schälen, in Streifen schneiden
250 g Karotten (aus der Dose)	abtropfen, in Würfel schneiden
1 Zwiebel	abziehen, würfeln
1 Eßl. Butter oder Margarine	zerlassen, die Zwiebelwürfel darin hellgelb dünsten, die Fischwürfel dazugeben, unter Wenden in etwa 3 Minuten durchdünsten lassen, Apfelstücke, Bananenscheiben, Karottenwürfel,

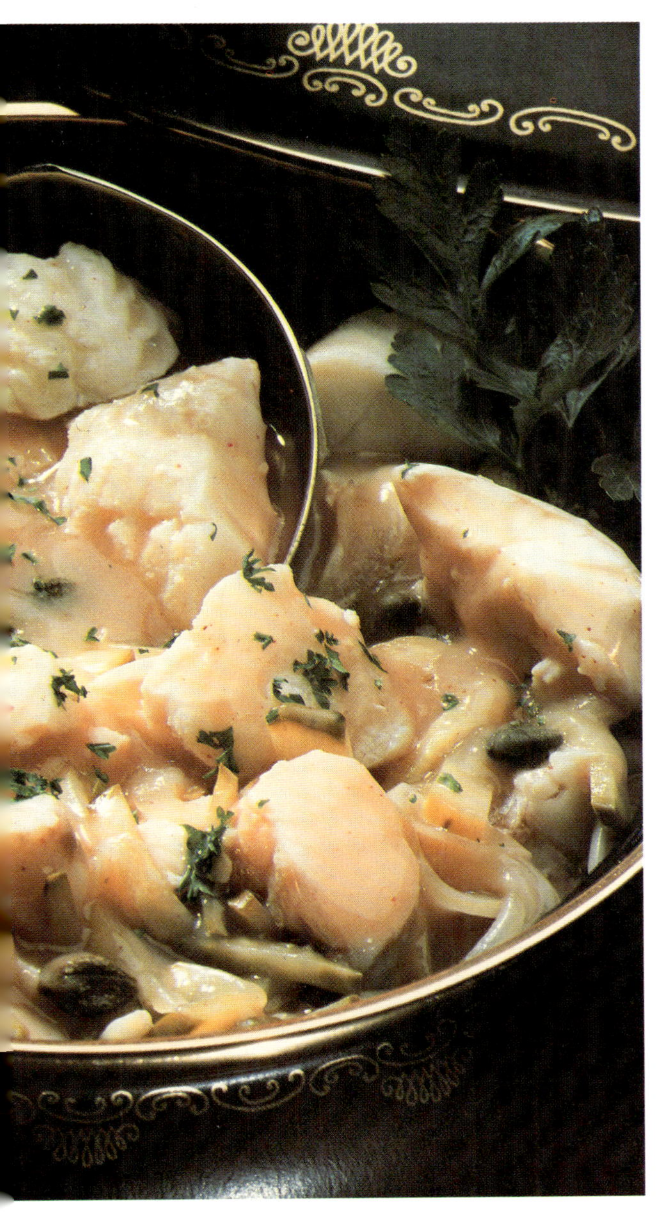

250 g Erbsen (aus der Dose) mit der Flüssigkeit hinzufügen, erhitzen, 3 – 5 Minuten ziehen lassen, mit
Salz
frisch gemahlenem Pfeffer
Paprika edelsüß abschmecken, mit
gehackter Petersilie bestreuen

Dünstzeit: Etwa 15 Minuten.

Pro Portion: E: 40 g, F: 11 g, Kh: 23 g, kJ: 1537, kcal: 367.

Beilage: Reis.

Kabeljau mit Petersilienfüllung

1 küchenfertigen Kabeljau (etwa 1 ½ kg) unter fließendem kalten Wasser abspülen, trockentupfen mit
Zitronensaft beträufeln, etwa 30 Minuten stehenlassen, trockentupfen, innen und außen mit
Salz
gemahlenem weißen Pfeffer würzen

für die Füllung

1 Bund Frühlingszwiebeln (etwa 250 g) putzen, das dunkle Grün bis auf etwa 15 cm entfernen, die Knollen evtl. abziehen, die Frühlingszwiebeln waschen, in Ringe schneiden
1 Eßl. becel-Diät-Pflanzenfett zerlassen, die Frühlingszwiebelringe darin fast gar dünsten
2 – 3 Eßl. gehackte glatte Petersilie
2 – 3 Eßl. gehackte krause Petersilie zu den Zwiebelringen geben, mitdünsten lassen, mit
Salz
Worcestersauce würzen, ein großes Stück Alufolie in die Rostbratpfanne des Backofens legen, den Fisch mit dem Rücken nach unten darauflegen, die Petersilienmasse in den Bauch füllen, etwas davon auf den Fisch geben
2 Tomaten (150 g) waschen, abtrocknen, die Stengelansätze entfernen, die Tomaten in Scheiben schneiden, auf den Fisch legen, mit
Salz, Pfeffer bestreuen, die Alufolie um den Fisch zusammenfalten, gut verschließen, die Rostbratpfanne in den vorgeheizten Backofen schieben

Strom: Etwa 250
Gas: 5 – 6
Garzeit: Etwa 45 Minuten.

Pro Portion: E: 37 g, F: 6 g, Kh: 5 g, kJ: 1010, kcal: 241.

Beilage: Kartoffeln, grüner Salat.

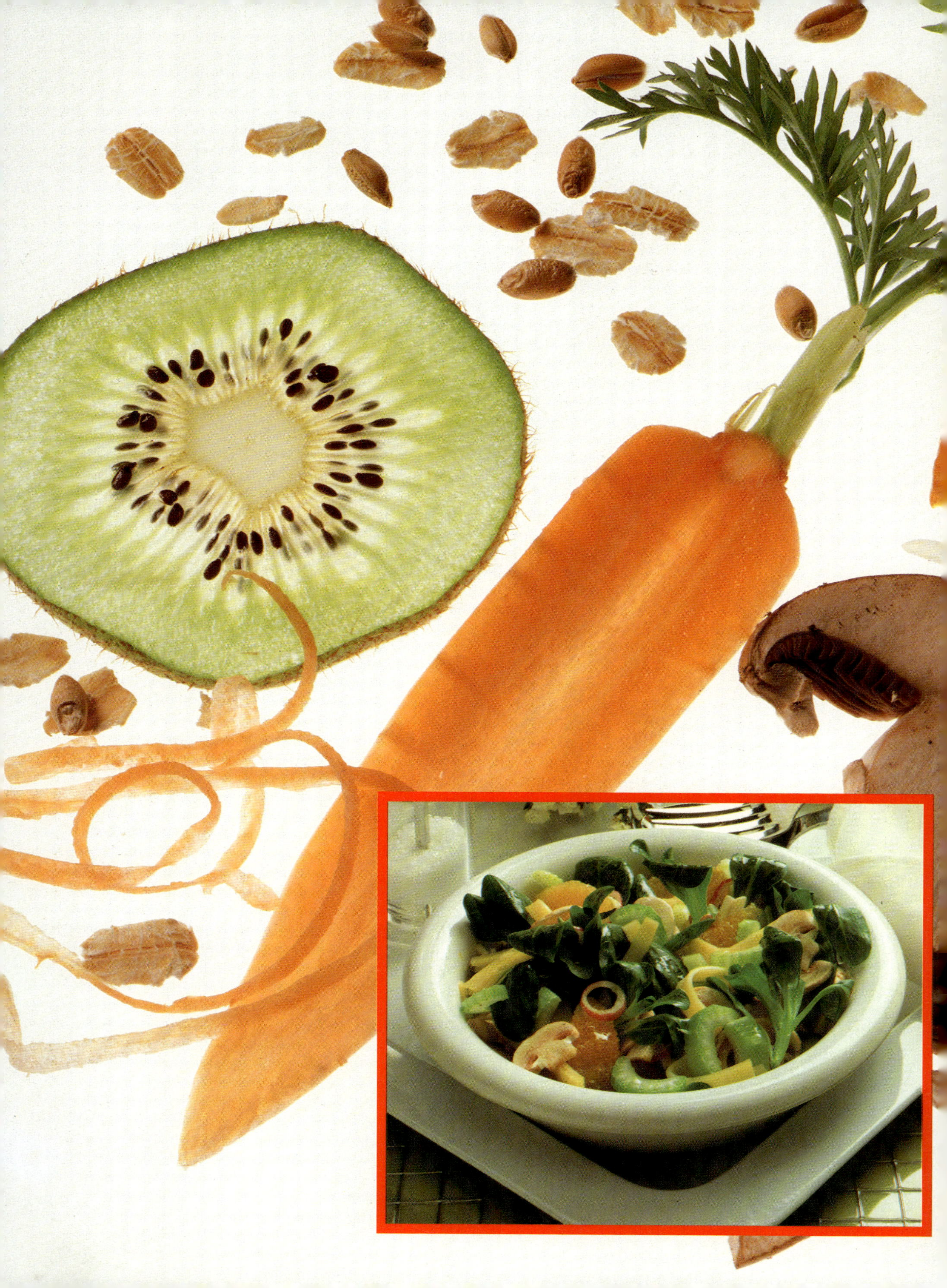

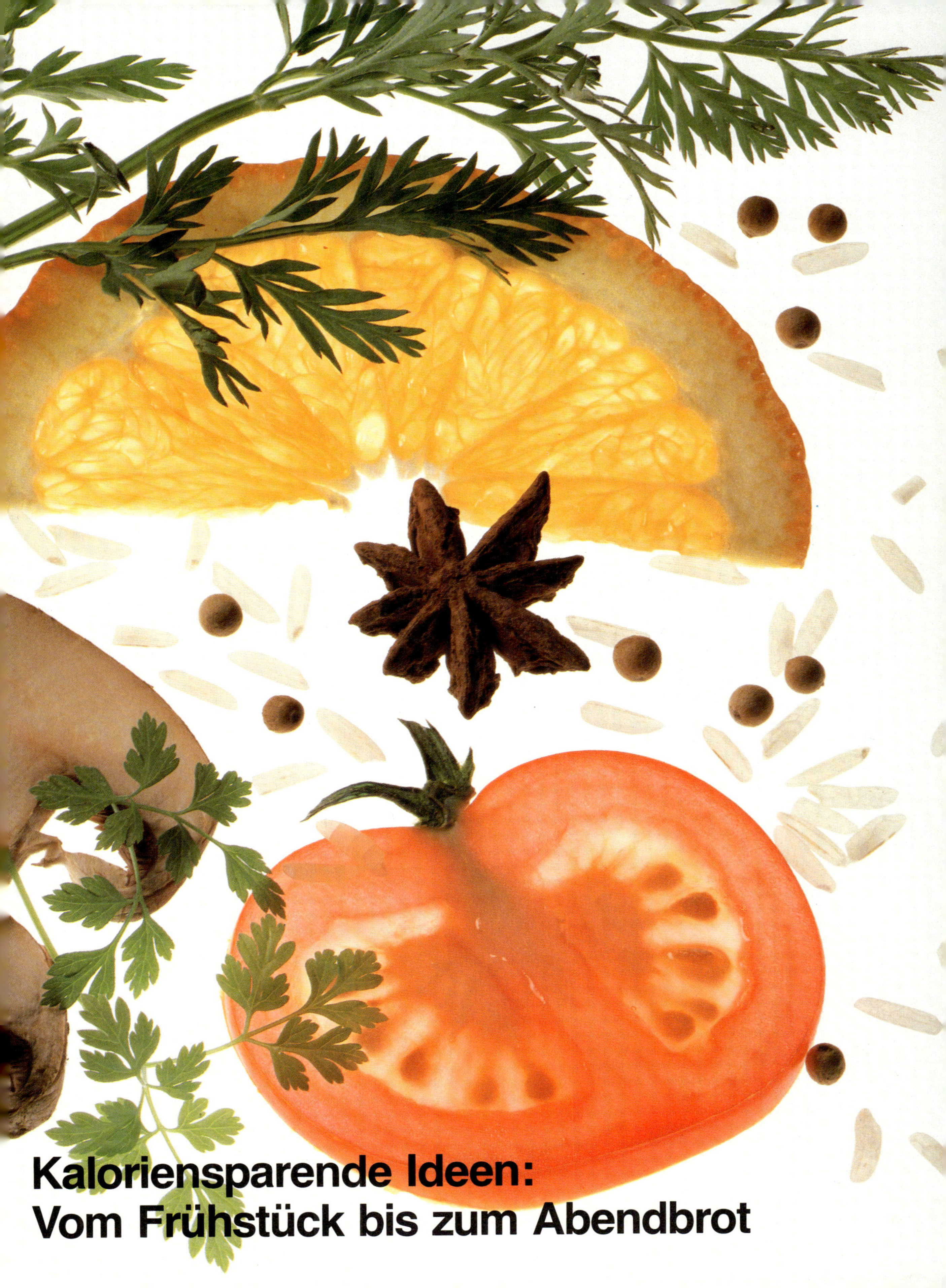

Kaloriensparende Ideen: Vom Frühstück bis zum Abendbrot

Berliner Sandwich
(2 Portionen, Foto)

2 Scheiben Bauernbrot	
2 Sesambrötchen	die Brötchen aufschneiden die Brotscheiben und die Brötchen mit
40 g Du darfst Halbfett-margarine	bestreichen
4 Scheiben Du darfst Salami	auf die Brotscheiben legen
2 kleine Tomaten	waschen, abtrocknen, die Stengelansätze heraus-schneiden, die Tomaten halbieren, in Scheiben schneiden, die Salami mit den Tomatenscheiben und
2 in Streifen geschnittenen Salatblättern	bedecken, die Brotscheiben halbieren, je eine Brötchenhälfte darüberklappen.

Pro Portion: kJ: 1610, kcal: 385.

Sandwich mit Möhren
(2 Portionen, Foto)

4 Scheiben Schwarzbrot	mit
40 g Du darfst Halbfett-margarine	bestreichen, auf 2 Scheiben Brot
60 g Du darfst Teewurst	streichen, beide Brotscheiben mit
je 1 Salatblatt	belegen
1 kleine Möhre	putzen, schrappen, waschen, fein raspeln, die geraspelte Möhre über die Salatblätter ver-teilen, die zweite Scheibe Brot daraufklappen, die Sandwiches diagonal durchschneiden.

Pro Portion: kJ: 1780, kcal: 425.

Fitneß-Frühstück
(2 Portionen)

2 Scheiben Vollkornbrot	mit
10 g Du darfst Halbfett-margarine	bestreichen, das Brot mit

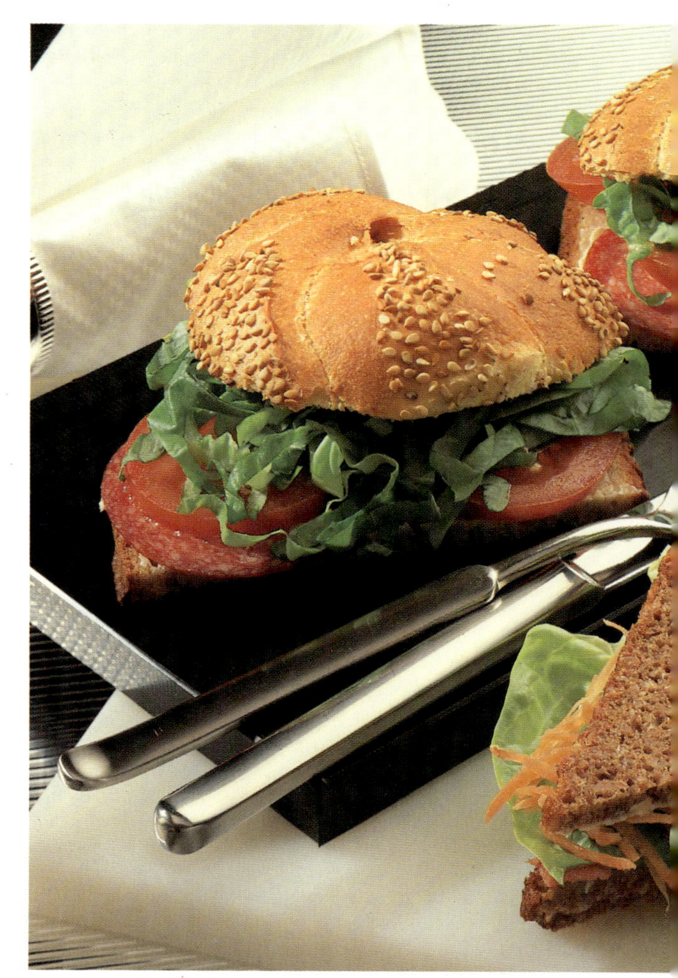

1 Scheibe Du darfst Allgäuer Schmelzkäse	belegen und mit
30 g Du darfst Teewurst	bestreichen
je 150 ml Grapefruitsaft	in 2 kleine Gläser füllen, mit
je 2 Eßl. Haferflocken	verrühren und mit
Süßstoff	abschmecken. Kaffee oder Tee dazureichen.

Pro Portion: kJ: 1260, kcal: 300.

Muntermacher
(2 Portionen)

2 Scheiben Knäckebrot
2 Scheiben

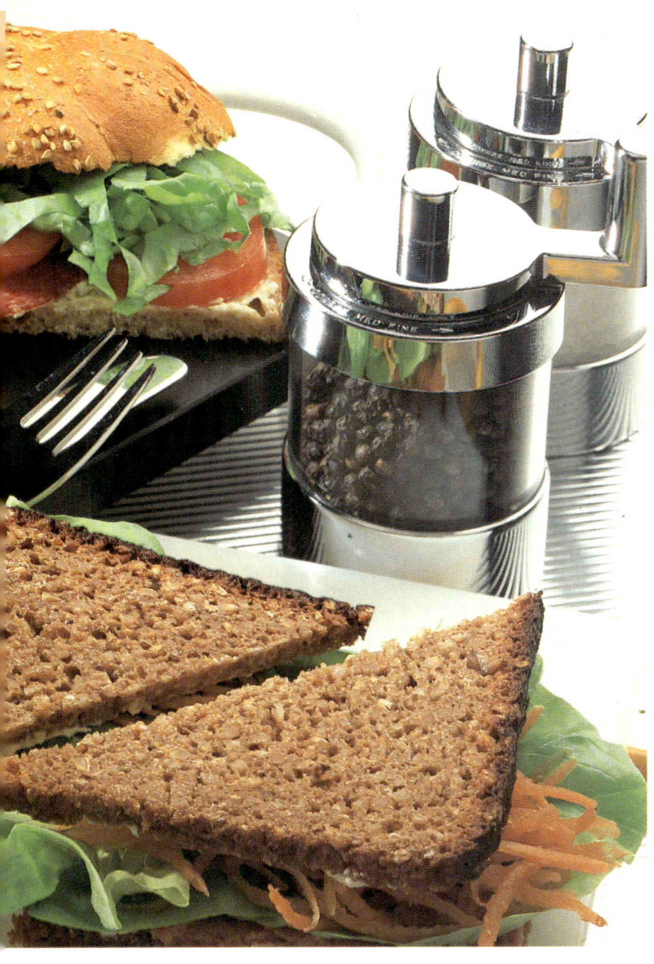

Vollkornbrot mit
30 g Du darfst Halbfett-margarine bestreichen
2 Teel. Du darfst Konfitüre auf die Knäckebrotscheiben verteilen
60 g Du darfst Leberwurst auf das Vollkornbrot streichen, abwechselnd mit
6 Gurkenscheiben
6 Tomaten-scheiben belegen, mit
Salz
frisch gemahlenem weißen Pfeffer würzen
2 Teel. gewürfelte Zwiebeln auf das Brot geben, die Brote mit 2 Gläsern (je 150 ml) Orangensaft und Kaffee servieren.

> Pro Portion: kJ: 1630, kcal: 390.

Kraftbrote

(2 Portionen)

2 Scheiben frisches Bauernbrot halbieren mit
60 g Du darfst Schmelzkäse bestreichen, mit
4 gewaschenen, abgetropften Salatblättern belegen
4 Scheiben Kasseler Aufschnitt darauf verteilen
2 Scheiben (60 g) Knäckebrot mit
10 g Du darfst Halbfett-margarine bestreichen und
2 Teel. Du darfst Konfitüre auf die Knäckebrotscheiben verteilen
Kaffee dazu servieren.

> Pro Portion: kJ: 1380, kcal: 330.

Leckerbissen

(2 Portionen)

2 Brötchen aufschneiden
1 Scheibe Vollkornbrot halbieren
Brot und Brötchen mit
30 g Du darfst Halbfett-margarine bestreichen
60 g Du darfst Frischkäse zart & cremig und
2 Teel. Du darfst Konfitüre auf die Brötchen verteilen
2 weichgekochte Eier zum Brot servieren, Tee dazu reichen.

> Pro Portion: kJ: 1670, kcal: 400.

Gebackener Camembert mit Sauerkirschsauce

(4 Portionen, Foto)

4 Eßl. Du darfst Sauerkirsch-konfitüre	mit
4 Eßl. Rotwein	
2 Teel. scharfem Senf	
1 abgezogenen, feingehackten Zwiebel	verrühren, mit
1 Prise Cayennepfeffer	abschmecken
2 Du darfst Camemberts	halbieren
1 Ei	verquirlen, die Camemberthälften zunächst in dem Ei, dann in
1 Eßl. Semmelmehl	wenden, die Camemberts in
heißem Fett	goldbraun ausbacken und heiß mit der Sauce servieren.

Pro Portion: kJ: 1050, kcal: 250.

Herzhaftes Tatar

(2 Portionen)

2 Scheiben Vollkornbrot	
2 Scheiben Grahambrot	mit
20 g Du darfst Halbfett-margarine	bestreichen, auf Tellern anrichten
200 g Beefsteak-hack (Tatar)	mit
Salz	
weißem Pfeffer	
Paprika edelsüß	abschmecken
2 Teel. feingehackte Zwiebelwürfel	hinzufügen
100 g Salatgurke	waschen, in Scheiben schneiden, die Gurkenscheiben im Halbkreis auf zwei Teller anrichten, in die Mitte das zur Frikadelle geformte Tatar geben, dazu
2 Glas Tomaten-saft (je 200 ml)	servieren.

Pro Portion: kJ: 1670, kcal: 400.

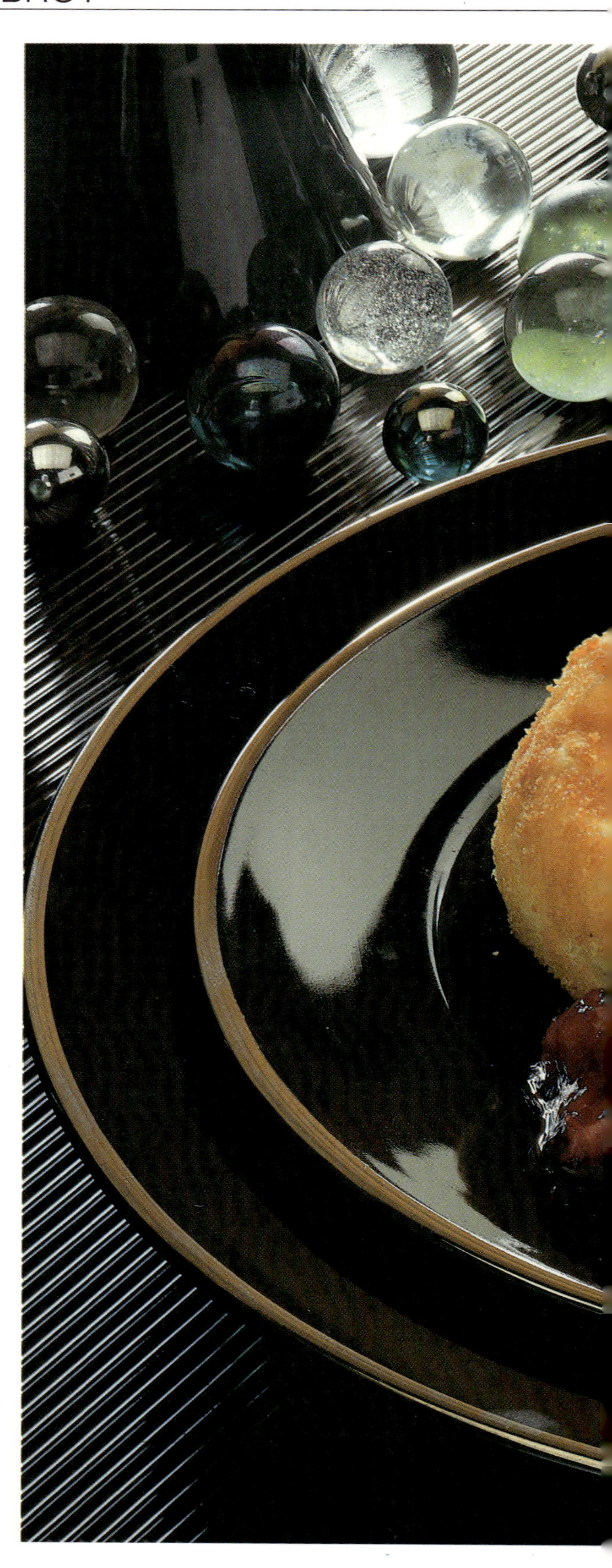

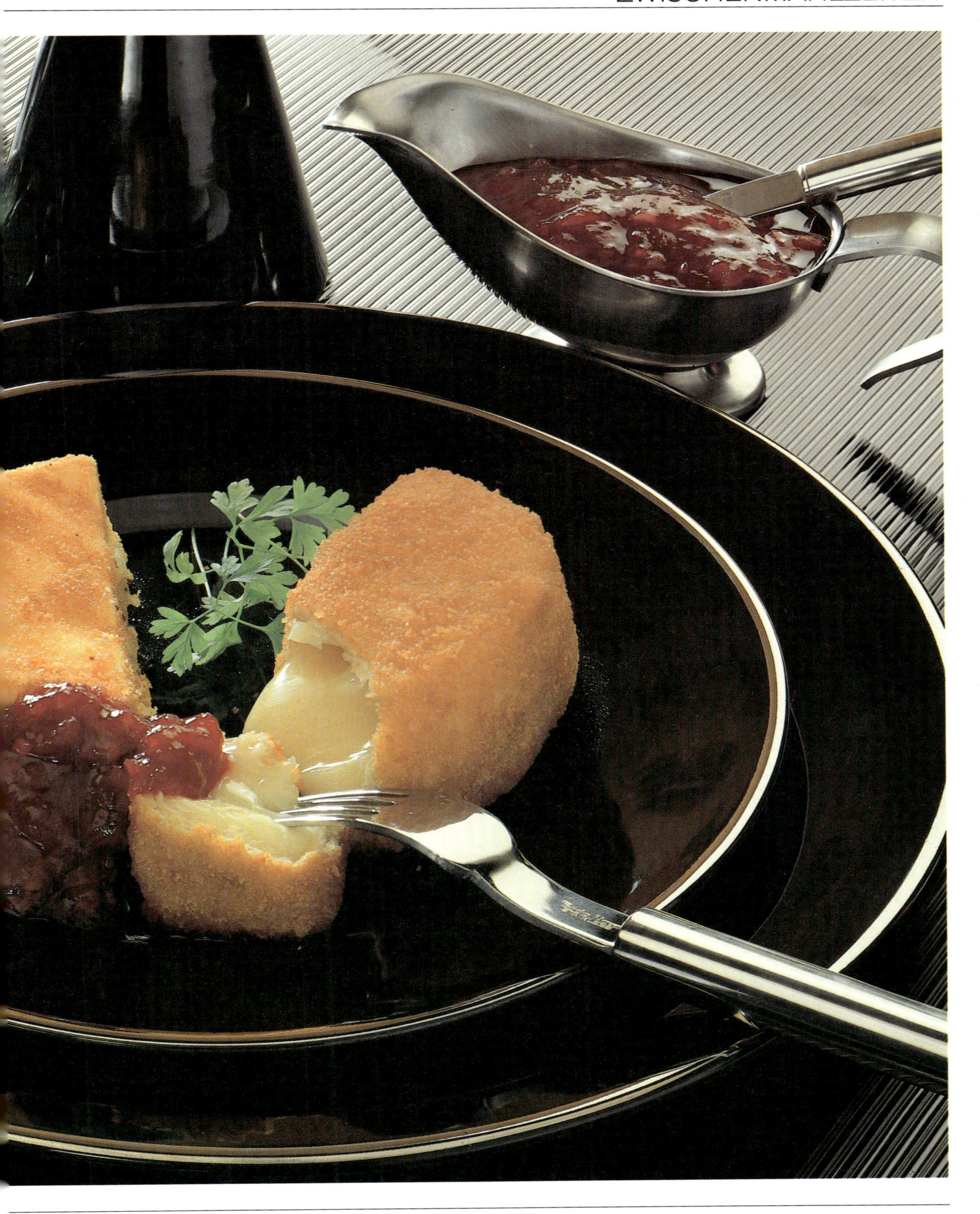

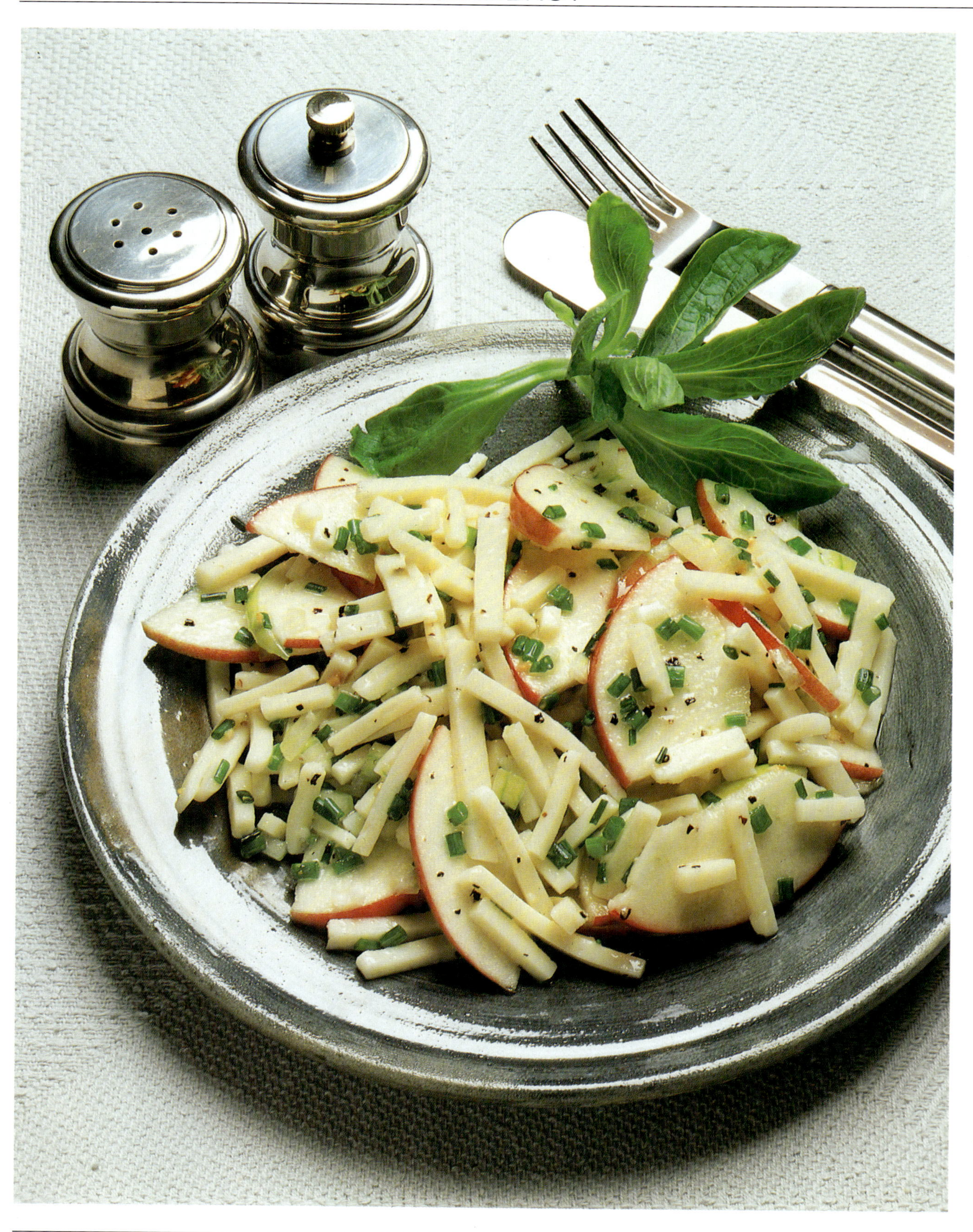

Feinschmecker Salat
(2 Portionen, S. 108/109)

	Für die Salatsauce
2 Eßl. Obstessig	
1 Eßl. Öl	verrühren, mit
Salz frisch gemahlenem weißen Pfeffer Flüssigwürze flüssigem Süßstoff	abschmecken
1 kleine Zwiebel	abziehen, in feine Ringe schneiden
75 g frische Champignons	putzen, waschen, in Scheiben schneiden
75 g Stauden-sellerie	putzen, harte Fäden an der Außenseite der Stengel abziehen, die Stengel waschen, abtropfen lassen, in etwa 3 cm dicke Stücke schneiden Zwiebel, Champignons, Staudensellerie mit der Salatsauce vermengen
1 Orange	schälen, filieren, die Spalten zu dem Salat geben
2 Scheiben Du darfst Edamer	in feine Streifen schneiden, zusammen mit
50 g Feldsalat	vorsichtig unter das Gemüse mengen
2 Scheiben Toast	rösten, mit
15 g Du darfst Halbfettmar-garine	bestreichen geröstetes Toastbrot zum Feinschmecker-Salat reichen.

Pro Portion: kJ: 1280, kcal: 305.

Salat nach Tessiner Art
(2 Portionen, Foto)

½ Packung Du darfst Allgäuer Schmelzkäse	die Käsescheiben in Streifen schneiden, mit einer Marinade aus
3 Teel. Zitronensaft Salz, Pfeffer Süßstoff Knoblauchpulver 1 Eßl. Öl	mischen
1 feingehackte Zwiebel	hinzufügen
1 kleinen roten Apfel (125 g)	waschen, vierteln, entkernen, den Apfel in Scheiben schneiden, unter die Salatzutaten heben, mit
Salz Pfeffer	abschmecken den Salat etwa 30 Minuten ziehen lassen
½ Bund Schnittlauch	unter fließendem kalten Wasser abspülen, abtropfen, in Röllchen schneiden, mit dem Salat vermengen dazu
2 Scheiben Toast	reichen.

Pro Portion: kJ: 1050, kcal: 250.

Salat „Tilsa"
(2 Portionen)

½ abgezogene Zwiebel	in Streifen schneiden
1 kleines Stück Salatgurke	schälen, in Stifte schneiden
5 Scheiben Du darfst Salami	vierteln
2 Scheiben Du darfst Tilsiter	in Streifen schneiden
6 paprikagefüllte Oliven	in Scheiben schneiden
2 kleine Tomaten	waschen, abtrocknen, achteln alle Zutaten miteinander vermengen
	für die Salatsauce
1 Eßl. Essig 1 Eßl. Oliven-flüssigkeit Worcestersauce 1 Teel. süßen Senf 1 Eßl. Öl	verrühren, mit
Salz weißem Pfeffer flüssigem Süßstoff	abschmecken, mit den Salatzutaten vermengen, den Salat auf
gewaschenen Salatblättern	anrichten.

Pro Portion: kJ: 920, kcal: 220.

Beigabe: Stangenweißbrot - eine kleine Scheibe (15 g): kJ 170/ 40 kcal.

Wurstsalat mit Paprika und Keimsprossen

(4 Portionen, Foto)

500 g Du darfst Fleischwurst enthäuten, die Wurst der Länge nach halbieren, in Scheiben schneiden

je 1 rote und grüne Paprikaschote halbieren, entstielen, entkernen, die weißen Scheidewände entfernen, die Schoten waschen, in Streifen schneiden

125 g Keimsprossen Alfalfa (aus dem Reformhaus) unter fließendem kalten Wasser abspülen, trockentupfen

Wurst, Paprika, Keimsprossen mit

1 Glas (30 g) Kapern vermengen

3 – 4 Eßl. Zitronensaft oder Essig mit

Salz

gemahlenem weißen Pfeffer

Paprikapulver verrühren

den Fleischsalat mit der Flüssigkeit etwa 1 Stunde marinieren

für die Salatsauce

je ½ Bund Schnittlauch und Dill

1 Bund glatte Petersilie unter fließendem kalten Wasser abspülen, trockentupfen, feinhacken

etwas Dill und Petersilie zum Garnieren beiseite legen

1 Packung (200 g) Du darfst Frischkäse zart & cremig mit

2 Eßl. Milch glattrühren

mit

Salz, Pfeffer

Paprikapulver abschmecken

den Fleischsalat mit etwas Salatsauce überziehen, mit Petersilie, Dill garnieren

die restliche Sauce dazu reichen.

Pro Portion: kJ: 1300, kcal: 310.

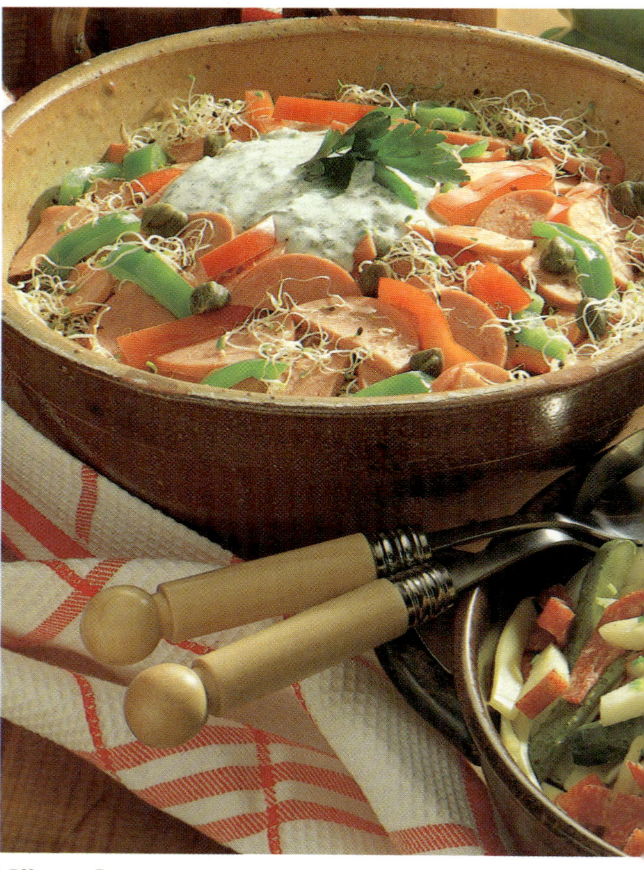

Käse-Salami-Salat

(4 Portionen, Foto)

1 Packung (150 g) Du darfst Edamer

1 Packung (100 g) Du darfst Salami den Käse und die Wurst in Streifen schneiden

330 g (1 Glas) Cornichons abtropfen lassen, längs vierteln

2 kleine Zwiebeln abziehen, in dünne Streifen schneiden

1 großen Apfel waschen, entkernen, würfeln

für die Salatsauce

6 Eßl. Kräuteressig mit

Salz

frisch gemahlenem Pfeffer

etwas Süßstoff

2 Eßl. Öl verrühren

1 Bund Schnittlauch unter fließendem kalten Wasser abspülen, trockentupfen, in feine Röllchen schneiden, unter die Marinade geben, die Marinade

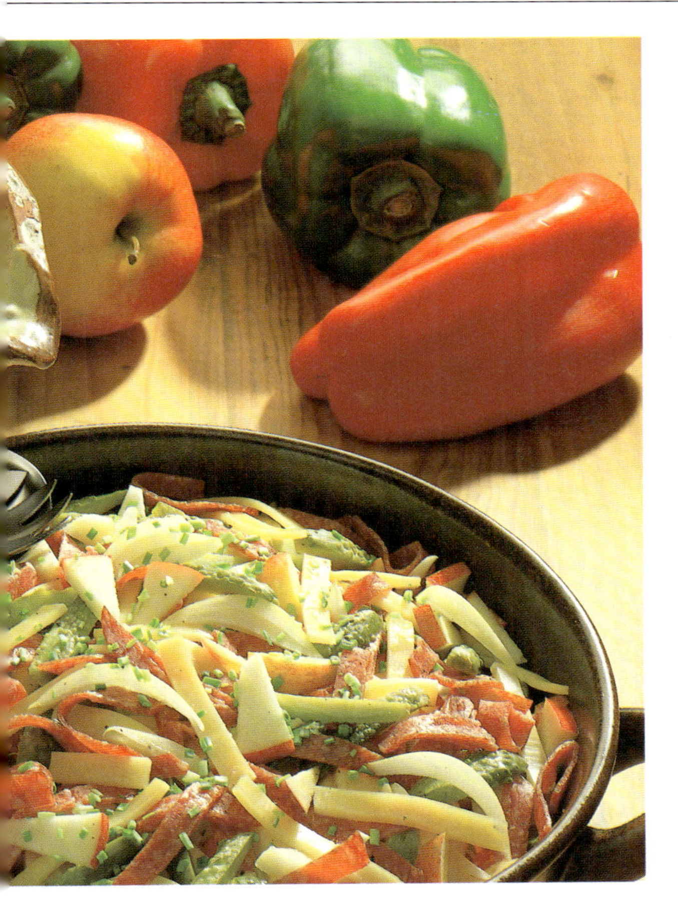

mit den Salatzutaten vermengen, den Salat etwa 1 Stunde ziehen lassen.

Pro Portion: kJ: 1090, kcal: 260.

Würstchen auf Sauerkrautsalat

(2 Portionen)

1 Apfel	waschen, abtrocknen, ungeschält raspeln
1 Zwiebel	abziehen, fein hacken
2 Wacholderbeeren	zerdrücken, die Zutaten unter mischen
250 g Sauerkraut	
1 Teel. Öl	hinzufügen, den Salat mit
Salz	
Kümmel	
Süßstoff	abschmecken und ziehen lassen
2 Du darfst Würstchen	in etwas Wasser erhitzen
2 Scheiben Meterbrot (je 15 g)	mit
5 g Du darfst Halbfettmargarine	bestreichen, Würstchen und Brot zusammen mit dem Salat servieren.

Pro Portion: kJ: 950, kcal: 227.

Kartoffelsalat

(2 Portionen)

375 g Pellkartoffeln (vom Vortag)	die gepellten Kartoffeln in Scheiben schneiden
4 Eßl. Weinessig	
½ gehackte Zwiebel	
Salz, Pfeffer	
Süßstoff	
Flüssigwürze	mit
50 ml Wasser	aufkochen, über die Kartoffeln geben, 2 Stunden ziehen lassen von
125 g Zucchini	die Enden abschneiden, die Zucchini waschen, evtl. schälen, in Scheiben schneiden, zwei Minuten in
Salzwasser	blanchieren
½ Bund Frühlingszwiebeln	putzen, das dunkle Grün bis auf etwa 15 cm entfernen, die Knollen evtl. abziehen, waschen, in Ringe schneiden
2 Tomaten	waschen, abtrocknen, die Stengelansätze herausschneiden, die Tomaten in Scheiben schneiden
100 g Salatgurke	gründlich waschen, die Gurke längs halbieren, in Scheiben schneiden
Schnittlauch	
Petersilie	unter fließendem kalten Wasser abspülen, trockentupfen, fein hacken
2 Eßl. Du darfst Frischkäse zart & cremig	mit
etwas Öl	
etwas Wasser	glattrühren, das Gemüse, die Kräuter und die Frischkäsecreme zu den Kartoffeln geben, alle Zutaten vorsichtig vermengen.

Pro Portion: kJ: 1090, kcal: 260 kcal.

Beigabe: Je 1 Du darfst Würstchen (420 kJ/100 kcal).

Du darfst-Cordon bleu

(2 Portionen, Foto)

2 Kartoffeln (je 100 g) waschen, kreuzweise einschneiden, einzeln in Alufolie wickeln, im Backofen etwa 40 Minuten garen, inzwischen

2 Kalbsschnitzel mit

je 1/2 Scheibe gekochtem Schinken

je 1 Scheibe Du darfst Gouda belegen, zusammenklappen, mit Holzspießchen zustecken, mit

Salz, Pfeffer würzen

1/2 Ei verschlagen, die Schnitzel in

1 Teel. Mehl dann in dem Ei, zuletzt in

1/2 Eßl. Semmelbrösel wenden

1 Teel. Öl erhitzen, die Schnitzel darin von jeder Seite etwa 6 Minuten braten, die Kartoffeln aus der Alufolie wickeln, aushöhlen, das Innere pürieren, mit

1 Ecke Du darfst Kräuter Schmelzkäsezubereitung

1 Eßl. gehackter Petersilie verrühren, abschmecken, in die Kartoffeln füllen, etwa 10 Minuten überbacken.

Pro Portion: kJ: 1630, kcal: 390.

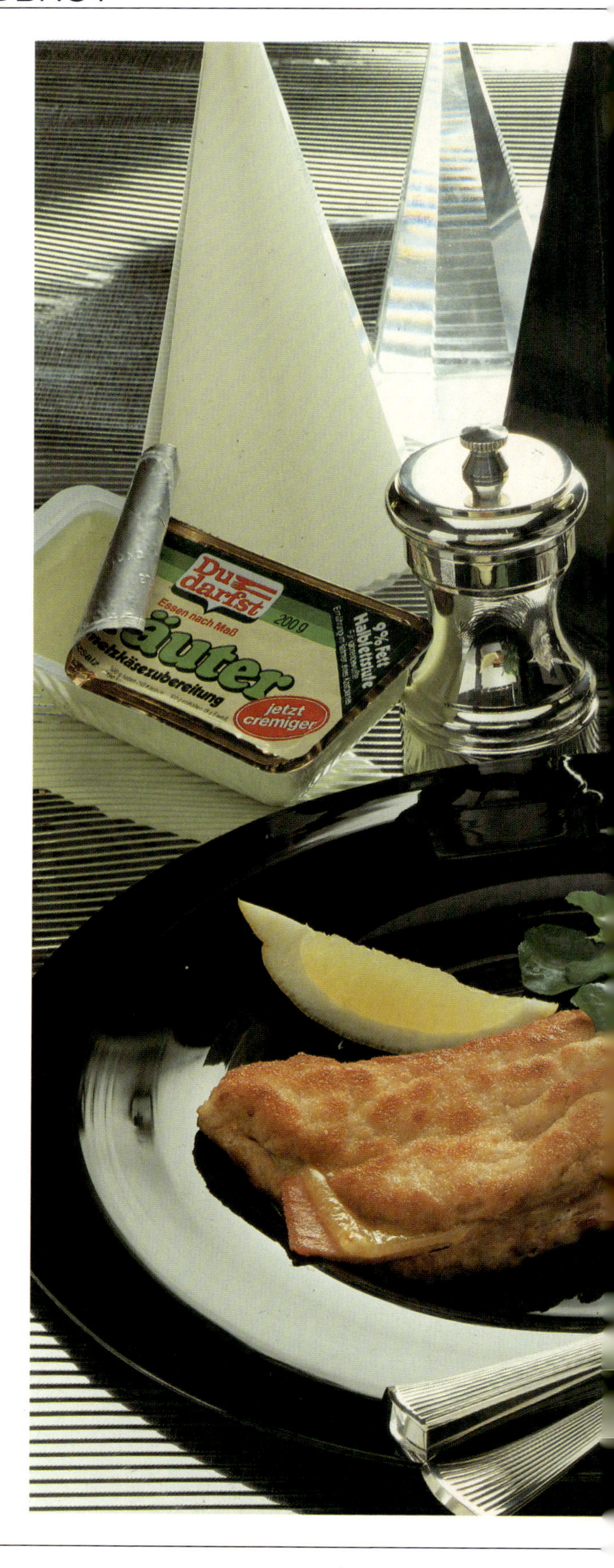

Putensteak Hawaii

(2 Portionen)

2 Putensteaks waschen, trockentupfen, mit

1 Teel. Öl bestreichen, im vorgeheizten Grill von jeder Seite etwa 3 Minuten garen, mit

Salz, Pfeffer würzen, auf eine feuerfeste Platte geben, mit

2 kleinen Scheiben Ananas (aus der Dose)

50 g Krabben

2 Scheiben Du darfst Gouda belegen, so lange im Grill überbacken, bis der Käse an den Enden goldbraun wird

50 g Reis in Salzwasser garen, den fertigen Reis in eine kleine Tasse drücken, auf die Platte stürzen, von

100 g Feldsalat die Wurzelenden abschneiden,

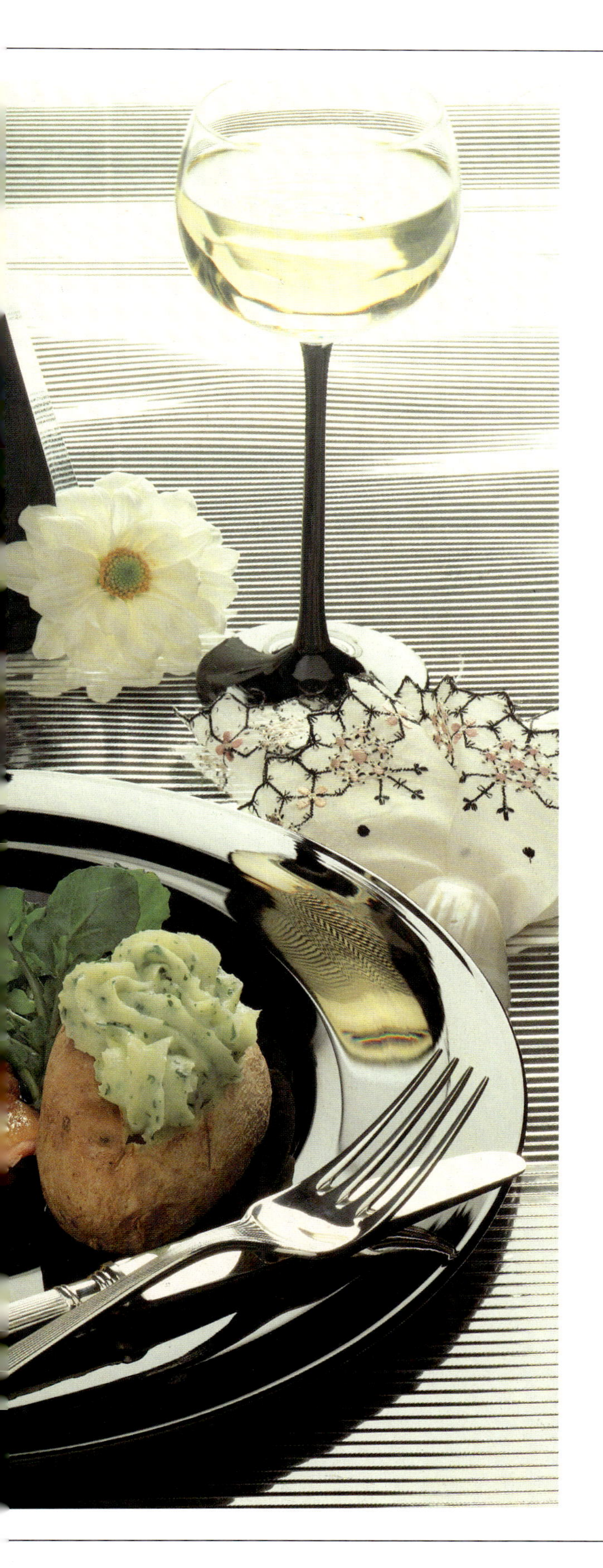

welke Blätter entfernen, den Salat gründlich waschen, abtropfen lassen

für die Salatsauce

etwas Essig mit
1 Teel. Senf
1 Teel. Öl verrühren
¼ geriebene Zwiebel hinzufügen, mit
Salz, Pfeffer würzen, die Sauce über den Feldsalat geben, den Salat zum Putensteak servieren.

Pro Portion: kJ: 1680, kcal: 402.

Gratinierte Kalbsmedaillons

(2 Portionen)

2 Eßl. Öl mit
Kräutern (Rosmarin, Thymian)
weißem Pfeffer verrühren
4 Kalbsmedaillons (je 80 g) mit dem gekräuterten Öl bestreichen, 2 Stunden zugedeckt ziehen lassen
50 g Reis in
Salzwasser garen, evtl.
etwas Safran dazugeben, die Medaillons zunächst auf einer Seite 4 Minuten grillen, mit
Salz würzen, die Medaillons wenden und nochmals 2 Minuten grillen
2 Scheiben Du darfst Allgäuer Schmelzkäse würfeln, auf die Medaillons verteilen und ca. 1 Minute unter dem Grill schmelzen lassen, mit
etwas Petersilie garnieren, zusammen mit dem Reis servieren, von
½ Kopfsalat äußere Blätter entfernen, die übrigen vom Strunk lösen, den Salat waschen, gut abtropfen lassen

für die Salatsauce

Zitronensaft
1 Teel. gemischte Kräuter
1 Eßl. Öl
Süßstoff
Salz, Pfeffer vermischen, die Soße unter den Salat geben, diesen zu den Medaillons reichen.

Pro Portion: kJ: 1900, kcal: 455.

Lukullus-Sülze

(2 Portionen, Foto)

75 g (1 Dose) Pfahlmuscheln in pikanter Tunke	die Muscheln auf Küchenpapier abtropfen lassen
100 g rote Paprikaschote	halbieren, entstielen, entkernen, die weißen Scheidewände entfernen, die Schote waschen, in Streifen schneiden, mit
50 g Tiefkühl-Erbsen	in
Salzwasser	kurz blanchieren, Paprikastreifen und Erbsen abtropfen lassen,
1 hartgekochtes Ei	in Scheiben schneiden
2 Scheiben Du darfst Tilsiter	würfeln
1/8 l Wasser **2 Eßl. Instant Hühnerbrühe** **1/8 l Weißwein**	zum Kochen bringen, mit
1 Eßl. Zitronensaft **Salz** **weißem Pfeffer** **Worcestersauce**	abschmecken
4 Blatt weiße Gelantine	einweichen, abgießen, in der Weißwein-Flüssigkeit auflösen, die vorbereiteten Zutaten mit dem Aspik schichtweise in Portionsschälchen füllen, jede Schicht im Kühlschrank erstarren lassen (erste und letzte Schicht Aspik)
100 g Du darfst Frischkäse zart & cremig	mit
2 Teel. Wasser **je 1 Teel. feingehackten Zwiebelwürfeln und Kräutern (Petersilie, Schnittlauch, Dill)** **1 Teel. sehr kleinen Kapern**	verrühren, mit
Senf **Salz, Pfeffer**	würzen die gestürzte Sülze mit der Sauce servieren, dazu als Beilage Knäckebrot reichen.

Pro Portion: kJ: 1530, kcal: 365.

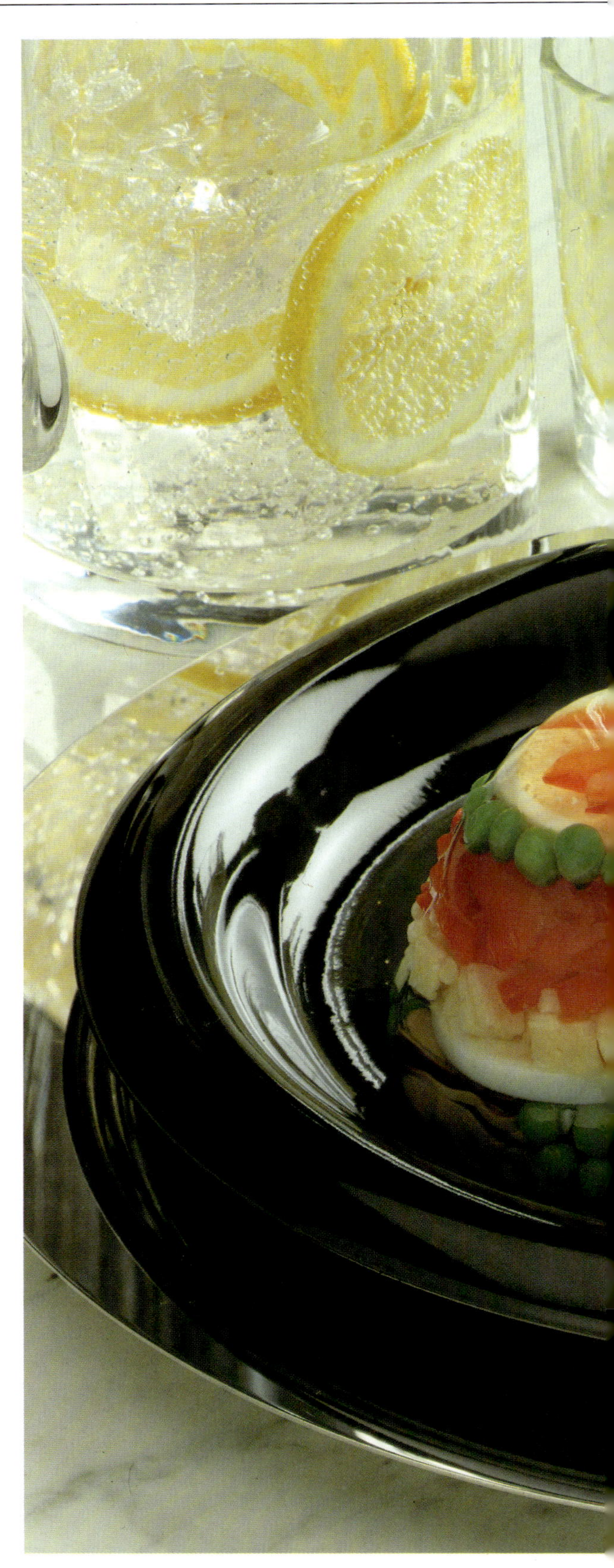

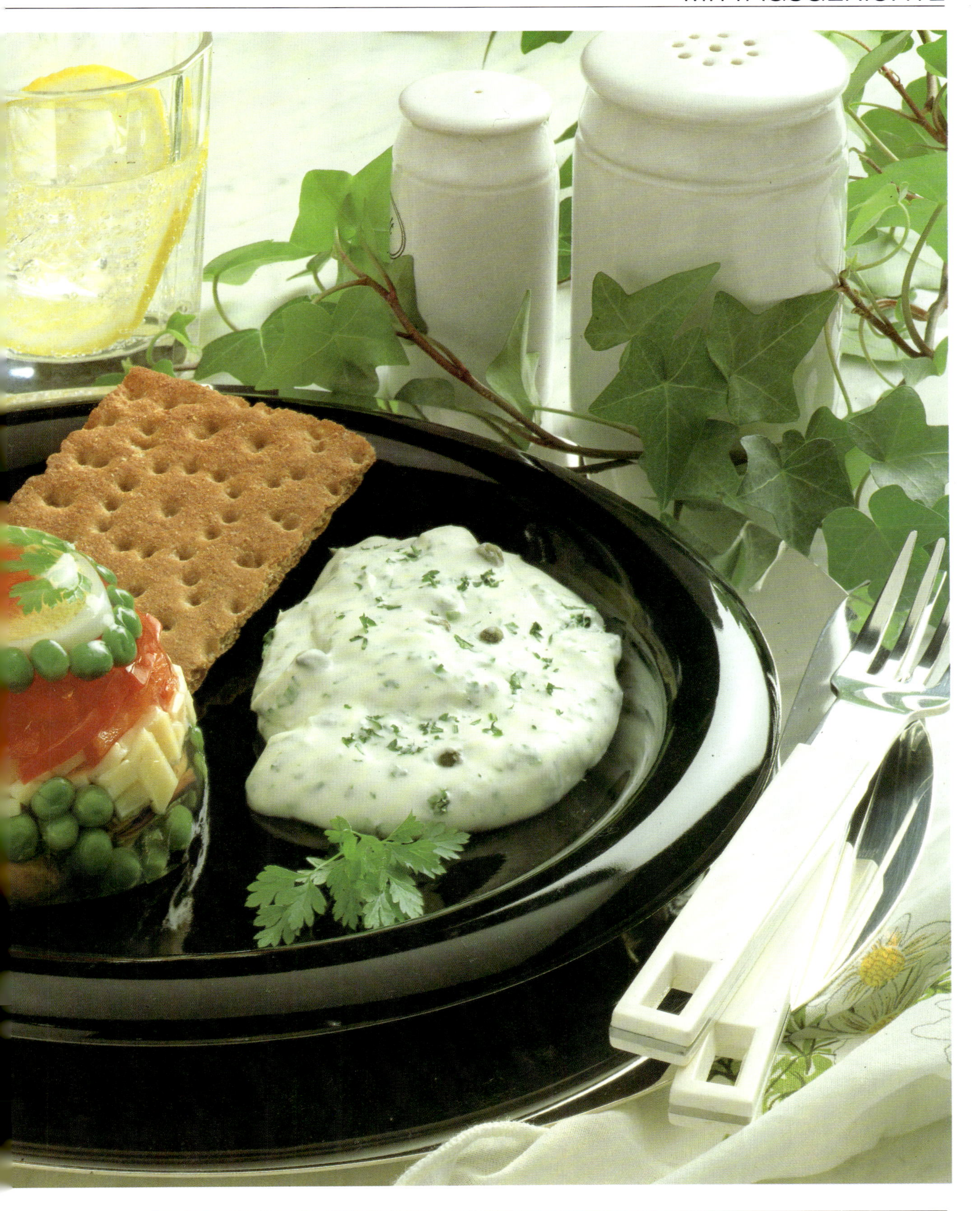

Bunte Gemüsepfanne
(4 Portionen, Foto)

125 g Schalotten oder sehr kleine Zwiebeln	abziehen
1 Knoblauchzehe	abziehen, fein hacken, von
500 g Zucchini	die Enden abschneiden, die Zucchini waschen, evtl. schälen, in Scheiben schneiden
250 g Paprikaschoten	halbieren, entstielen, entkernen, die weißen Scheidewände entfernen, die Schoten waschen, in Stücke schneiden
500 g Kartoffeln	schälen, waschen, vierteln oder grob würfeln
2 Eßl. Öl	in einer Pfanne erhitzen, den Knoblauch darin dünsten, das Gemüse hinzufügen, unter Rühren 5 Minuten mitdünsten
½ Teel. Thymian (getrocknet)	
1 Teel. Hühnerbrühe-Extrakt (Instant)	über die Gemüsepfanne geben, mit
4 Eßl. Wasser	ablöschen, alle Zutaten zugedeckt etwa 25 Minuten dünsten, inzwischen
200 g Du darfst Fleischwurst	enthäuten, in Scheiben schneiden, die Wurst nach 15 Minuten Garzeit zum Gemüse geben, mitdünsten, zum Schluß die Gemüsepfanne mit
frisch gemahlenem Pfeffer	
Salz	abschmecken.

Pro Portion: kJ: 1260, kcal: 300.

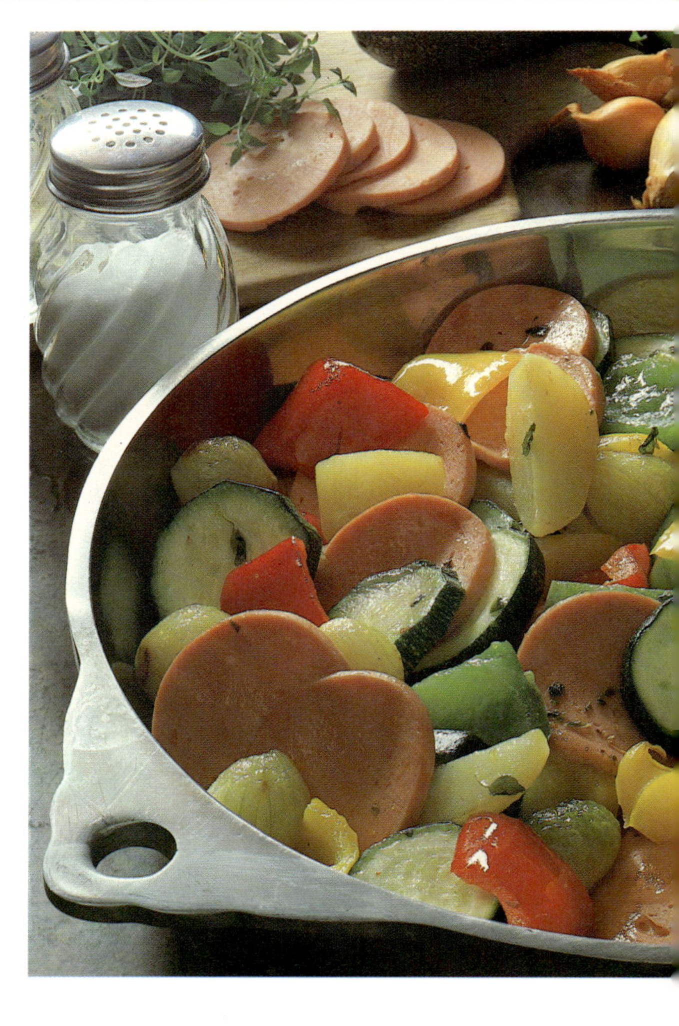

Du darfst-Rührei
(2 Portionen)

1 kleine Paprikaschote (100 g)	halbieren, entstielen, entkernen, die weißen Scheidewände entfernen, die Schote waschen, in Streifen schneiden
½ Zwiebel	abziehen, würfeln
10 g Margarine	erhitzen Paprikastreifen und Zwiebeln darin etwa 10 Minuten dünsten
2 Tomaten	kurze Zeit in kochendes Wasser legen, in kaltem Wasser abschrecken, enthäuten, achteln
2 Scheiben Du darfst Gouda	würfeln
4 Eier	mit
2 Eßl. Wasser	
Salz	
Paprikapulver edelsüß	verschlagen, die Käsewürfel untermischen, die Tomaten in die Pfanne geben, die Ei-Käsemasse darübergießen, zu Rührei stocken lassen, das Rührei auf
2 Scheiben Vollkornbrot	verteilen, mit
2 Eßl. Schnittlauchröllchen	bestreuen
1 Tomate	waschen, vierteln, Stengelansätze herausschneiden, die Brote damit garnieren.

Pro Portion: kJ: 1945, kcal: 465.

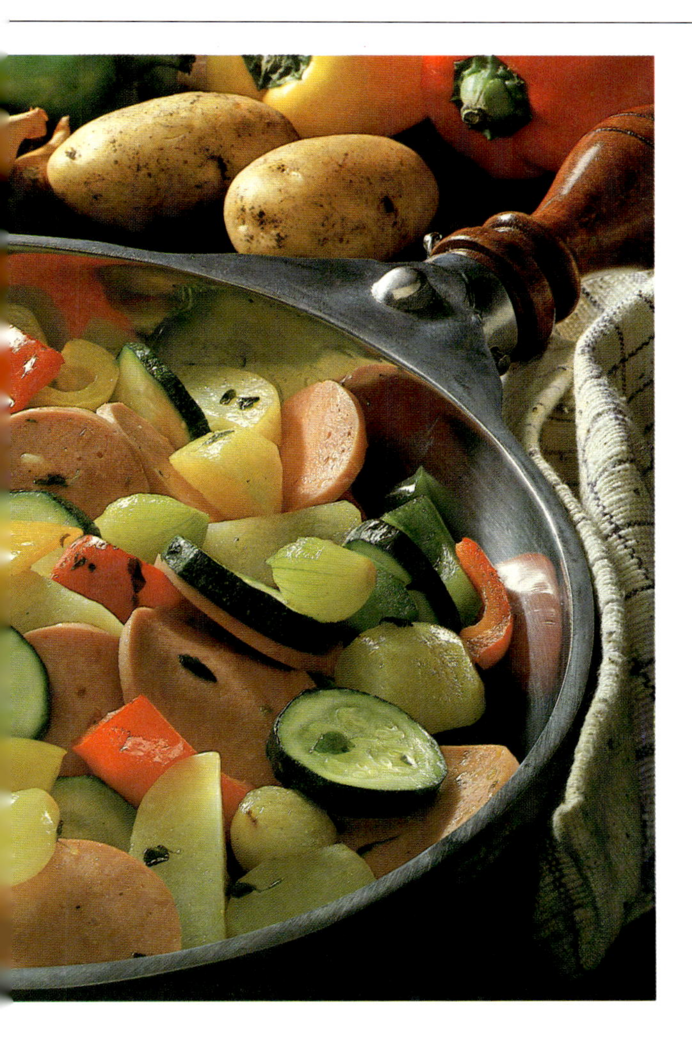

Leberpfanne
(2 Portionen)

2 Zwiebeln abziehen, in Scheiben schneiden

150 g frische Champignons waschen, putzen, halbieren

1 Paprikaschote (200 g) halbieren, entstielen, entkernen, die weißen Scheidewände entfernen, die Schote waschen, in Scheiben schneiden

1 Eßl. Öl erhitzen, das Gemüse darin etwa 10 Minuten dünsten, mit

Salz
frisch gemahlenem weißen Pfeffer
Basilikum abschmecken

2 Tomaten kurze Zeit in kochendes Wasser legen, in kaltem Wasser abschrecken, enthäuten, achteln, im Topf miterhitzen

200 g Kalbsleber abspülen, trockentupfen, in Streifen schneiden, in etwas

Mehl wenden.

1 Eßl. Öl erhitzen, das Fleisch etwa 2 – 3 Minuten darin anbraten mit

Salz
gemahlenem weißen Pfeffer abschmecken, das Fleisch unter das Gemüse mengen, zum Schluß

1 Eßl. frisch gehackte Petersilie über die Leberpfanne streuen

Beilage: Reis (60 g).

Pro Portion: kJ: 1690, kcal: 405.

Hirtentopf
(2 Portionen)

200 g Rindfleisch (Keule) abspülen, trockentupfen, würfeln

1 Eßl. Öl erhitzen, das Fleisch darin anbraten

2 Zwiebeln abziehen, in Scheiben schneiden

1 Paprikaschote halbieren, entstielen, entkernen, die weißen Scheidewände entfernen, die Schote waschen, in Scheiben schneiden

125 g frische Champignons putzen, waschen, vierteln das Gemüse zu dem Fleisch geben, schmoren lassen

2 Tomaten kurze Zeit in kochendes Wasser legen, in kaltem Wasser abschrecken, enthäuten, vierteln, zum Fleisch geben mit

Salz
Paprika edelsüß
Cayennepfeffer abschmecken, alle Zutaten bei etwa 45 Minuten schmoren lassen

1 Scheibe Du darfst Holländer Schmelzkäse in Streifen schneiden, auf das Gericht geben, schmelzen lassen

50 g Nudeln in kochendem

Salzwasser garen, abtropfen lassen, zusammen mit dem Hirtentopf servieren.

Pro Portion: kJ: 1610, kcal: 385.

Gefülltes Party-Brot

(Foto)

1/2 Zwiebelmeterbrot (200 g) quer halbieren, die Brothälften bis auf einen 1 cm breiten Rand aushöhlen

für die Füllung

40 g Du darfst Halbfettmargarine mit
100 g Du darfst Frischkäse zart & cremig verrühren
2 hartgekochte Eier pellen, das Eigelb hacken, das Eiweiß beiseite stellen
gehacktes Eigelb
1 Eßl. gemischte Kräuter
2 Teel. grünen Pfeffer unter die Margarine-Frischkäse-Mischung rühren
mit
Salz
Knoblauchpulver abschmecken
Eiweiß hacken
50 g Lachsschinken
2 Scheiben Du darfst Gouda
in Würfel schneiden, zu der Masse geben, die Füllung in das Zwiebelbrot geben, in Alufolie verpackt kalt stellen.
Das Partybrot ergibt 12 Scheiben.

1 Scheibe: kJ: 420, kcal: 100.

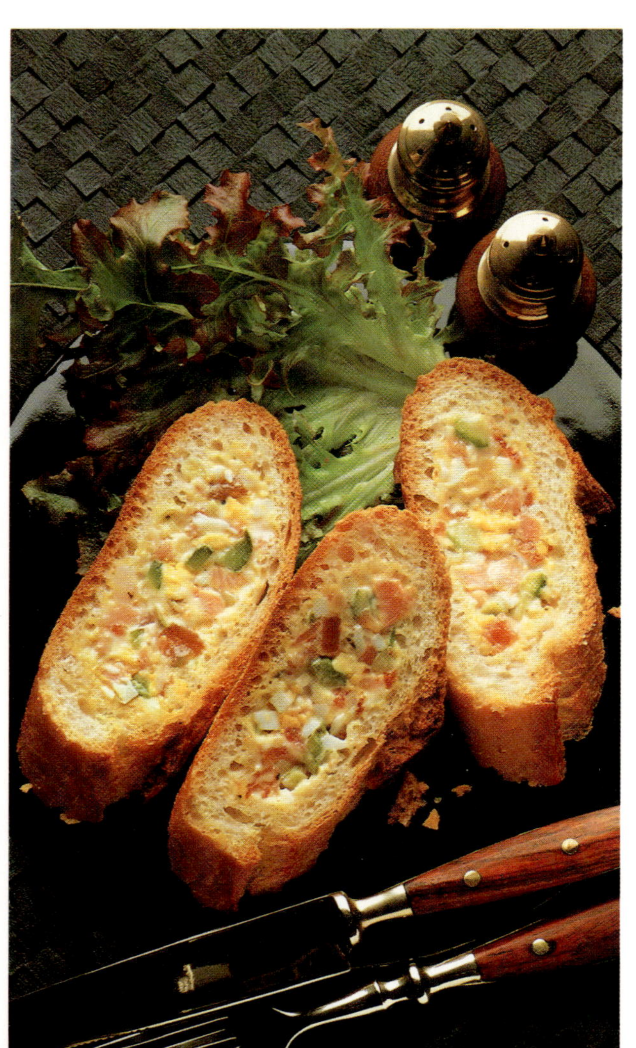

Blumenkohl-Käse-Suppe

(2 Portionen, großes Foto)

375 g Blumenkohlröschen
125 g Kartoffeln in Würfeln
in
Salzwasser weichkochen, abgießen, die Brühe auffangen
den Blumenkohl und die Kartoffeln pürieren
1/4 l von der Blumenkohl-Kartoffel-Brühe mit
1/8 l Milch
1/8 l heißer Fleischbrühe aufkochen
mit
Salz
frisch gemahlenem weißen Pfeffer
etwas Muskat würzen
die Suppe leicht cremig einkochen lassen
50 g Du darfst Frischkäse zart & cremig darin auflösen
25 g Krabben in der Suppe erhitzen
zum Schluß
feingehackte Petersilie darübergeben.

Pro Portion: kJ: 790 kcal: 188.

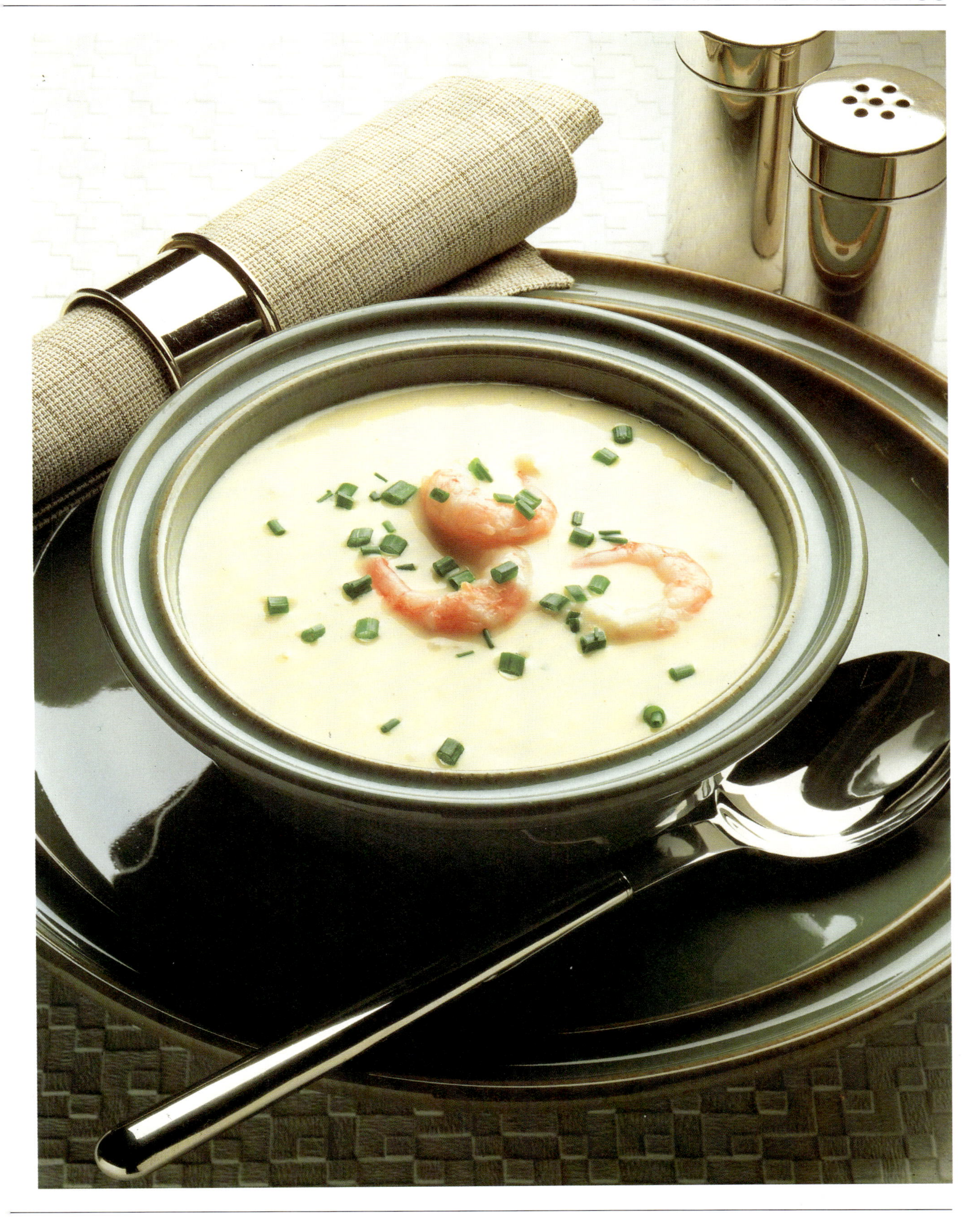

Exotischer Fruchtsalat
(2 Portionen, kleines Foto)

	Für die Sauce
3 Teel. Du darfst Aprikosenkonfitüre (30 g)	mit
2 Eßl. Zitronensaft	
2 Eßl. trockenem Weißwein	verrühren
	mit
flüssigem Süßstoff	abschmecken
100 g frische Ananas	schälen, in Stücke schneiden
2 kleine Kiwis (je 80 g)	schälen, halbieren, in Scheiben schneiden
1 kleine Mango (200 g)	schälen, entkernen, das Fruchtfleisch in kleine Stücke schneiden
	die Früchte unter die

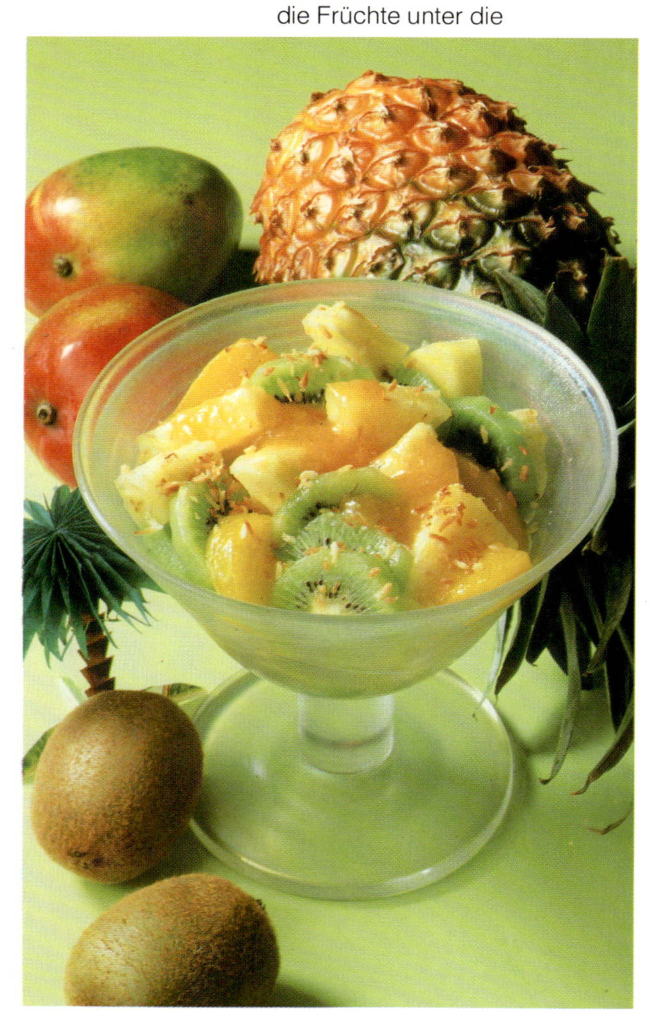

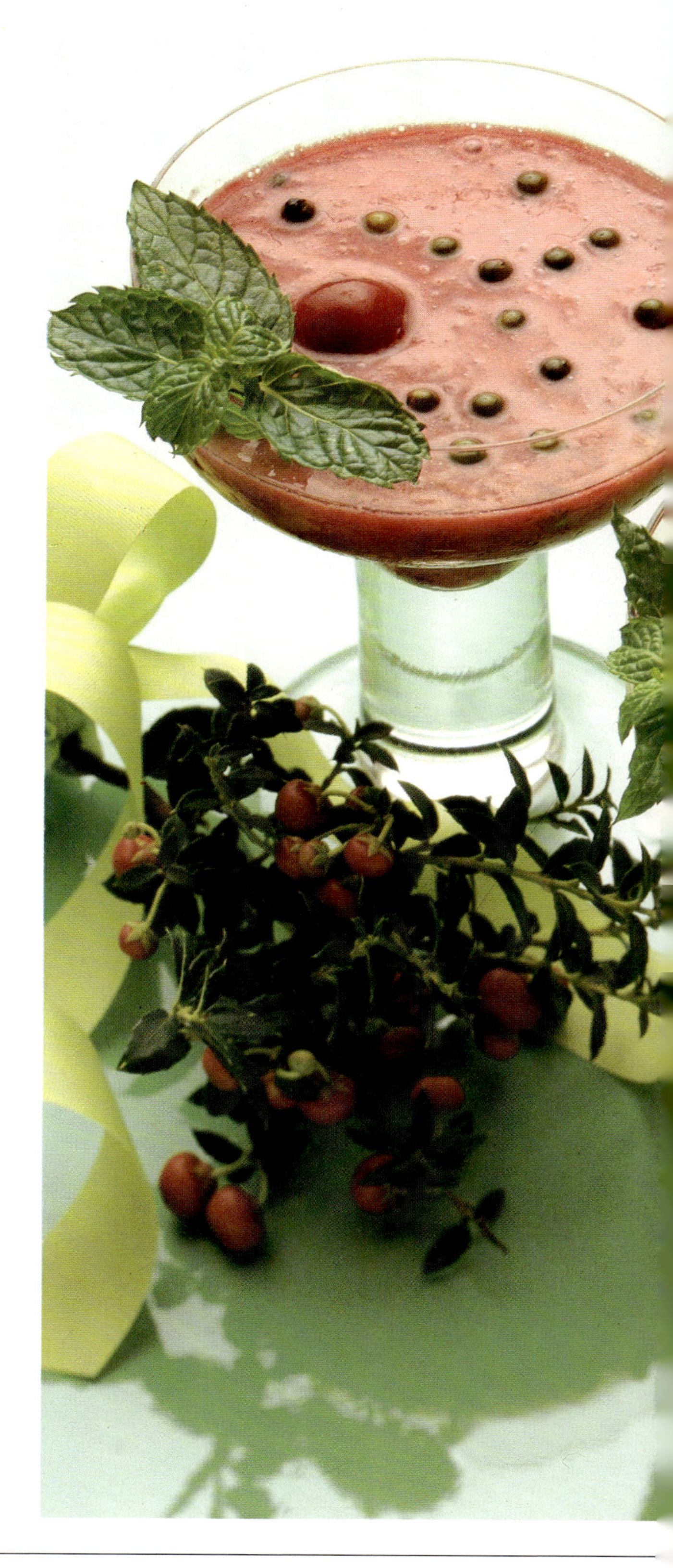

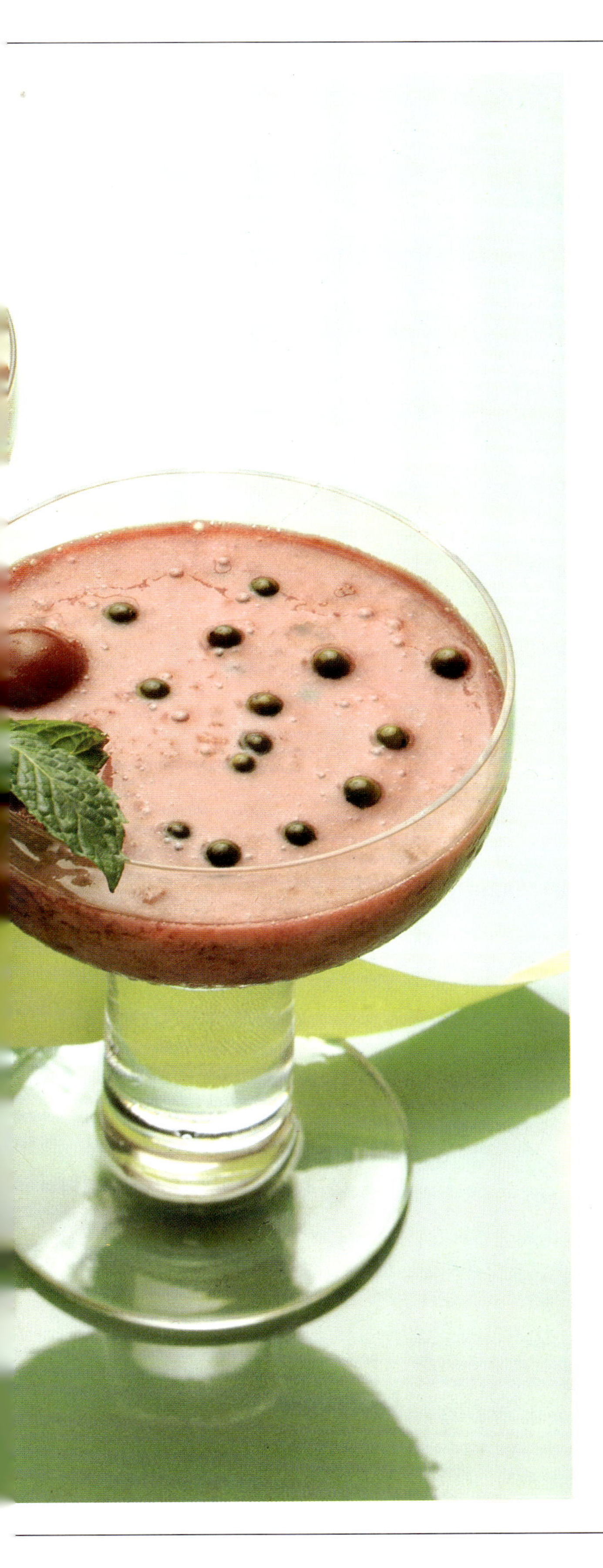

Sauce mischen, kalt stellen, den Fruchtsalat mit

1 Eßl. (10 g) gerösteten Kokosraspeln bestreuen und anrichten.

Pro Portion : kJ: 830, kcal: 198.

Kirsch-Joghurt-Sorbet mit grünem Pfeffer

(4 Portionen, großes Foto)

400 g entsteinte Kirschen im Gefrierfach fast hart einfrieren mit

1 Becher Du darfst Kirschjoghurt

5 Eßl. Kirschwasser im Mixer pürieren, das Sorbet in Gläser füllen, mit

grünem Pfeffer

Minzblättern

ganzen Kirschen garnieren.

Pro Portion: kJ: 520, kcal: 125.

Tip: Wer das Sorbet als Zwischenmahlzeit genießen möchte, kann dazu 1 Butterkeks essen, der 120 kJ/ 28 kcal enthält.

Birchermüsli mit Früchten

(2 Portionen)

2 gehäufte Eßl. (20 g) Haferflocken mit

1 Becher Du darfst Joghurt verrühren

1 kleinen Apfel waschen, ungeschält raspeln mit

1 Eßl. Zitronensaft beträufeln

1 kleine Orange schälen, Filets aus den Trennhäuten schneiden, halbieren, vorsichtig unter die Haferflocken-Joghurtmischung heben mit

Süßstoff abschmecken.

Pro Portion: kJ: 710, kcal: 170.

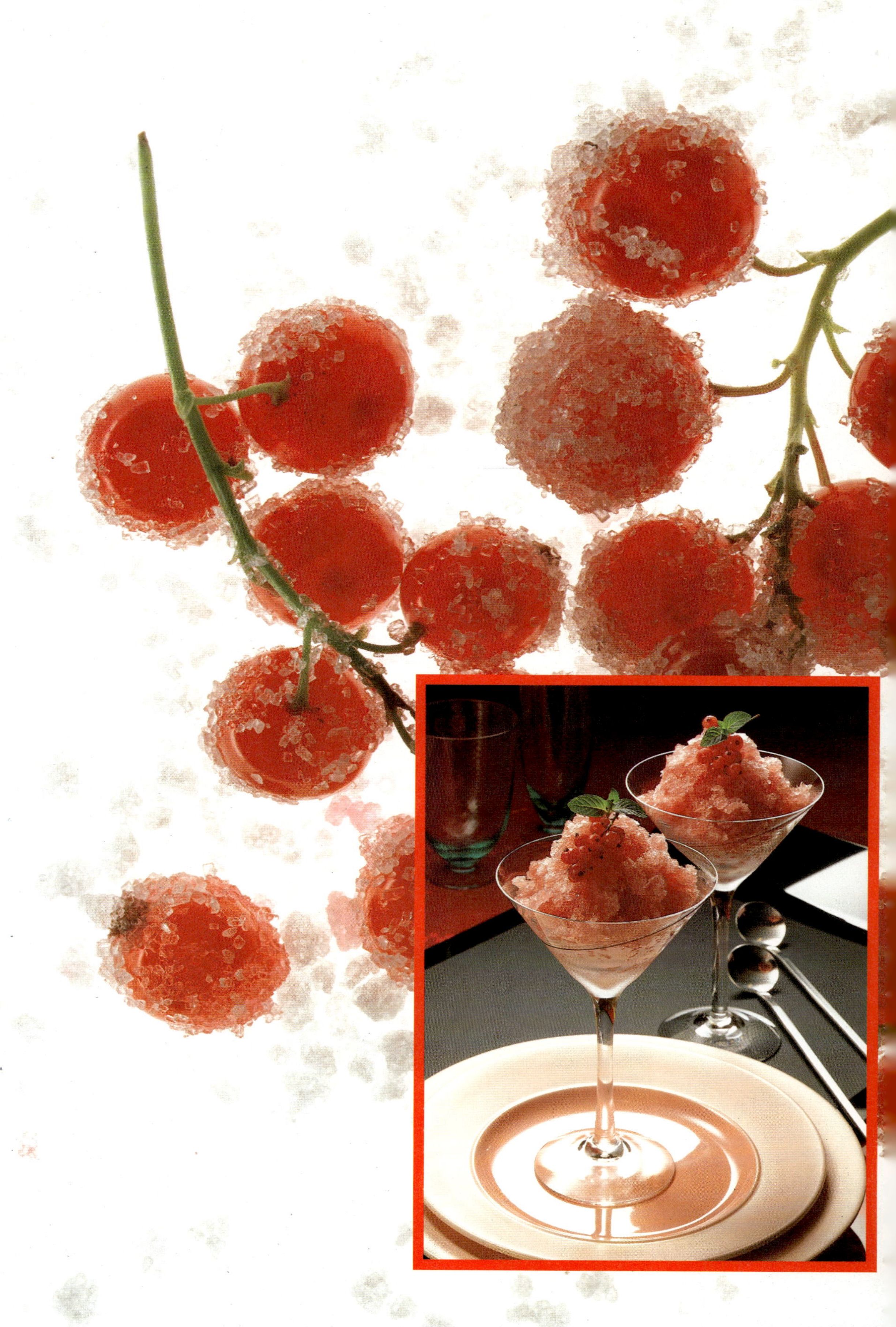

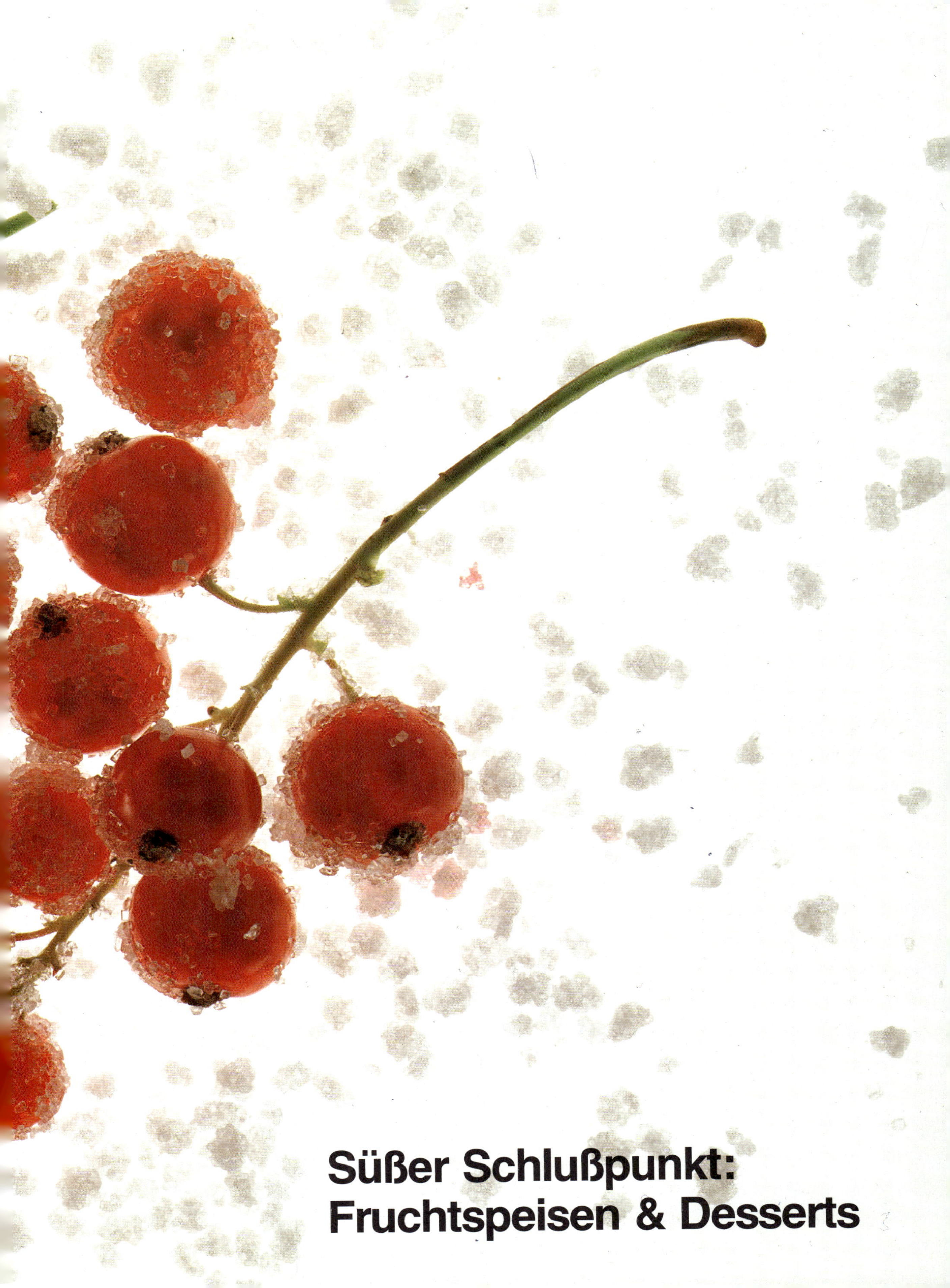

Süßer Schlußpunkt: Fruchtspeisen & Desserts

Johannisbeer-Granité

(Foto S. 128/129)

500 g rote Johannisbeeren	verlesen, waschen, von den Rispen abstreifen, mit
100 ml (1/10 l) Wasser	
1/2 Vanilleschote	zum Kochen bringen, etwa 10 Minuten kochen lassen, durch ein Sieb geben, mit
5 Eßl. (100 g) Honig	verrühren, durch ein Mulltuch geben, um den Saft zu klären, in einer flachen Plastikbox einfrieren ist das Eis hart, mit einem Löffel in Flocken abkratzen, in vier Gläser geben, mit
Johannisbeerrispen	dekorieren.

Pro Portion: E: 1 g, F: 1 g, Kh: 28 g, kJ: 510, kcal: 122.

Rhabarber-Schaum

(Foto)

750 g roter Rhabarber ohne Blätter	waschen, kleinschneiden mit
100 ml (1/10 l) Wasser	
10 Dragees Süßstoff	etwa 20 Minuten dünsten lassen, mit
flüssigem Süßstoff	abschmecken Rhabarberstücke in einem Sieb abtropfen lassen, den Saft auffangen, die Fruchtstücke pürieren
250 ml (1/4 l Rhabarbersaft	abmessen
3 Blatt weiße Gelatine	10 Minuten in kaltem Wasser einweichen, gut ausdrücken, im warmen Rhabarbersaft auflösen, in eine Schüssel gießen, kaltstellen
250 g Magerquark	mit dem Rhabarberpüree cremig rühren, kaltstellen
2 Eiweiß	steifschlagen, unter weiterem Schlagen löffelweise kalten Rhabarberquark unterrühren, mit
flüssigem	

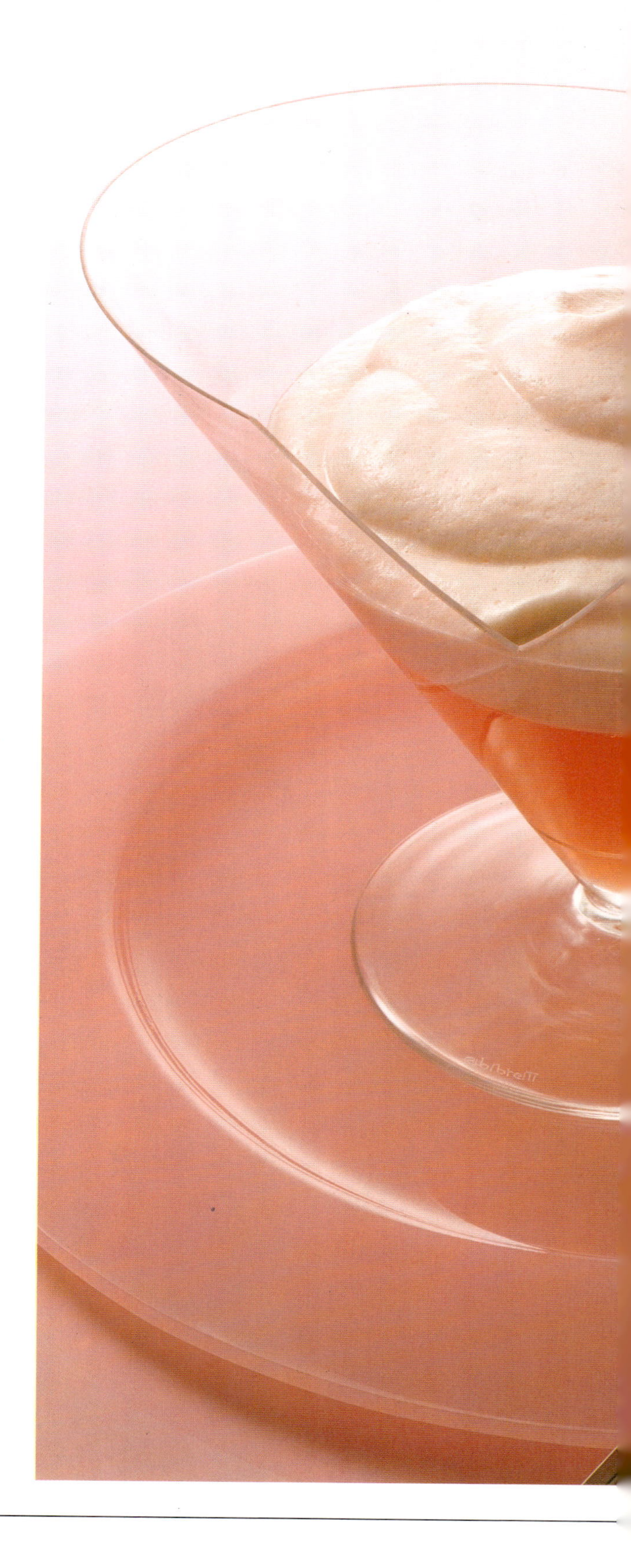

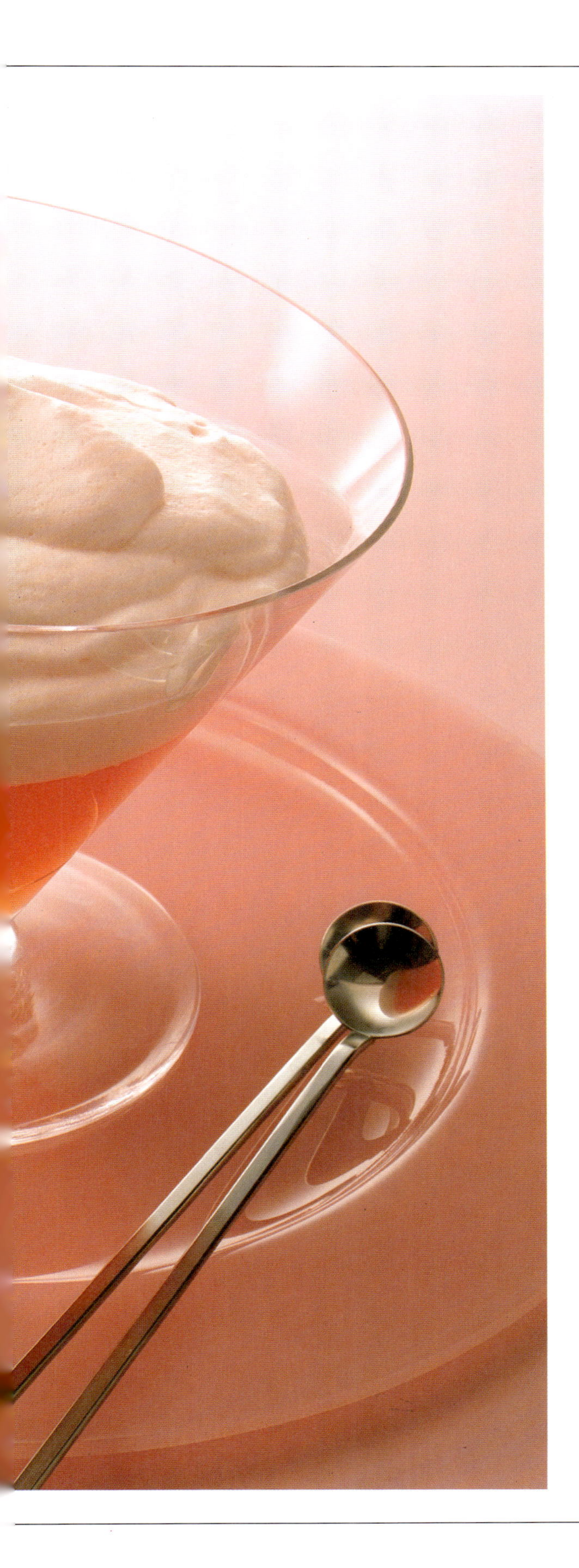

Süßstoff und
1 Päckchen Vanillin-Zucker abschmecken, auf das Rhabarber-Gelee geben.

Pro Portion: E: 48 g, F: 1 g, Kh: 29 g, kJ: 358, kcal: 85.

Erdbeer-Dickmilch

200 g Erdbeeren verlesen, waschen, abtropfen lassen, entstielen, mit
500 ml (1/2 l) Dickmilch
3 Eßl. Magerquark
1 Teel. abgeriebener Orangenschale (unbehandelt)
2 Teel. flüssigem Süßstoff im Mixer schaumig schlagen, in Cocktailgläser füllen, mit
4 Erdbeeren verzieren.

Pro Portion: E: 9 g, F: 5 g, Kh: 10 g, kJ: 492, kcal: 118.

Gefrosteter Apfelschnee

500 g Boskop-Äpfel waschen, abtrocknen, in einer Auflaufform auf der mittleren Schiene in den vorgeheizten Backofen schieben

Strom: Etwa 200
Gas: Etwa 3
Bratzeit: 20 – 30 Minuten

Äpfel abkühlen lassen, Fruchtfleisch mit einem Löffel herauskratzen, pürieren, kaltstellen
1 kaltes Eiweiß steifschlagen
unter weiterem Rühren das kalte Apfelmark,
1 Eßl. Zitronensaft
6 Eßl. streufähigen Süßstoff hinzufügen, in einen Behälter füllen, in das Gefrierfach stellen, fest frieren lassen
vor dem Servieren im Kühlschrank 10 Minuten antauen lassen, in Gläser füllen
mit
8 Apfelspalten verzieren.

Pro Portion: E: 1 g, F: 1 g, Kh: 14 g, kJ: 278, kcal: 66.

Beeren-Schale
(Foto)

150 g Heidelbeeren
150 g rote Johannisbeeren
150 g Brombeeren die Beeren verlesen, waschen, gut abtropfen lassen, Johannisbeeren entstielen
150 g Erdbeeren waschen, gut abtropfen lassen, entstielen, in Scheiben oder Viertel schneiden, das Obst vorsichtig mit
75 g gesiebtem Puderzucker
2 – 3 Eßl. Zitronensaft
2 Eßl. Grand Marnier vermengen, zugedeckt etwas durchziehen lassen
die Beeren in 4 Schälchen anrichten.

Pro Portion: E: 1 g, F: 1 g, Kh: 35 g, kJ: 733, kcal: 175.

Buttermilch-Gelee

1 Päckchen Blatt-Gelatine, weiß oder rot 5 Minuten in kaltem Wasser einweichen, gut ausdrücken, mit
4 Eßl. heißem Wasser in einem kleinen Topf auflösen
500 ml (1/2 l) Buttermilch mit
60 g Zucker verrühren, mit
abgeriebener gelber Zitronenschale (unbehandelt)
Zitronensaft abschmecken
zunächst 3 Eßl. der Buttermilch mit der aufgelösten Gelatine verrühren, dann unter die übrige Buttermilch schlagen
die Flüssigkeit in eine Glasschale oder in 4 Dessertgläser füllen, kalt stellen, damit sie fest wird.

Pro Portion: E: 6 g, F: 1 g, Kh: 20 g, kJ: 474, kcal: 113.

Tip: Buttermilch-Gelee ist ein leichtes, bekömmliches Dessert, besonders gut für heiße Sommertage.

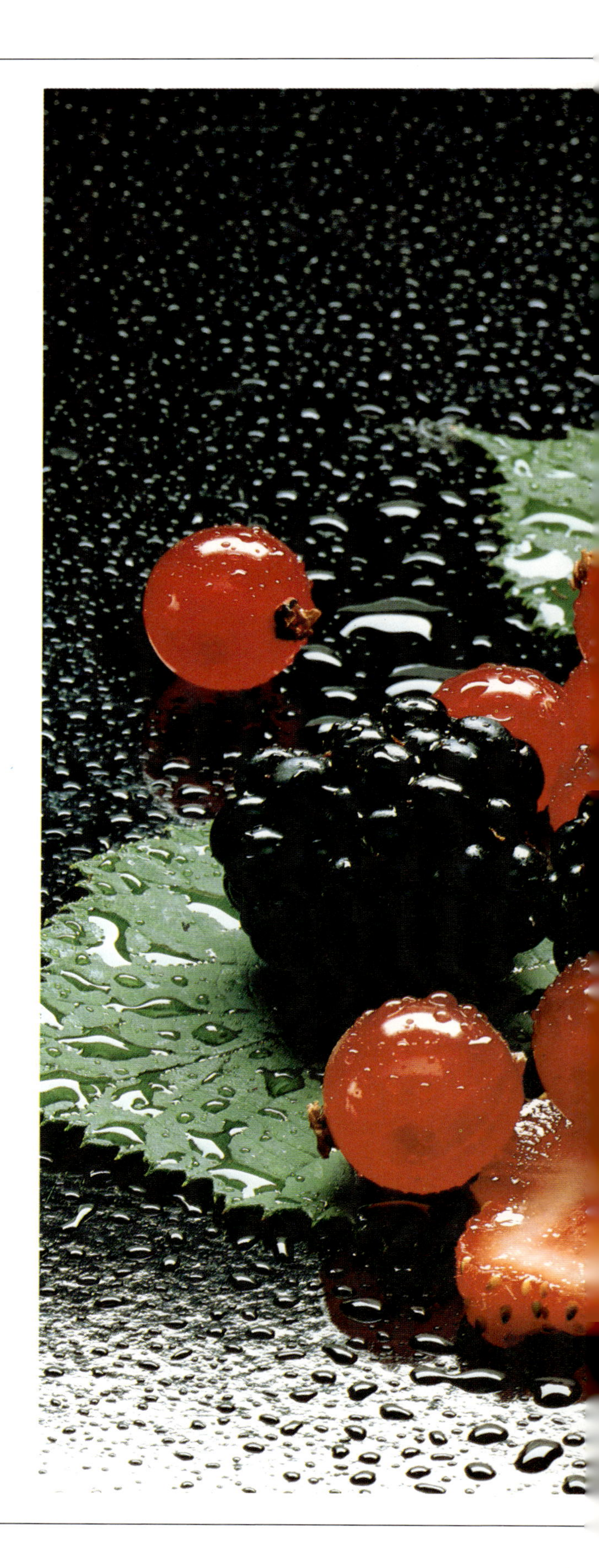

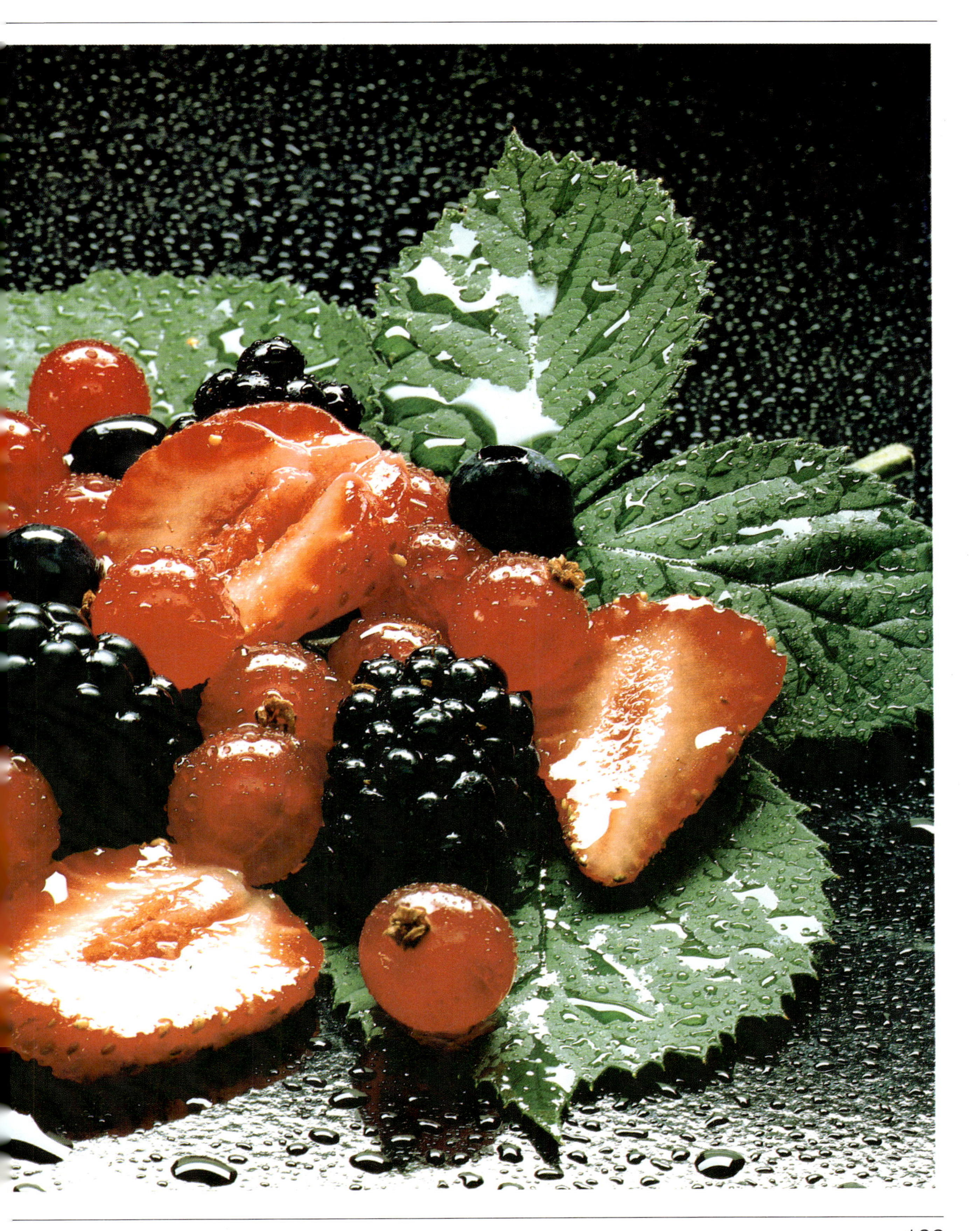

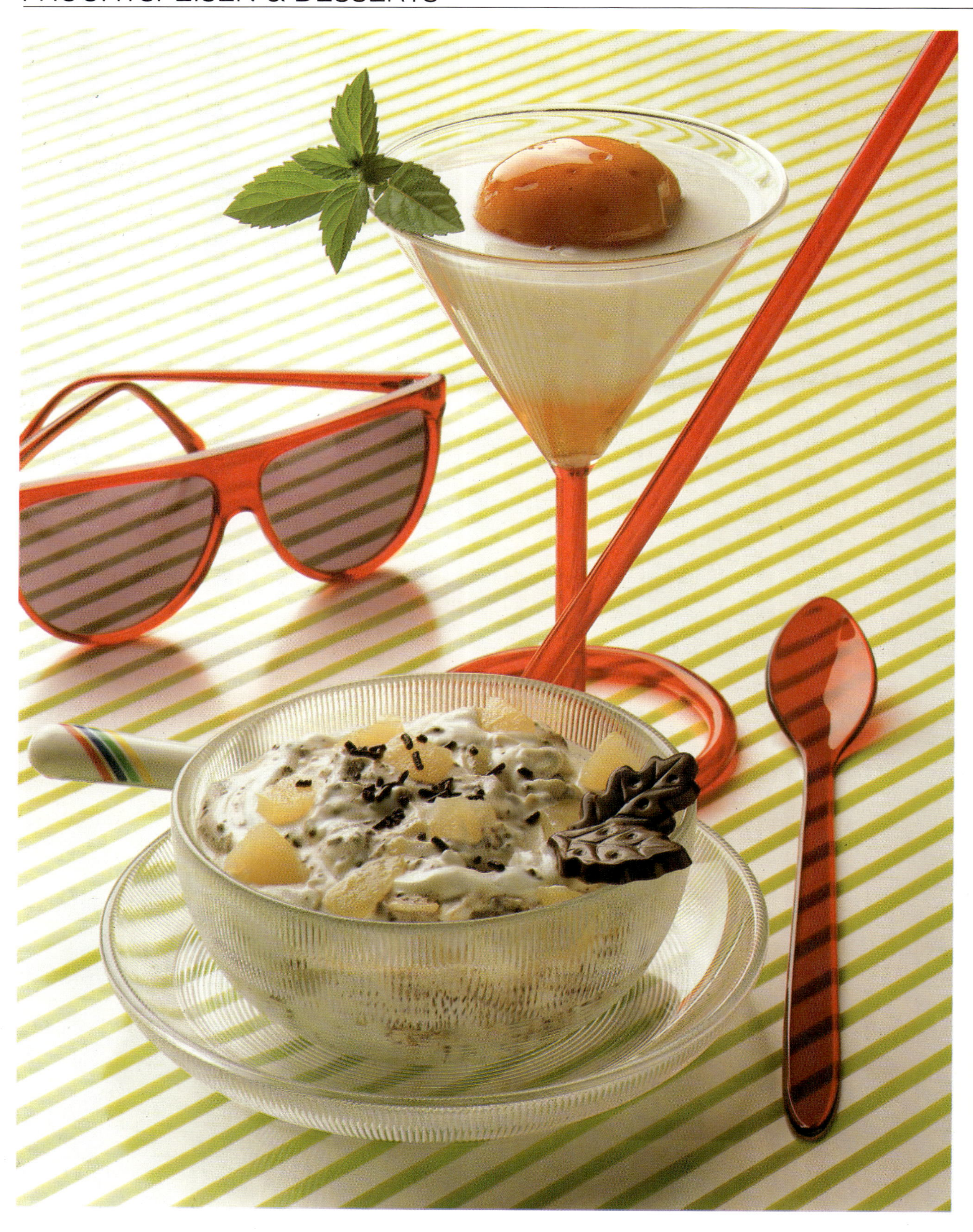

Kulleraprikose in Kefir

(Foto)

4 reife, große Aprikosen (300 g) waschen, abtrocknen, rundherum einstechen
jede Aprikose in eine Sekt- oder Dessertschale legen

4 Teel. Honig (40 g) auf die Aprikosen verteilen

375 ml (3/8 l) Kefir darübergießen, bis die Aprikosen bedeckt sind
bei Zimmertemperatur über Nacht stehen lassen, erst 1 Stunde vor dem Servieren kalt stellen.

Pro Portion: E: 4 g, F: 3 g, Kh: 19 g, kJ: 499, kcal: 119.

Quarkspeise „Birne Helene“

(Foto)

250 g Magerquark mit

100 ml (1/10 l) Magermilch
100 ml (1/10 l) saurer Sahne cremig rühren

4 Hälften gedünstete Birnen in Würfel schneiden
mit

1 Eßl. Schokoladenstreuseln
100 ml (1/10 l) Birnensaft
1 Päckchen Vanillinzucker und der Quarkcreme vermengen.

Pro Portion: E: 11 g, F: 6 g, Kh: 21 g, kJ: 785, kcal: 188.

Pampelmusen-Speise

(Etwa 2 Portionen)

1 Pampelmuse (375 g) waschen, abtrocknen, quer halbieren, mit einem spitzen, scharfen Messer das Fruchtfleisch vorsichtig aus der Schale lösen, die weiße Haut entfernen

1 Pfirsich (125 g) waschen, halbieren, entsteinen, beide Zutaten kleinschneiden, mit

1 Becher (150 g) Joghurt (3, 5 %)
1 – 2 Eßl. Zucker (30 g) vermengen

4 Eßl. (40 g) Kernige Haferflocken unterheben
die Masse in die Pampelmusenhälften füllen, mit

Cocktailkirschen
Zitronenmelisse garnieren.

Pro Portion: E: 3 g, F: 2 g, Kh: 24 g, kJ: 558, kcal: 133.

Obstsalat-Gelee

1 mittelgroßer Apfel (125 g)
1 mittelgroße Apfelsine (150 g)
1 kleine Banane (125 g) das Obst schälen, den Apfel achteln, entkernen, die Apfelsine in Stücke schneiden

1 Pfirsich (150 g)
2 Nektarinen (je 150 g)
beide Zutaten waschen, abtrocknen, halbieren, entsteinen, achteln
das Obst in feine Scheiben schneiden
mit

25 g Zucker vermengen, auf 4 Dessertschälchen verteilen

1 Päckchen Gelatine gemahlen, weiß mit

4 Eßl. kaltem Wasser in einem kleinen Topf anrühren, 10 Minuten zum Quellen stehenlassen

250 ml (1/4 l) Wasser mit

75 g Zucker erhitzen (Zucker muß sich lösen)

250 ml (1/4 l) trockenen Weißwein hinzugießen
die gequollene Gelatine unter Rühren erwärmen, bis sie gelöst ist, unter die Flüssigkeit rühren
2/3 der Flüssigkeit auf die Dessertschälchen verteilen, fest werden lassen, dann die restliche Flüssigkeit darüber verteilen,
kalt stellen.

Pro Portion: E: 2 g, F: 0 g, Kh: 33 g kJ: 695, kcal: 133.

Geeiste Weintrauben
(Foto)

250 g grüne Weintrauben
250 g blaue Weintrauben die Weintrauben waschen, entstielen, halbieren, entkernen, mit
50 g Zucker
1 Päckchen Vanillinzucker vermengen
Wassereis (aus dem Gefrierfach) in sehr kleine Stücke zerstoßen, eine Glasschale zur Hälfte damit füllen, die Weintrauben darauf geben
4 Eßl. Himbeergeist darüber verteilen.

Pro Portion: E: 1 g, F: 0 g, Kh: 34 g, kJ: 724, kcal: 173.

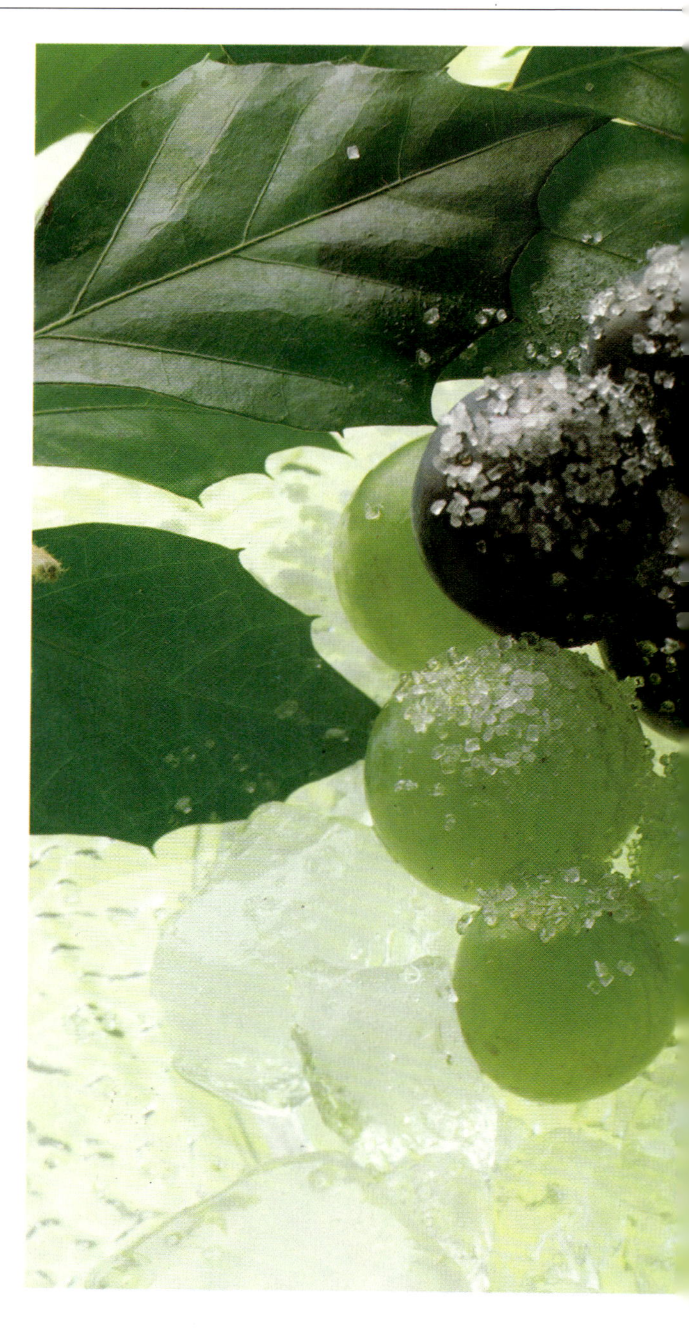

Melonencocktail

1 Honigmelone (gut gekühlt) der Länge nach halbieren, entkernen, aus dem Fruchtfleisch mit einem Teelöffel Kugeln ausstechen oder es in Würfel schneiden
das Melonenfleisch in eine Schüssel geben
2 Eßl. trockenen Sherry darüber geben, nach Belieben mit
Zucker bestreuen, mit
Zitronensaft beträufeln, etwa 1 Stunde zugedeckt kalt stellen (Kühlschrank), den Cocktail am besten in Sektschalen anrichten, mit
Cocktailkirschen garnieren.

Pro Portion: E: 1 g, F: 0 g, Kh: 20 g, kJ: 390, kcal: 93.

Vanillepudding gestürzt

Aus
1 Päckchen (40 g) Pudding-Pulver Vanille-Geschmack
Zucker
6 Eßl. fettarmer kalter Milch zum Anrühren
500 ml (½ l) fettarmer Milch (1,5 % Fett) einen Pudding nach der Vorschrift auf dem Päckchen zubereiten, in eine kalt ausgespülte Puddingform füllen, einige Stunden kalt stellen, auf einen Teller stürzen.

Pro Portion: E: 5 g, F: 3 g, Kh: 20 g, kJ: 527, kcal: 126.

Beigabe: Gemischtes Obst.

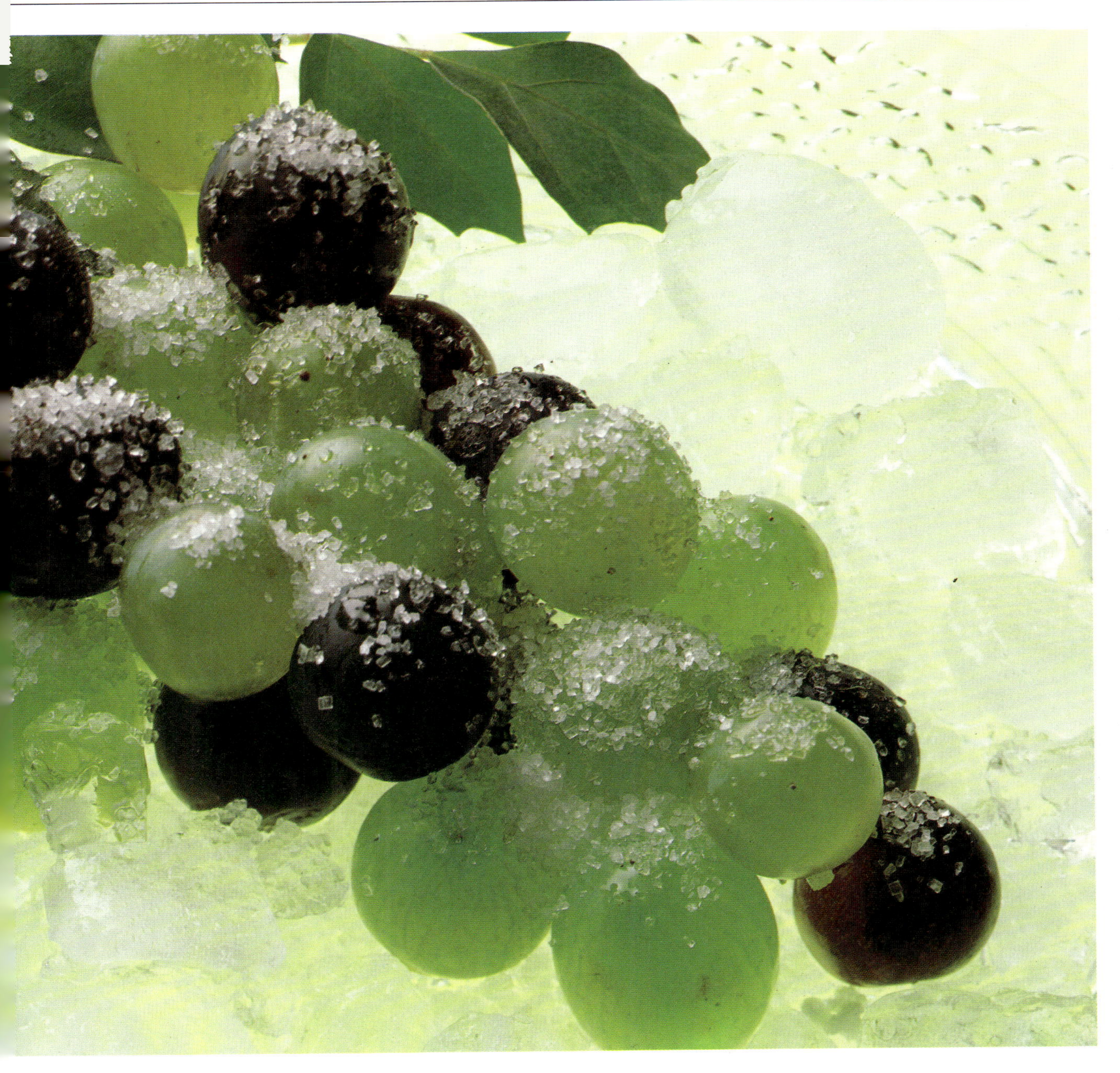

Grünes Kompott

250 g grüne Weintrauben waschen, abtropfen lassen, von den Stengeln zupfen

250 g Reneclauden waschen, halbieren, entsteinen, mit den Trauben,

½ aufgeritzten Vanilleschote
250 ml (¼ l) Wasser zum Kochen bringen, 10 Minuten bei schwacher Hitze ziehen lassen, mit

etwa 4 Süßstoff-Dragees süßen, abkühlen lassen, Vanilleschote entfernen, Kompott kaltstellen, vor dem Servieren mit

4 Eßl. trockenem Sekt
1 Eßl. gehackten Zitronenmelisseblättchen vermengen.

Pro Portion: E: 1 g, F: 0 g, Kh: 18 g, kJ: 384, kcal: 92.

Puttäpfel

(Gebratene Äpfel, Foto)

8 mittelgroße Äpfel (1 kg) waschen, nicht schälen, von der Blütenseite her ausbohren, aber nicht durchstechen, die Äpfel in eine leicht gefettete Auflaufform oder auf feuerfeste kleine Teller setzen

1 Eßl. (10 g) Butter mit

1 Eßl. (15 g) Zucker

1 Päckchen Vanillinzucker verrühren, in die Äpfel füllen, auf dem Rost in den vorgeheizten Backofen schieben, weich backen

Strom: 200 – 225

Gas: 3 – 4

Backzeit: 30 – 45 Minuten.

Pro Portion: E: 0 g, F: 3 g, Kh: 18 g kJ: 406, kcal: 97.

Tip: Die Butter-Zucker-Mischung kann zusätzlich mit gemahlenen Mandeln oder Haselnußkernen verrührt werden, bevor sie in die Äpfel gefüllt wird.

Joghurtgelee

1 Päckchen Gelatine gemahlen, weiß mit

5 Eßl. kaltem Wasser anrühren, 10 Minuten zum Quellen stehenlassen, unter Rühren erwärmen, bis sie gelöst ist

2 Becher (je 150 g) Joghurt (3,5 % Fett) mit

125 ml (1/8 l) fettarmer Milch (1, 5 % Fett)

75 g Zucker

1 Päckchen Vanillin-Zucker

abgeriebener Schale und Saft von 1/2 Zitrone (unbehandelt) verschlagen, zunächst 3 Eßl. davon mit der Gelatinelösung verrühren, unter die übrige Joghurtmasse schlagen, die Speise in eine Glasschale oder in Schälchen füllen, kalt stellen, damit sie fest wird das erstarrte Gelee mit

Schokoladenstreuseln garnieren.

Pro Portion: E: 6 g, F: 4 g, Kh: 26 g, kJ: 671, kcal: 160.

Marinierter Tofu mit Erdbeeren

250 g Tofu in kleine Würfel schneiden

1 Orange (unbehandelt) gründlich waschen, die Schale abraspeln, Orange auspressen, Saft, Schale mit

1 Teel. Zimt

2 Eßl. Honig

1 Prise Kardamom

1 Prise Ingwer verrühren, Tofu in diese Marinade geben, über Nacht im Kühlschrank ziehen lassen

500 g Erdbeeren verlesen, waschen, entstielen, halbieren, mit Tofu und Marinade vermengen, 1 Stunde im Kühlschrank ziehen lassen.

Pro Portion: E: 6 g, F: 3 g, Kh: 20 g, kJ: 538, kcal: 128.

Nektarinen mit Häubchen

2 mittelgroße Nektarinen (300 g) waschen, halbieren, entsteinen die Hälften mit der Schnittfläche nach oben in eine feuerfeste Form geben

1 kleines Eiweiß mit

2 Eßl. streufähigem Süßstoff steifschlagen, mit

1 Eßl. (10 g) abgezogenen, gemahlenen Mandeln verrühren, auf die Nektarinen verteilen, auf der obersten Schiene in den vorgeheizten Backofen schieben

Strom: Etwa 200

Gas: Etwa 3

Backzeit: Etwa 10 Minuten

150 g Himbeeren verlesen, waschen, mit

1 Eßl. Zitronensaft

1 Teel. flüssigem Süßstoff pürieren, auf vier Dessertteller verteilen, je eine Nektarinenhälfte daraufsetzen.

Pro Portion: E: 2 g, F: 1 g, Kh: 10 g, kJ: 226, kcal: 54.

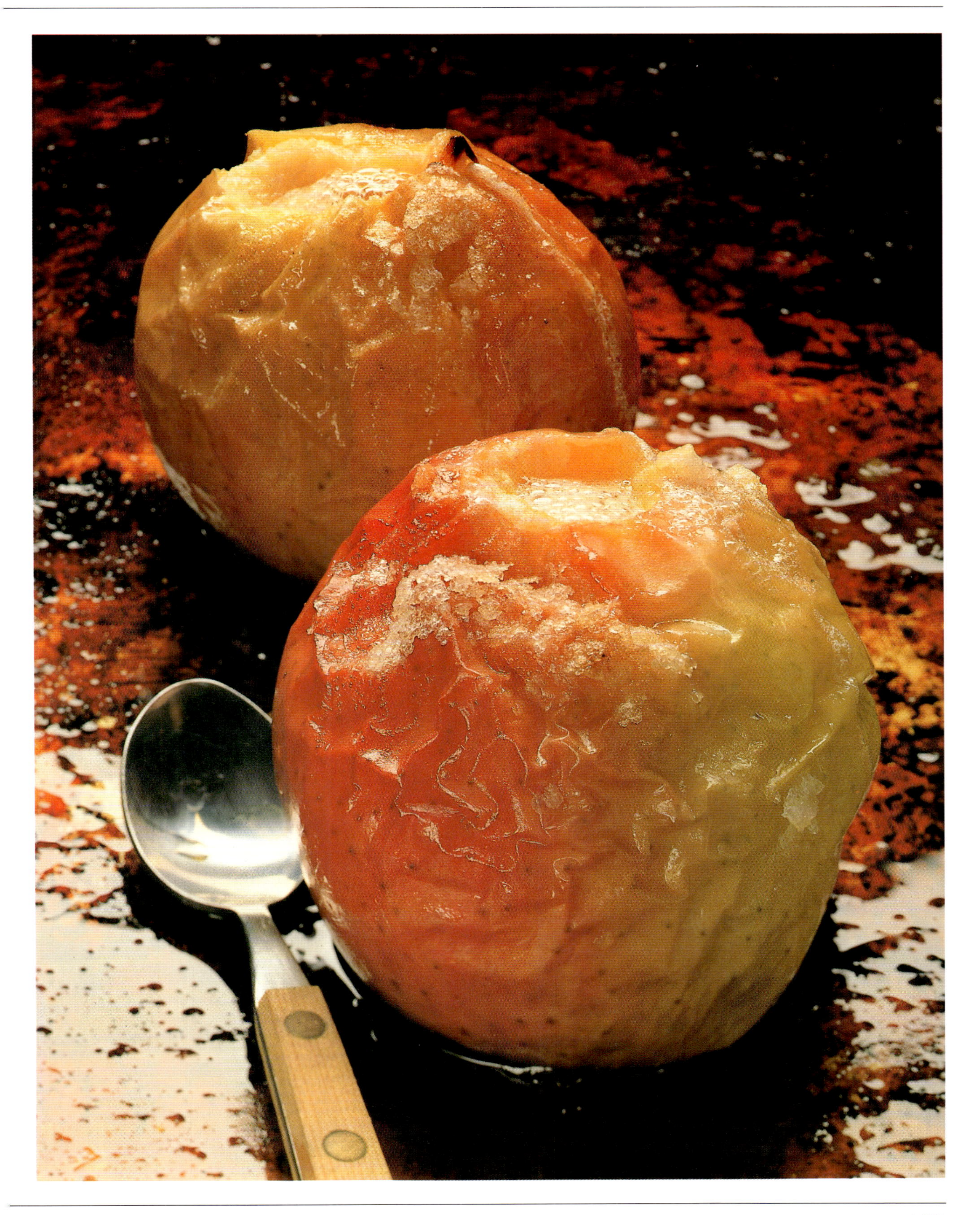

ALPHABETISCHES REGISTER

Seite

T

V Seite

W

Z

GESUNDE FRÜHSTÜCKSIDEEN
Müsli & Co.

Seite

KLEINIGKEITEN FÜR ZWISCHENDURCH
Snacks & Drinks

Seite

MAL GRÜN - MAL BUNT
Salate zum Sattesen

SCHNELL ZUBEREITET
Leichte Mittagsgerichte

FIT OHNE FLEISCH
Vegetarische Leckerbissen

SCHLEMMEN MIT VERNUNFT
Schmackhafte Sonntagsgerichte

KALORIENSPARENDE IDEEN
Vom Frühstück bis zum Abendbrot

SÜSSER SCHLUSSPUNKT
Fruchtspeisen & Desserts